高等学校教材

供临床、药学、检验、预防、口腔等专业用

医学信息检索与利用 Q

主　审　张　兴

主　编　杨　丽　唐小利

副主编　汪其英　张　玢

编　者　（以姓氏笔画为序）

万德美（贵州医科大学）

石东波（贵州医科大学）

卢媛慧（贵州医科大学）

杨　丽（贵州医科大学）

汪其英（贵州医科大学）

张　兴（贵州医科大学）

张　玢（中国医学科学院医学信息研究所）

欧阳玲琳（贵州医科大学）

姜国平（贵州医科大学）

唐小利（中国医学科学院医学信息研究所）

黄　琼（贵州医科大学）

强　威（贵州医科大学）

熊元付（贵州医科大学）

人民卫生出版社

·北　京·

图书在版编目（CIP）数据

医学信息检索与利用 / 杨丽，唐小利主编 . —北京：
人民卫生出版社，2024.2
ISBN 978-7-117-36027-2

Ⅰ.①医… Ⅱ.①杨…②唐… Ⅲ.①医学信息－信
息检索－医学院校－教材 ②医学信息－信息利用－医学院
校－教材 Ⅳ.①R-058

中国国家版本馆 CIP 数据核字（2024）第 048477 号

| 人卫智网 | www.ipmph.com | 医学教育、学术、考试、健康，购书智慧智能综合服务平台 |
| 人卫官网 | www.pmph.com | 人卫官方资讯发布平台 |

医学信息检索与利用

Yixue Xinxi Jiansuo yu Liyong

主　　编：杨　丽　唐小利
出版发行：人民卫生出版社（中继线 010-59780011）
地　　址：北京市朝阳区潘家园南里 19 号
邮　　编：100021
E - mail：pmph @ pmph.com
购书热线：010-59787592　010-59787584　010-65264830
印　　刷：三河市君旺印务有限公司
经　　销：新华书店
开　　本：787 × 1092　1/16　印张：15
字　　数：365 千字
版　　次：2024 年 2 月第 1 版
印　　次：2024 年 3 月第 1 次印刷
标准书号：ISBN 978-7-117-36027-2
定　　价：48.00 元

打击盗版举报电话：010-59787491　E-mail：WQ @ pmph.com
质量问题联系电话：010-59787234　E-mail：zhiliang @ pmph.com
数字融合服务电话：4001118166　E-mail：zengzhi @ pmph.com

前　言

随着信息技术的高速发展和广泛应用,人类社会已步入知识经济时代,知识、信息的数量以前所未有的速度呈爆炸式增长。面对"云量""天量"的信息和越来越多的需求,信息检索仍被视为获取人类智力资源的重要手段和现代人才的必备素质,也是未来医药卫生从业人员的必备素质。

本教材从信息检索的基本理论着手,着力于介绍医学信息的获取,有以下特点。

1. 紧扣规划　"十四五"规划明确了创新在发展中的核心地位,也把保障人民健康和医药卫生人才的培养放在优先发展的战略位置,这就必然要求医学高校承担起医药卫生科技创新及其人才培养的重任。将大学生培养成为创新的生力军和储备军是一个系统工程。从实践来看,医学信息检索是创新的前提和基本技能,能否充分利用各种文献检索技术收集、筛选和利用信息资源,已成为衡量个体未来发展能力、新知识吸收能力以及整体素质的重要指标之一;从课程目标来看,医学信息检索是一门方法学或工具利用的课程,旨在培养医学生的创新思维、创新能力,增强医学生的自学能力、独立研究能力和创新能力;从实效来看,信息检索是规避重复劳动的有效手段,如果没有掌握科学的信息检索方法,可能使全部工作成为重复劳动,毫无新意。

2. 紧扣实际　本教材充分考虑了主编院校的实际情况,在选取用于介绍的检索系统时,着重考虑了以下方面:一是质量优先,尽量选用业界公认、有影响力的平台。二是充分考虑可用性,从实践教学考虑,尽量选取学校图书馆已购买、引进的、较有影响力的数据库。三是综合考虑代表性,选取的检索平台有中文平台,也有英文平台;有二次文献平台,也有全文平台。

3. 紧扣特色　本教材在内容上也充分考虑到时代、学科和信息服务特色。国家大力实施创新驱动发展战略,推动产学研深度融合。本教材把最具创新元素的专利检索单独成章,以期通过适当调整教学内容,促进大学生创新意识和创新思维的培养。

4. 紧扣应用　本教材的绪论和信息检索基础及专利检索基础部分介绍了基础理论知识,约占三分之一的篇幅,其余三分之二则侧重结合检索实例。

感谢中国医学科学院 北京协和医学院医学信息研究所/图书馆的积极参与、精心指导和大力支持！感谢编写团队，通过参与本教材的编写，他们锻炼了自身，同时，他们的加盟为本教材增添了活力，展示了课程建设的新未来。

杨　丽

2024 年 1 月 30 日于贵阳

目　　录

第一章

绪　论

　　人类社会发展的历史就是人类不断认识信息、获取信息、掌握信息、传递信息、生产信息，并利用其为人类服务、改造客观世界和主观世界的过程。进入21世纪以来，人类社会步入知识经济时代，信息的生产和传递速度越来越快，信息积累越来越多、越来越复杂。经济和社会发展越来越依赖于信息、知识的积累和创新，人们需要获取、处理、利用的信息也愈来愈多，"海量"已不足以形容信息量之庞大；对信息的质量、范围、传播的速度等也有了更高的要求，如何在"天量""云量"的信息、知识中获取并利用所需信息和知识显得越发重要。时代发展不断推动信息、知识的内容更新、质量提升和传播技术的进步。人们已经充分认识到信息的重要性，将其与能源、物质并列为经济社会发展的三大支柱，谁能更有效地搜集信息、掌握信息、加工信息、使用信息，谁就能够在社会中发挥更大的作用并处于更有利的地位。良好的信息素养已经成为个人、机构甚至国家发展与创新的基本要求。而作为未来的医药卫生从业人员，在生命科学的世纪里，掌握信息获取与利用的技能，提高开发和利用信息资源的能力，养成较好的信息习惯，具备一定的信息素养，对工作、学习和生活均大有裨益。

第一节　信息、知识、情报、文献

一、信息、知识、情报、文献的内涵及特性

（一）信息

1. 信息的起源及内涵　人类社会发展到今天，信息化社会、信息高速公路、信息时代、信息系统、信息产业、信息技术……这一系列名词都与信息紧密相连，信息的影响如此广泛、深入、持久，那么信息到底是什么呢？

　　作为日常用语，信息（information）就是消息。五代南唐诗人李中在《碧云集·暮春怀故人》诗中写道："池馆寂寥三月尽，落花重叠盖莓苔。惜春眷恋不忍扫，感物心情无计开。梦断

美人沈信息,目穿长路倚楼台。琅玕绣段安可得,流水浮云共不回。"这是汉语中较早使用"信息"一词的文字记录。南宋陈亮《梅花》诗曰"欲传春信息,不怕雪埋藏。"清朝的康熙是我国历史上第一位明确使用"信息"一词的皇帝,康熙三十四年(公元 1695 年),他命大学士派人外出时说道,"惟以侦探信息奏文为要"。可见"信息"一词在我国古代即有,当时,意为音信、消息,《辞海》中对信息的解释为"音讯、消息",与"音信、消息"类似。任何事物都会发出信息,如虫鸣鸟叫、电子邮件、报纸杂志中的文章、电视播放的新闻等。对人类而言,人的五官生来就是为了感受信息的,它们是信息的接收器,它们所感受到的一切都是信息。而信息技术的发展,将会极大地帮助人类去感知和发现五官不能直接感受的大量信息。

将信息作为科学术语,对其概念进行科学的探讨始于 20 世纪 20 年代。1928 年,哈特莱(R. V. L. Hartley)在《信息传输》中将信息理解为"选择通信符号的方式"。1948 年,信息论创始人申农(C. E. Shannon)在《通信的数理理论》中将信息定义为"信息是用以消除随机不确定性的东西"。1950 年,控制论创始人维纳(Norbert Wiener)将信息的概念引入了控制论,他在《人有人的用处——控制论与社会》中指出:"人通过感觉器官感知外部世界……我们支配环境的命令就是给环境的一种信息。""信息这个名称的内容就是我们对外界进行调节,并使我们的调节为外界所了解时而与外界交换得来的东西",认为"信息是人们在适应外部世界,并使这种适应反作用于外部世界的过程中,同外部世界进行互相交换的内容和名称"。申农和维纳所给出的关于信息的定义,被视为经典并被广泛引用。

此后许多研究者从各自的研究领域出发,对信息进行描述、概括、定义,不同领域的研究者因研究角度的不同,对信息有不同的理解和认识。如经济管理学家认为信息是提供决策的有效数据;物理学家认为信息与物质是两个不同的概念,信息不是物质,虽然信息的传递需要能量,但是信息本身并不具有能量;电子学家、计算机科学家认为信息是电子线路中传输的以信号作为载体的内容。在信息管理领域,对信息的定义也有不同表述,如王绍平编著的《图书情报词典》中,将其定义为:"一般指数据、消息中所包含的意义,它可以使信息中所描述的事件的不肯定性减少。"美国图书馆协会(ALA)对信息所作的定义是:"All ideas, facts, and imaginative works of the mind which have been communicated, recorded, published and/or distributed formally or informally in any format." 美国信息管理专家霍顿(F. W. Horton)将信息定义为:"信息是为了满足用户决策的需要而经过加工处理的数据。"将其视为经过加工的数据,或者说,信息是数据处理的结果。我国著名的信息学专家钟义信教授则认为,"信息是事物存在的方式或运动状态,以这种方式或状态直接或间接的表述"。

综上所述,信息的定义有许多不同的表述,可从广义和狭义两个层面进行概括。

广义的信息指对客观世界中各种事物的存在方式、运动状态、变化和相互联系特征的一种表达、陈述和反映,是自然界、人类社会和人类思维活动中普遍存在的一切物质和事物(显示其存在方式或运动状态)的一种属性,是客观存在的现象。简单而言,信息就是人脑对事物或现象的反映,如人脑接收的关于自然风光、建筑物的状况,人的衣着等;不同的事物具有不同的存在状态和运动方式,会表现出不同的信息,信息也就千差万别。信息是可以被感知和识别的,通过人的感官被传递和接收,人们通过信息载体的特征和差异性,可以识别各种信息。信息的表达形式可以是数据、文字、图像、音频等各种形态,并且可以从一种形态转换为另一种形态。

而狭义的信息指经过搜集、记录、处理和存储的可供检索的文献、数据和事实。它是人类对客观事物的认识，是实践经验的总结，是认识的结果，是检索的对象。一般认为其是具有新内容、新知识的消息（相当于常说的情报）。

2. 信息的特性　信息的特性是指信息区别于其他事物的属性。信息的主要特性包括：客观性、依附性、传递性、共享性、时效性、可开发性等特点。

（1）信息的客观性：是指信息在内容上的客观性。从广义的层面而言，信息是自然界、人类社会和人类思维的基本属性，信息本身不是实体，但在内容上是客观的，无论喜欢它抑或讨厌它，无论是否感知到、是否认识到，也无论对其的感知、认识是否片面或有偏差，它都作为基本属性而存在，不会因为人没有感知到、认识到而消失，也不会因为人感知、认识不全面或有偏差而改变。

（2）信息的依附性：存储和传递是信息的两种基本状态，但必须借助某种介质才能实现，必须依附于一定形式的载体而存在，这些载体包括两类：一类是文字、图像、声音、代码等；另一类是存储器，包括大脑这个天然信息存储器以及纸张、器物、磁介质、光介质等物体。人类利用不同的载体存储信息，有意识地将流动的信息以某种方式存储在物质媒介上，使信息与物质媒介构成一种依附性很强的、相对稳定的关系。

（3）信息的传递性：信息的传递可在人之间、机器之间、人机之间、动物之间、植物之间、细胞之间进行。信息在存储于载体后可以通过一定的传输手段和载体进行时间和空间传递。时间传递指信息通过一定的载体存储，使信息随时间的流逝而传递下去。空间传递则是指通过一定的方式把信息从一个地方传到另一个地方。人类为了自身的生存与发展，一直在探索和改变信息传递的方式。从最初的靠声音、姿势，到利用火光与符号，再到语言的出现，是人类传递信息的方式的根本转折。文字的产生和印刷术的发明，使人类传递信息的活动发生了质的变化。电报、电话、广播、电视等电子工具的出现，更使人类传递信息的方式发生了深刻的革命。计算机的使用、光导纤维的问世、同步卫星的运转，使信息传递进入了一个新的时代，"地球村"就是全球信息传递的一种形象的描述。

（4）信息的共享性：信息可以同时被许多人共同享用、利用，多个接收者可以获得同一信息源发出的同一信息。信息不同于物质和能量，不会因为某人得到了，另一人就失去了。具体表现为信息的内容可以被不同的人感知、认识、占有，进而被不同的人、团体、组织机构所占有、使用和利用。一张书桌，它的颜色、形状、材质可作为信息的内容被不同的人感知、认识；一条广告，其内容可以被不同的人了解、利用。信息被认为是无所不在的，可以进行交换、传递，而且在经过交换、传递后，这些信息还可以被更多的人感知、认识、了解、利用。信息的共享性是传播的基础，但一些特定的信息，如专利等知识产权相关信息，由于需保护产权人的利益，其共享性需按相关法律进行限制。

（5）信息的时效性：信息在一定的时间范围内是有效的，超过这个范围，信息就失去了新颖性、失去了效用，如股市信息的变化、油价的波动等。这就要求必须及时收集、分析、整理信息并进行利用。

（6）信息的可开发性：存储与传递信息的目的在于利用、开发，既可以利用原生态的信息，也可对搜集到的信息进行分类、整序、分析、综合等处理并生成效用更高的信息和信息产品，再用于研究、发明、创造和决策。例如，可以利用一次文献编制二次文献，撰写综述，形成学科分析报告等效用更高的信息和信息产品。

3. 医学信息 医学信息是指通过观察、实验或借助于其他工具,对健康或疾病状态下人或动物的生理或病理特征的认识及其反映。例如,人的脉搏、呼吸、体温,疾病状态下的各种体征与症状、实验室检测数据,流行病学资料等都是医学信息,甚至包括姓名、年龄等基本资料。目前有越来越多的医学信息产生、传递,且随着循证医学、精准医学和大数据的发展,医学信息越来越多地受到关注,医学信息的大数据处理与应用已经成为新的产业,可以提高医疗服务水平、个体治疗决策,医学大数据逐渐成为健康服务的重要信息。

(二) 知识

1. 知识的起源与内涵 知识(knowledge)在人类社会的发展中起着巨大的作用,是衡量一个国家、一个民族文明程度的标志。知识目前没有一个统一而明确的界定。从汉语词源来看,"知识"的"知",字从矢从口,"矢"指"射箭","口"指"说话","矢"与"口"联合起来表示"说话像射箭,说对话像箭中靶心";本义即说得很准(一语中的)。如:18 世纪英国天文学家哈雷声称他知道哈雷彗星的行为规律,并预报这颗彗星于 1759 年重新出现。而后在 1759 年 1 月 21 日,人们果然又一次看到这颗彗星,哈雷说得很准,这就是"知"。"知识"的"识"是简体字,其繁体字从言从戠,戠亦声;"戠"字从音从戈,本指古代军队的方阵操练,"音"指教官口令声(包括号令军阵进退的鼓声、军人喊杀声),"戈"指参加操演军人的武器,随着教官指令,军阵会出现整体前进或后退、左移或右移等整齐划一的团体动作,参演人员整齐划一的动作会形成各种图形,因此,"戠"字本义就是"规则图形及其变换"。综上所述,我们在此给出"识(识)"的本义、引申义。本义:用语言描述图案的形状和细节。引申义:区别、辨别。举例:"识字"就是"根据字的形状、结构、笔画认字"。

而柏拉图有一个经典的定义:一条陈述能称得上是知识必须满足三个条件,它一定是被验证过的,是正确的,而且是被人们相信的。

据此,我们将知识定义为:知识是人类社会在认识和改造客观世界的实践中获得的对事物本质的认识和经验的综合,是人们通过实践对客观事物及其运动过程和规律的认识。知识来源于信息,是信息的一部分,在生活、生产、科研等活动中,人脑通过对客观事物发出的信息进行接收、选择、处理,得到对事物一般特征的认识,形成了概念。在反复实践和认识的过程中,人脑通过对相关概念的判断、推理、综合,加深了对事物本质的认识,这些认识构成了人们头脑中的知识。信息只有被人们理解和认识,经过科学的、系统的加工,被总结和归纳出规律性的信息内容,才能上升为知识。知识是对事物、现象和运动状态及特征的本质、规律的反映,有知识是系统化的信息之说。人类在获得知识之后,经过传递,反复将其应用于实践,经过提炼和加工,创造出新信息,继而使其形成新知识。

2. 知识的特性 按柏拉图的定义,知识具有科学性、可重复性和可传递性。一条称得上是知识的陈述,必须是正确的,即它必须具备科学性;同时,它一定经过验证甚至反复验证,即必须具备可重复性;其科学性和可重复性一定为人们所相信,则表明它具备可传递性和可认识性,如果不能传递或不可认识,是不可能为人们所相信的。

另外,知识作为一种特殊的信息,具备了更多的附加特性,也就是说,某一种信息如果具备的这些特性越多,就越接近知识。这些附加特性具体如下:①隐性特性,知识具备较强的隐蔽性,需要进行归纳、总结、提炼;②行动导向性,知识能够直接推动人的决策和行为,加速行动过程;③生命性,知识是有产生和失效的过程,有生命周期,不是永久有效的;④动态性,知识不断更新和修正,在应用、交流的过程中,被不断丰富和拓展;⑤可复制/转移性,知识可以被复制和转移,可重复利用;⑥资本特性,知识就是金钱,如专利等知识产权可以用于投资入股;⑦共享倍增性,知识可以共享,经过传播,共享后不会减少,而会产生倍增效应,正如萧伯纳所言,如果你有一种思想,我也有一种思想,我们相互交流,就拥有了两种思想,甚至更多。

3. 知识的分类 可以按不同标准将知识划分为不同类型,如可分为:①生活常识、科学知识;②经验知识、理论知识;③主观知识、客观知识;④基础知识、技术知识、应用知识;⑤哲学知识、自然科学知识、社会科学知识、思维科学知识等。

医学知识是人们通过实践对医学信息的获取、提炼和系统化、理论化的结果,是关于人体生命、健康、疾病的现象、本质和规律的认识。

(三) 情报

1. 情报的起源与内涵 情报(intelligence)原意为消息、报道、敌情报告,最早情报被认为是战时关于敌情的报告,20世纪70年代,情报被认为是意志、决策、部署、规划、行动所需要的能指引方向的知识和智慧;20世纪80年代,情报被认为是获得的他方有关情况以及对其分析研究的结果。时至今日,国内外对情报的定义仍然是众说纷纭。据学者统计,如今国内外对情报的定义数以百计,不同的情报观对情报有不同的定义。主要的情报观有军事情报观、信息情报观和知识情报观三种,它们对情报所作出的不同解释分别如下。

(1)军事情报观对情报的解释:如"军中集种种报告,并预见之机兆,定敌情如何,而报于上官者"(1915年版《辞源》);"战时关于敌情之报告,曰情报"[《辞海》(第一版)];"获得的他方有关情况以及对其分析研究的成果"(1989年版《辞海》);情报是"以侦察的手段或其他方式获取有关对方的机密情况"(光明日报出版社《现代汉语辞海》);"为满足军事斗争需要而搜集的情况及其研究判断成果。保障国家安全、维护国家利益、组织领导国防和军队建设、进行战略筹划、战争指导、作战指挥的重要依据。"[《辞海》(第七版)]

(2)信息情报观对情报的解释:如情报是"被人们所利用的信息""被人们感受并可用于交流的信息"。"情报是指含有最新知识的信息""某一特定对象所需要的信息,叫作这一特定对象的情报"等。

(3)知识情报观对情报的解释:如《牛津英语词典》把情报定义为"有教益的知识的传达""被传递的有关情报特殊事实、问题或事情的知识"。英国的情报学家B. C. 布鲁克斯认为:"情报是使人原有的知识结构发生变化的那一小部分知识。"苏联情报学家A. H. 米哈依洛夫所采用的情报定义为:"情报——作为存储、传递和转换的对象的知识。"日本《情报组织概论》一书将情报定义为:"情报是人与人之间传播着的一切符号系列化的知识。"我国情报学界也提出了类似的定义,有代表性的是:"情报是运动着的知识。这种知识是使用者在得到知识之前不知道的""情报是传播中的知识""情报就是作为人们传递交流的对象的知识"。

除了军事情报观、信息情报观、知识情报观三种主要情报观的情报定义外,还有许多从其他不同的社会功能、不同的角度、不同的层面对情报作出的定义,如将情报定义为:情报就是向人们传递有使用价值的新的知识。科技情报就是向人们传递有用的新的科技知识。

综上所述,我们认为,情报是指人们以各种方式传递与交流的具有特定价值与时效的知识和信息,是人们为一定目的搜索的、有使用价值的知识和信息。

情报同样普遍存在于社会活动和实践,人们在物质生产和知识生产的实践活动中,源源不断地创造、交流与利用各种各样的情报。在信息社会中,情报发挥着越来越重要的作用,能够启迪人们的思维,增加知识,提高认识能力,有助于决策,有助于在竞争中获胜。人们在从事各项事业时对情报的依赖程度也日益增大。

2. 情报的特性 情报具有信息所有的特性,其重要特性有效用性、时效性、传递性、知识性。

(1)效用性:所谓效用性是指情报的搜寻一般有特定的目的,是为了某一特定问题而去搜寻,同时,搜寻所得的知识或信息是能够解决这一特定问题的。

(2)时效性:情报的时效性是指情报需求有一定的时限,无论搜寻所得的知识或信息产生的时间是新还是旧,在这个时限内,它能满足情报需求,对用户而言,它就都是"新"的,产生了效用;而超过这个时限,虽然它在内容上能满足需求,但对用户而言,它就可能转变为"旧"的,没有效用。

(3)传递性:情报的传递性则指搜寻所得的知识或信息一定要传递起来,而且是向特定的对象传递,才能称之为情报;如果仅仅是在网络上公开,没有特定的传播/传递对象,也不能称为情报。情报的交流基本通过文献、口头或视听方式,其中文献交流是情报交流的主要方式。同时,由于网络通信技术的发展以及社交网络的普及,利用网络交换情报已经成为主流渠道。

(4)知识性:另外,如果基于知识情报观对情报的解释或对科技情报的解释,它在内容上还必须具备知识性,也可将其理解为激活的知识、活化的知识,是为了解决某一特定问题,去搜寻并向特定对象传递的那一部分知识。

3. 情报的分类 情报按内容范围可划分为科学技术情报、社会科学情报、政治情报、军事情报、经济情报、技术经济情报、体育情报、管理情报等;按使用目的可以划分为战略情报、战术情报、竞争情报;按传播形式可分为口头情报、实物情报、文献情报以及文字情报、数据情报、音像情报等;按公开程度可分为公开情报、内部情报、秘密情报、机要情报等。

(四) 文献

1. 文献的内涵 文献(document/literature)出自《论语·八佾》,"文献"中,"文"是文本记载。宋代朱熹认为:文,典籍也。而"献"一字,在《尔雅·释言》中释为"献,圣也"。朱熹则认为"献,贤也"。而宋代马端临的《文献通考》中有:"凡一话一言,可以订典故之得失,证史传之是非者,则采而录之,所谓'献'也。"由上可知,"文献"本指典籍和熟知文化掌故的贤人,但后来逐渐演变为有历史意义或研究价值的图书、期刊、典章。《辞海》(第七版)对"文献"的释义为:"记录知识的一切载体的统称,包含以文字、图像、符号、声频、视频等记录人类知识的各种载体。"而按人们通常的理解,文献是指图书、期刊、典章所记录知识的总和。由此,我们认为:文献是固化信息(当然也包括知识、情报)的载体,是有信息的内容、记录的载体、记录的手段(如文字、图像等)。一般将其定义为:以文字、图像、公式、音频、视频、代码等手段将信息(知识、情报)记录或描述在一定的物质载体上,并能存储、传播和利用。

2. 文献的基本要素 文献是记录知识或信息的一切载体,是各种知识或信息载体的总称,它由内容要素、标识符号要素和载体要素三个基本要素构成。

(1)文献的内容要素:指文献记载的知识或信息,为人类长期从事生产和科学技术活动以及社会交往的真实记录。

（2）文献的标识符号要素：指揭示和表达知识信息的标识符号，文献的内容要素是通过文字、符号、图形、音频、视频、数字、代码等手段记载在各种载体上的。

（3）文献的载体要素：指记录信息符号的物质载体，如龟甲兽骨、竹木丝帛、金石泥陶、纸张、穿孔纸带、胶片、胶卷、磁带、磁盘、光盘等。

三个基本要素中，内容要素是关键，标识符号要素是表现形式，载体要素为文献的存在方式。随着信息技术的发展，特别是网络存储技术、网络通信技术、数字化技术的发展，数字文献被越来越多的人所接受，数字阅读、移动阅读已经成为人们的主要阅读方式，因此出版发行数字文献、网络图书，收集与利用数字文献逐渐成为文献信息服务机构的重要工作内容，图书馆每年收集的文献资源中，数字文献已经超过 70%。

3. 文献的基本功能 文献的基本功能有存储知识信息、传递知识信息、教育和娱乐等。人类社会发展到今天，文献是记录、积累、传播和继承知识的最有效手段，它承载了人类文化发展的历史，记录了人类历史长河中科学技术发展和人类活动所取得的成就和达到的水平，凝结了人类的劳动和智慧，积累了对后人有用的事实、数据、理论方法，记载着前人成功的经验和失败的教训，反映了各个时代各种环境下科学和人类社会进步所达到的水平状况，是人类社会活动中获取情报的最基本、最主要的来源，也是交流传播情报的最基本手段，无论纸质文献还是数字文献始终是图书馆开展信息服务的重要保障，是人类学习、交流的重要工具，能够使人类继往开来，不断推陈出新。

4. 科技文献及医学文献 科技文献是人们从事科研、生产活动所取得的成果固化在一定载体上的知识，具有创新性和先进性。医学文献则是人类在有关健康或疾病状态的科学研究、生产活动中所取得的关于人或动物生命、健康、疾病的现象、本质和规律的认识成果固化在一定载体上的知识，具有创新性、新颖性和先进性。

现代科技文献和医学文献具有以下特点。

（1）数量大、增长快：一般情况下，科研人员总是希望将自己的劳动成果在一定范围内公开，甚至公之于众，以获取同行、公众的认可，或听取同行的建议后进一步完善。而科技文献是科学技术研究成果最主要的呈现形式，随着科学技术的高速、加速发展，发明创造层出不穷，产出的成果越来越多、产出的速度越来越快，这就必然导致科技文献的绝对数量大、数量增长快。据 2021 年年初的一项统计，全球每年发表的原始论义性科技文献已超过200 万篇，其中，生物医学科技文献占比约为四分之一，仅美国国立医学图书馆研制开发的MEDLINE 数据库，所收录的期刊就达 3 700 余种、数据量超过 1 500 万条，覆盖了全球 70多个国家。

（2）交叉、集中与分散并存：现代科学飞速发展，学科分支越来越细，不同学科间的科学研究需要相互借鉴、相互应用、综合交叉与彼此渗透，交叉学科、应用学科和新的专业不断出现。同时，虽然专题范围的文章一般都刊登在本专业的刊物上，但也可以刊登在边缘刊物上，还可以刊登在综合刊物上。如关于儿童营养方面的论文，可以刊登在《中华临床营养杂志》或《中国学校卫生》上，还可以刊登在《中华预防医学杂志》上，同时在报纸上也可能出现；再如食品工业专业杂志上刊登食品卫生、营养、硅沉着病方面的文章，甚至音乐刊物上也可刊登耳鼻咽喉科的文章。各学科的交叉渗透，致使文献交叉发表的现象越来越多，导致科技文献的分布呈现出既集中又分散的不均匀现象，文献的发表越来越分散。引文研究已经证实，在任何特定的领域里，相当数量的科学论文相对集中地刊载在少量的本学科期刊中，其余数量的科学论文却高度分散地刊载在大量的边缘学科、其他学科或综合性期刊中。据估计,仅有三分之一的科学论文刊载在少量的本学科期刊中,而刊载于边缘学科、其他学科(包括综合性期刊)中的科学论文也各占三分之一。这一特点正是学科综合与分化的反映。

(3)重复及无用文献增多,质量不一:近年来,由于受多种因素的影响,文献交叉重复的现象越来越多,这是现代科学技术综合交叉、彼此渗透的反映,同一篇文章可以用不同形式、不同文字,在不同范围内多次发表。会议论文、学位论文、科技报告、专利文献除了以自己独特的形式出版外,经过一段时间后又会转化为其他形式出版。这种重复大大增加了文献量的冗余,也会造成检索上的困难,浪费人力、物力。同时,为迎合需要,商业宣传性的刊物不断增加,这类刊物的质量良莠不齐,其中大部分水平低下、内容陈旧,所刊载的论文中,有超过三分之一的论文从未被引用过,近半的论文仅被引用一次,用处很小,但加剧了信息"拥堵"。

(4)新陈代谢快、老化快:随着科学技术的飞速发展,研究越来越深入,认识越来越深化,新的知识不断涌现,知识体系不断完善。旧的知识可能过时或有缺陷,甚至被证明是错误的而不再被称为知识并被新的知识所代替。知识更新的进程越来越快,这就必然导致记录科研、生产活动成果的科技文献的老化加剧,表示文献老化速度的半衰期(指某学科的文献从出版到有 50% 的内容因老化而失去参考价值所经历的时间)不断缩短,部分专著、工具书和教科书甫一出版即已过时,必须频繁再版更新,在教学过程中,教师必须查阅最新的文献以剔除过时的内容、补充新的知识。这一特点反映的是科学发展加快了知识更新的速度。

(5)文献的语种增多:各种资料表明,过去,大多数医学论文仅用少数大语种发表,随着科学的发展,特别是发展中国家科技、经济、文化的进步,全世界出版的文献的语种正在不断增加。到 2009 年,科技文献涉及的语种达 80 余种。其中,以英文文献为主,占全世界文献量的三分之二,德、俄、法、日、西班牙及中文各占一定的比例。在医学文献中,英语出版物约占 70%,但医学文献的语种也在急剧增多,如 PubMed 数据库收录的语种已近 60 种。语种的增加丰富了医学文献,拓宽了研究空间,但也造成了读者阅读文献的各种障碍,阻碍了科技情报信息的交流,机器翻译的广泛应用迫在眉睫。

(6)正式出版周期延长而交流传播速度加快:一方面,科技的发展必然引起科技论文数量的增加,而学术期刊的篇幅、载文量又有限,更多论文等待发表;越是核心期刊,稿源就越丰富,工作量就越大,且越是核心期刊,编审就越认真,质量就越高,因此,从收稿到发稿时间就越长;受篇幅所限,不少有价值的稿件被拒绝后只能转投他刊,加重了文献正式发表时间滞后的问题。这就导致许多科技人员转向非正式渠道获取信息,如通过尚未发表的论文、参加学术会议、学者之间交谈交流通信、参观访问、交换手稿等方式来获得最新的重要文献信息。另一方面,自 20 世纪 90 年代以来,随着信息技术的发展及其在图书馆信息服务中的广泛应用,文献的记录方式实现数字化、多媒体化,文献的载体形态实现机读化,文献传递实现网络化;在出版方式方面,全新的"即时出版"概念已深深地渗入编辑出版界,一本新杂志在电脑上编辑完毕,不再需要漫长的出版周期,只要将其在网上发布,几乎同时所有用户都能在终端屏幕上读到其内容;在传播手段方面,计算机网络为文献情报信息的快速传递与交流提供了非常方便的条件,信息传播交流速度之快更是惊人,可以说,从网络上获取文献信息,几乎没有时间和地域的差别。100 多年前,美国总统林肯被刺的消息,在 12 个星期后才传到英国王宫;1981 年,里根总统被刺的消息,通过卫星仅 5 分钟就传遍了世界;而今天,某种疾病的治疗方法或药物的情报信息一经公布,就会立刻传播到世界各地,用户可以通过互联网在瞬间获取所需要的信息。可以想象,网络技术的发展将有效控制信息的时滞问题。

(7)数字化、网络化进程加快:文献信息向数字化方向发展。随着计算机、数据存储、数据传输以及电子通信的发展,文献信息由传统的纸质印刷向电子化、网络化、数字化方向发展,且步伐明显加快。20世纪60年代,美国国立医学图书馆(National Library of Medicine,NLM)建立了"医学文献分析与检索系统"(MEDLARS);20世纪80年代,中国科学技术情报研究所重庆分所发行了《中文科技期刊篇名数据库》。历经20多年,从脱机检索逐渐发展到联机检索。1989年我国的MEDLARS分中心在中国医学科学院医学情报研究所建成,向全国提供检索服务。其后,光盘检索(光盘镜像检索)开始兴起,20世纪90年代,中国医学科学院医学信息研究所发行《中国生物医学文献光盘数据库》(CBMdisc),收录了1980年以来的国内医学文献;MEDLINE光盘引入我国并被广泛使用。仅过不到10年,《中国学术期刊(光盘版)》于1997年开始提供期刊全文检索服务;中国数字图书馆工程也于2000年4月正式启动,将浩如烟海的、各种形式的文献资料加以数字化处理,并使之流动于全球信息网络,同时,其文献资源经过分类、编辑、整理、加工等有序化处理,与因特网(Internet)的信息资源也有所区别;维普资讯、万方数据建成数字期刊等系统;Elsevier、Ovid、Springer等知名出版商大力推行数字出版。

文献信息服务向网络化方向发展。20世纪90年代,信息高速公路计划启动,互联网将各个国家、各个部门、各个领域的不同信息、资源连成一个整体的超级信息资源,网络用户可以通过各种信息查询工具访问所有的信息资源。1996年,美国国立医学图书馆(NLM)免费在线开放该馆的MEDLINE等15个数据库;《中国生物医学文献光盘数据库》升级为万维网(Web)版的中国生物医学文献服务系统(SinoMed);Elsevier、Ovid、Springer等知名出版商在数字出版的基础上大力推行万维网服务;维普资讯、中国知网、万方数据逐渐发展到提供万维网服务。

从脱机检索系统到联机检索系统,再到光盘检索系统,最后到网络检索系统,文献信息数字化及其服务的网络化呈加速发展趋势。

二、信息、知识、情报与文献的关系

信息、知识、情报与文献之间有着极为密切的关系。主要体现在以下几点。

(一) 信息、知识、情报存在着包含或交叉关系

广义的信息是指对各种事物的存在方式、运动状态、运动规律和相互联系特征的一种表达和陈述;知识是信息的一部分,它是系统化的信息,换言之,信息只有被人们理解和认识,经过科学的、系统的加工,被总结和归纳出规律性的信息内容,才能上升为知识,它所反映的是事物、现象和运动状态及特征的本质、规律。情报是知识或信息的一部分,信息可以成为情报,但是需在选择、综合、研究、分析等加工后,去粗取精,去伪存真,由此及彼,由表及里,再经传递给特定用户并起作用后才可称为情报;同理,经传递给特定用户并起作用的知识也可称为情报。因而,我们认为,信息包含了知识和情报,而知识和情报存在着交叉关系。

(二) 信息、知识、情报相互转化

信息、知识、情报的相互转化、循环往复,不断提升着人类对事物的存在方式、运动状态和相互联系特征的认识。人类从浩如烟海的已有知识及信息中获取所需的情报,对这部分信

息进行科学的、系统的加工,总结和归纳出规律性的信息内容,将其上升为知识,完成第一次循环;信息在形成知识之后,经过传递,转换为情报,再被应用于实践,由此,人们再次获得新信息,使其形成新知识。

(三) 文献是固化的信息、知识、情报

文献承载了人类文化发展的历史,无论纸质文献还是数字文献始终是图书馆开展信息服务的重要保障,是人类学习、交流的重要工具。文献的内容本质是信息、知识、情报,而文献是信息、知识、情报存储、传递、利用的重要载体。信息、知识、情报需要固定在一定的物质载体上,形成文献后才能进行有效传递,才能被人们所利用。随着信息技术的发展,特别是网络存储技术、网络通信技术、数字化技术的发展,数字文献大量出现并被越来越多的人所接受,电子阅读、移动阅读逐渐成为人们的主要阅读方式,因此出版发行数字文献、网络图书,收集与利用数字文献逐渐成为文献信息服务机构的重要工作内容,图书馆每年收集的文献资源中,数字文献已经超过70%。这些文献并非虚无缥缈的存在,它们仍旧依附于磁介质、光介质等载体上,可能存在于本地的磁盘、光盘上,也可能存在于网络的某个服务器和存储系统中,只是保存、传递、利用的方式发生了根本性的变化,磁介质、光介质等载体逐渐成为传递、利用的主流的保存方式之一。因此,学会数字文献的检索与利用成为新时代信息用户的重要能力之一。

第二节 信息资源及其类型

一、资源和信息资源的内涵

(一) 资源的含义

要定义信息资源,须先弄清资源的含义。资源概念源自经济学,起初是作为生产实践的自然条件和物质基础提出来的,具有实体性。由此,联合国环境规划署对"资源"的定义是:"在一定时间和技术条件下,能够产生经济价值,提高人类当前和未来福利的自然环境因素的总称。"《辞海》(第三版)将资源定义为:"资财的来源,一般指天然的财源。"以后,"资源"的内涵与外延不断地扩展与延伸,"资源"这个名词也广泛出现在各种研究领域,人们从不同角度赋予它不同的概念。有的将其作为一个汉语词汇,认为其指可资利用的自然物质或人力资源。有的从经济学出发,将其视为一国或一定地区内拥有的物力、财力、人力等各种物质的总称,如经济学家阿兰·兰德尔在其《资源经济学》中写道:"资源是人发现的有用途和有价值的物质。"中国的李金昌教授在其编著的《资源经济新论》中说:"通常讲资源,有广义、中义、狭义之分。广义的资源,是指人类生存、发展和享受所需要的一切物质和非物质的要素;中义的资源是指物质资源,其中包括自然资源;狭义的资源则仅指自然资源。"有的将其作为信息技术名词,最初为程序中使用的常量,后来又包括了图片、音频、视频等,可以嵌入程序集中,也可以以单独文件的形式出现在本地的存储介质上(通常是硬盘),还可以以单独的文件存储在异地的存储介质上(如网络硬盘等)。由此看来,社会发展到现在,"资源"这个在人类的生产和生活中经常出现的名词,不仅仅包括自然物,还应包括

人员、资本、信息等方面,但"资源"仍是一个动态的概念,人们的资源观仍在不断变化中,还没有一个被人们普遍接受的定义。

(二) 信息资源的内涵和要素

与资源一样,迄今为止,人们对信息资源的内涵也有不同看法。有的认为,信息资源是信息本身或信息的集合,将信息资源定义为经过人类主观或客观处理了的并且能够被传播或传输的文字、声音、图像、数据;也有的认为,信息资源包括信息生产者、信息和信息技术三个组成部分。我们同意第二种说法,因为信息资源与自然资源不同,它是人工生成的资源,没有信息的生产者就没有信息,信息的利用与开发要依赖信息技术,所以信息只是信息资源的一个要素,也只有在这个体系中才能更好地产生并实现自己的价值。

1. 信息生产者 信息生产者指为他人生产信息的劳动者。根据信息生产的程序和加工深度分为一次信息生产者、二次信息生产者和三次信息生产者。

(1)一次信息生产者:即原始信息的生产者,多数是知识的生产者,他们将自己拥有的知识和信息通过某种方式表达出来,并向社会传播,如科学家、作家、记者等。

(2)二次信息生产者:即对原始信息进行加工后产生二次信息的劳动者,如统计员、图书馆员、法律工作者等。

(3)三次信息生产者:即对原始信息和二次信息进行综合分析和深入研究的人员,如专栏作者、管理决策人员等。

当然这也是相对而言的,三者并没有绝对的界限,信息的生产者也是信息的消费者。

信息资源是由信息生产者、信息、信息技术三要素组成的,其中,信息生产者是信息资源的基础,因为信息是人创造的,信息技术是人发明和使用的。人的价值就在于能接受人类文化遗产并生产新的信息,对人力资源的培养和开发是获取和利用信息资源的关键所在。

2. 信息 在信息资源三要素中,人们只有通过开发利用信息,才能表明信息资源的价值,培养和提高信息生产者的能力和水平,是为了让其生产更多、更有用的信息;发明和应用信息技术也是为了使信息发挥更大的作用,信息是信息资源的核心。

3. 信息技术 信息技术是信息搜集、加工、存储和传递技术的集合。信息技术的应用,大大提高了开发利用信息的效率和效益,更有效地实现和"创造"了信息的价值,信息技术使信息生产者和信息的作用得到延伸。

信息资源三要素是相辅相成的,任何一个要素都不可能单独存在和发挥作用。

二、信息资源的分类

信息资源按照不同的划分方法可以划分为不同的分类序列,信息资源的划分方法主要有信息源或存在形式、载体形式、出版类型或内容形式、加工深度、获取难易程度(可获取性)等。

(一) 按照信息源或存在形式的不同进行划分

信息源可分为口头信息源、体语信息源、实物信息源、文献信息源,信息资源也可相应划分为口头信息资源、体语信息资源、实物信息资源、文献信息资源。

1. 口头信息资源 以口头方式表述的信息资源,包括以口头交流、讲话、演讲、授课、演唱等方式分享、交流、利用的信息资源。

2. 体语信息资源 特定文化背景下,以表情、手势、姿态表述,或以表演舞蹈方式表现交流的信息资源。

3. 实物信息资源 以实物方式存在或呈现的信息资源,如以模型、样品、雕塑、文物等实物的方式进行展示交流和呈现的信息资源。

4. 文献信息资源 用文字、图形、公式、音频、视频、代码等手段将信息(知识、情报)记录或描述在一定的物质载体上的信息资源。

(二) 按照载体形式划分

按照载体形式的不同,信息资源可分为古代载体型、实物型、纸张型、缩微型、视听型、计算机阅读型。

1. 古代载体型 指用文字、图形、代码、符号等手段记录或描述于古代载体上的信息资源。这些载体主要指甲骨、竹简、布帛、金石等。

2. 实物型 实物型信息资源是以实物方式存在或呈现的信息资源,与古代载体型信息资源有所不同。古代载体型信息资源指的是在载体上记录或描述的信息内容,如以文字、图形、代码、符号在甲骨上记录或描述的祭文等信息内容,又如某古籍善本所记载的信息内容;而实物型信息资源则指实物本身所呈现或存在的信息,如模型所呈现的产品理念、样品所展示的工艺水平、雕塑所蕴含的人文精神和艺术价值、文物所反映的制作工艺和历史价值、陨石自身化学组成所反映的太空信息等。一般而言,古代载体本身也是实物型信息资源,如某古籍善本所记载的信息内容为古代载体型信息资源,而这个载体本身也反映了当时的纸张制作水平、印刷的工艺水平等信息。

3. 纸张型 指以文字、图形、代码、符号等方式记录或描述于纸张上的信息资源,除常见的印刷型外,还包括以手工书写、打印、复印、传真等方式记录的文献,其特点在于符合人类传统的阅读习惯、实用、方便,目前为主流信息资源类型之一。

纸张型信息资源中,目前以印刷型(printed form)为主。所谓印刷型信息资源是指以纸张为载体,用印刷方式记录的信息资源。印刷型信息资源因方便实用,在很长的历史时期内作为人类交流和传播信息的主要形式,而且在今后也依然会是一种很重要的形式。它的优点是阅读方便,便于信息的流通,保存时间相对较长;缺点是存储密度小,体积庞大,需要占用比较大的空间来进行存储。

4. 缩微型 缩微型(microform)信息资源是以感光材料为载体,通过光学摄影方式将文献的影像固化在感光材料上而形成的。通常用照相技术将文献以 1:100 或 1:1 000 的比例缩小存储在感光胶卷或平片上,它具有体积小、重量轻、存储容量较纸张型高、易于传递等优点;但缺点也很明显,一是保存期不定,二是保存条件对温度、湿度有一定的要求,特别突出的缺点是这种类型的文献需要借助于专用的放大设备来进行阅读,不便于利用。最常见的有缩微胶卷、缩微平片等。

5. 视听型 视听型(audio-visual form,compact audio/video form)信息资源也称声像型信息资源,是指通过特定设备,使用声、光、磁、电等技术将信息转换为声音、图像、影视和动画等模拟信号形式,给人以直观、形象感受的信息载体。如唱片、录音(像)带、影视片、幻灯等,还有近年推出的高密度存储的唱盘和视盘。视听型提供的信息形象、声音逼真,宜于记载难以用文字表达和描绘的形象资料和音频资料,如用以记载科技研究过程和科技会议发言等。通过这类资料的播放,可呈现如见其形、如闻其声的真切效果。

6. 计算机阅读型 计算机阅读型(machine readable form)信息资源也称机读型、数字型（digital form）信息资源，有的还称其为电子出版物（electronic publication），是以数字信号存储在磁、光等介质上的信息资源，常指把信息和知识记录在计算机存储介质或直接通过通信网络传送到用户终端供人利用的信息。它利用计算机和存储技术，采用高技术手段，通过编码和程序对电子格式的信息进行存取和处理，把文字、图像、音视频等信息转换为数字语言和机器语言等数字化信息，输入计算机系统，将信息存储在磁盘、磁带或光盘等一些媒介中，形成多种类型的数字信息，如有需要，再行输出。随着计算机存储技术和网络通信技术的高速发展和普及，这类信息资源得到迅猛发展，目前已经成为主流信息资源类型之一，如网络数据库、电子期刊、网络全文图书等已经成为最重要的信息获取方式，也成为图书馆文献资源收集的重要内容。它具有信息存储密度高和存取速度快的特点，如只读存储光盘（CD-ROM）的信息存储量可达 1GB 以上，并且具有电子加工、出版功能，能够实现高速度远距离传输。它主要包括电子图书、电子期刊、电子新闻、光介质数据库、磁介质数据库等产品，以及电传视讯、电传文本和电子邮件等。可以以本地信息资源或网络信息资源的形式存在。其中，网络信息资源包括联机数据库、联机馆藏目录、电子图书、电子期刊、电子报纸、软件与娱乐游戏类、教育培训类、动态性信息八种类型。

计算机阅读型信息资源按发布形式可划分为以下几种。

（1）参考数据库（reference database）：也称书目数据库，主要是指二次文献数据库，是包含各种数据、信息或知识的原始来源和属性的数据库。参考数据库中的记录是通过对数据、信息或知识进行再加工和过滤，如编目、索引、摘要、分类等，然后形成的。既有针对图书进行内容的报道与揭示，如各图书馆的馆藏机读目录类的参考数据库；也有对期刊论文、会议论文、专利文献、学位论文等进行内容和属性的分析与加工，如 PubMed、SinoMed、Web of Science、SciFinder 和 Ei Compendex 等参考数据库。目前，很多参考数据库都提供全文链接。

数据库是按照数据结构来组织、存储和管理数据的数据集合。为了便于管理和处理这些参考数据，就必须按照一定的数据结构和文件组织方式进行有序化组织，使存入的数据可以为多用户反复使用，达到数据共享的目的。从用户的角度看，数据库主要由文档、记录和字段三个层次构造。数据库通常由若干个文档（file）组成，每个文档又由若干条记录（record）组成，每条记录则包含若干字段（field）。

1）文档：文档有两个含义，其一指参考数据库中一部分记录的有序集合。为了便于管理和检索，常根据年代范围或学科专业等将数据库划分为若干个文档。其二从数据库内部结构理解，文档指数据库内容组成的基本形式。一般来说，一个数据库至少要包括一个顺排文档和一个倒排文档。顺排文档是数据库的主体，又称主文档，由按顺序排列的记录组成，检索结果都来自顺排文档，如现版《新华字典》的正文部分，按照汉语拼音的音序排列。倒排文档是快速检索顺排文档的工具，对应手工检索工具的辅助索引，如主题词倒排文档、著者倒排文档等，按索引词的顺序排列，如现版《新华字典》的偏旁部首检字表部分，按偏旁部首的笔画数排列。

2）记录：记录是数据库中文档的组成单元，是对某一文献或一则信息的全部相关属性进行描述的结果。一条记录通常对应一篇文献或一条信息，在文献数据库中，一条记录代表一篇文献的信息，描述了一篇文献的内部特征和外部特征。

3）字段：字段是比记录更小的单位，字段集合组成记录。每个字段描述文献的某一特征,即数据项,并且有唯一的供计算机识别的字段标识符(field tag)。凡可用作检索点的字段称为可检字段,是检索得以实现的基础。不同的字段构造了记录、不同的记录构造了文档、不同的文档构造了数据库。以 CBMwin 数据库为例,其按时间和功能[如正文、中国中医药学主题词表(CMeSH)、收录期刊等]分成不同的文档;文档中每条记录对应一篇文献(如正文部分)或一种期刊(收录期刊文档)、一条词汇(如 CMeSH、MeSH),多条不同的同类记录构成一个文档;而篇名(TI)、著者(AU)、摘要(AB)、款目词等特征就是一个个字段,每条记录由这些不同的字段组成以描述某篇文献的基本信息。可见,参考数据库的检索实际上就是通过对字段检索获得文献记录的。

(2)全文数据库(full-text database):全文数据库指收录原始文献全文的数据库,以期刊论文、会议论文、政府出版物、研究报告、法律条文和案例、商业信息等为主。最主要的类型有电子图书、电子期刊、电子报纸。

1)电子图书(electronic book/e-book):是指将信息以数字形式通过计算机网络进行传播,并需要借助计算机或类似设备来阅读的图书。它由三要素构成:①电子书的内容,它主要是以特殊的格式制作而成,可在有线或无线网络上传播的图书,一般由专门的网站组织而成;②电子书的阅读器,它包括个人计算机、手机、掌上电脑(PDA)、专门的电子设备等;③电子书的阅读软件,如 Acrobat Reader,以及手机的多种阅读应用程序(APP)等。

2)电子期刊(electronic journal):电子期刊有广义和狭义之分。狭义的是指从投稿、编辑、出版、发行、订购、阅读乃至读者意见反馈的全过程都是在网上进行,任何阶段都不需用纸的出版物,称网络电子期刊。广义的电子期刊指除了包括狭义的网络上出版发行的电子期刊外,还包括与印刷型期刊平行出版的电子型期刊,提供网上服务。

3)电子报纸(electronic newspaper):电子报纸最初指传统报纸的电子版。后来电子报纸逐渐演变成信息量更大,服务更加充分的网络新闻媒体。电子报纸必须具备两个条件:一是要有固定出版周期和栏目结构等传统印刷报纸的特征;二是需要通过电脑、手机等阅读设备阅读,并依靠互联网发行。

(3)事实数据库(factual database):事实数据库指包含大量数据、事实,直接提供原始资料的数据库,又分为数值数据库、指南数据库、术语数据库等,相当于印刷型文献中的字典、辞典、手册等。其中数值数据库指专门以数值方式表示数据的数据库,如统计数据库、化学反应数据库等;指南数据库是专门用于存储关于某些机构、人物、出版物等对象的简要描述的数据库,如公司名录、产品目录等的数据库;术语数据库即专门存储名词术语信息、词语信息等的数据库,如电子版百科全书、网络词典等。

(4)搜索引擎/分类指南(search engine/classification guide):搜索引擎主要是使用一种计算机自动搜索软件,在互联网上检索,将检索到的网页编入数据库中,并进行一定程度的自动标引,用户只需在使用时输入检索词,搜索引擎将其与数据库中的信息匹配,然后产生检索结果。分类指南是将搜索到的网页按主题内容组织成等级结构(主题树),用户按照这个目录逐层深入,直到找到所需信息。通常搜索引擎与分类指南是结合在一起的。

(5)网络学术资源学科导航(network academic resources subject navigation):网络学术资源学科导航是将互联网上的开放信息加以甄别、筛选和科学整理,按学科组织起来构成完整的学科导航系统,为教学、科研、技术人员提供各类学术信息。与搜索引擎/分类指南不同的是,网络学术资源学科导航通常是由信息机构单独或联合建设的。

（6）FTP（file transfer protocol）资源：FTP 意为文件传送协议，是互联网上最早应用的协议之一，它可以使用户远程登录到远端计算机上，把其中的文件传回到自己的计算机上，也可把自己计算机上的文件传到远端计算机系统上。所谓 FTP 资源，是指互联网上的 FTP 站点，这些站点允许用户登录，并从中下载各类数据、资料、软件等。

（7）其他机读资源：如网站、社交软件等，也可以给用户提供一些有用的知识或动态信息。

要注意区分缩微型、视听型和计算机阅读型信息资源。缩微型信息资源是以感光材料为载体，通过光学摄影方式（主要是照相技术）将文献的影像（按比例缩小）固化在感光材料上而形成的，是用传统的摄影技术，将信息保存为静态的照片，只能阅读其文字或查看图像。视听型信息资源通过特定设备，使用声、光、磁、电等技术，用模拟信号记录声音、影视、图像和动画，主要包括唱片、录音带、录像带、影视片、传统幻灯等，主要是动态的，也可以是静态的，可以听其音、观其形。计算机阅读型信息资源则是将文字、图像、音视频转为数字化信息（也称二进制代码信息），可以是动态的，也可以是静态的，可以听、阅读、观看，还可以互动。

（三）按文献的出版类型或内容形式划分

如前所述，信息资源也可划分为口头信息资源、体语信息资源、实物信息资源、文献信息资源，口头信息资源、体语信息资源、实物信息资源不存在出版这一情况，因而本部分仅讨论文献信息资源按出版类型或内容形式划分的情况。同时，考虑到本书以讲授医学信息为主，而医学信息是科技信息的重要组成部分，因而本部分仅涉及科技文献信息资源按出版类型或内容形式划分的情况。

按照文献的出版类型或内容形式的不同，科技文献信息资源可分为科技图书、科技期刊、科技报告、政府出版物、会议文献、专利文献、学位论文、标准文献、技术档案、产品资料和病案信息等，其中的科技报告、政府出版物、会议文献、专利文献、学位论文、标准文献、技术档案和产品资料，往往被统称为特种文献或非书非刊资料，意指出版形式比较特殊的文献，这类文献非书非刊，有的具有法律性，有的具有保密性，有的不公开出版，总之是一类比较特殊，但情报价值颇高的文献。

1. 科技图书（scientific and technical book）　图书指一些记录的知识比较系统、成熟的文献，一般有固定完整的装帧，正式出版、发行。联合国教科文组织（UNESCO）将篇幅（封面除外）不少于 49 页的非定期出版物称为图书，以示与期刊等连续出版物的区别。图书的外部特征主要有书名或题名、责任者、出版地、出版者、出版时间、版次、总页数、价格及国际标准书号（International Standard Book Number，ISBN）。在每一种正式出版图书的版权页或其他明显部位都标有一个由 10 位或 13 位数字组成的国际标准书号（ISBN），如 ISBN 978-7-117-10172-1。这是一种国际通用的出版物代码，代表某种特定图书的某一版本，具有唯一性和专指性，读者可借此通过某些文献信息系统查询特定图书。科技图书是一种最为传统的科技文献表现形式，它具有内容系统、全面、成熟、可靠等的特点，是系统学习和掌握各门科学知识最重要的资料。但由于编辑出版时间较长，传递情报的速度太慢，记录的内容一般只反映 3~5 年以前的研究水平，传递信息的新颖性、快捷性不如期刊、会议论文等文献类型。

图书可以帮助人们比较全面系统地学习各种知识、提高文化水平。从揭示和反映文献内容的详略程度来看，通常还可以把科技图书（scientific and technical book）分为阅读性图书和参考工具书两种。

(1)阅读性图书:包括教科书、专著、文集等。

1)教科书(textbook):是根据各专业的教学需要,阐述某一学科或专业基本知识的教学用书,主要介绍基础知识和公认的见解,它特别强调内容的系统、全面、完整、成熟、可靠、稳定,表达概括清楚,在新颖性方面有所不足。著名的医学教科书有:《格氏解剖学》(*Gray's Anatomy*)、《西氏内科学》(*Goldman-Cecil Medicine*)、《克氏外科学》(*Sabiston Textbook of Surgery*)、《尼尔森儿科学》(*Nelson Textbook of Pediatrics*)等。

2)专著(monography):是专门就某一专题、课题或研究对象分章节进行比较系统、全面、深入论述的学术性文献,是较完整与全面地阐述特定主题或对象的研究情况或成果的著作;一般内容较专深,以科研工作者为主要阅读对象。

3)文集:是由各种文章(论文、报告等)汇编而成的一种出版物。人们必须通过整页、整章甚至整本书的阅读才能达到利用目的,阅读性是这类图书的特点。

(2)参考工具书(reference book,reference resource):又称工具书,是根据一定需要收集有关资料并按特定的方法编排起来供人查考的文献,供人们学习研究、生产实践活动参考之用。它对知识高度浓缩,其内容可以是数据、事实、表格、图解、人名等,也可以是内容短小精悍的文章;是供查阅参考而非系统学习的资料,所有内容按一定特征顺序编排,有些还配有多种检索途径的索引以便于迅速从中查检;具有检索性、汇集性、浏览性以及对课题检索方向具有提示作用。参考工具书包括百科全书、大全、手册、年鉴、字典、辞典、名录、指南、图册等。

2. 科技期刊(scientific and technical journal) 期刊(periodical/journal/magazine)又称杂志,是指有较为固定的名称,每期刊载多个作者的多篇文章,有统一的出版形式和装帧,按一定的编号(如卷期号或年月顺序号)顺序连续出版的一种出版物。最早的科技期刊是法国的《学者报》(*Le Journal des Sçavans*)和英国的《皇家学会哲学汇刊》(*Philosophical Transactions of the Royal Society*)。期刊的外部特征有刊名、出版者、出版时间、卷期号、国际标准连续出版物号、价格等,我国正式出版发行的期刊一般还有国内统一连续出版物号(CN)及报刊邮发代号(简称邮发代号)。每种期刊均有一个由 8 位数字组成的国际标准连续出版物号(International Standard Serial Number,ISSN),例如 ISSN 0317-8471,ISSN 具有唯一性和专指性,可作为读者检索某一刊物的一种途径。

期刊按内容和用途可分为理论性或学术性期刊、快报性期刊、消息性期刊、知识普及性期刊、资料与检索性期刊、综述性期刊等;按学科范围可分为综合性期刊和专业性期刊;按出版规律分为定期期刊和不定期期刊,定期期刊又有周刊、半月刊、月刊、双月刊、季刊、半年刊等;按图书馆的收藏时间分为现刊和过刊。

对中文理论性或学术性期刊,还可按以下方法划分:按主管单位和重要性的不同可分为省级、国家级、科技核心期刊(统计源期刊)、中文核心期刊(如北大中文核心)、中文社会科学引文索引(CSSCI)来源期刊、中国科学引文数据库(CSCD)来源期刊、双核心期刊等。

核心期刊(core journal)是指刊载某学科文献密度大,载文率、被引用率及利用率较高,深受本学科专家和读者关注的期刊。一般认为,被国际三大索引,即美国科学引文索引系列[包括科学引文索引(SCI)、社会科学引文索引(Social Sciences Citation Index,SSCI)、艺术与人文科学引文索引(A & HCI)]、会议录引文索引 - 自然科学版(CPCI-S)及工程索引(EI)收录的期刊为核心期刊。对于国内出版发行的期刊的认定则有多种方法,归纳如下。

(1)一是按我国政府部门或行业协会、学会对学术期刊的分级。如,新闻出版总署曾于2001年印发《建设"中国期刊方阵"工作方案》,启动"中国期刊方阵"工程分级,将期刊分为四个层面:第一层面为"双效"期刊,即社会效益、经济效益比较好的期刊,由各省(区、市)和中央有关部委评比推荐产生,有1 000余种;第二个层面为"双百"期刊,即通过每两年一届评比产生的百种重点社科期刊、百种重点科技期刊,每届"双百"重点期刊有200种左右;第三个层面为"双奖"期刊,即在"双百"重点期刊基础上评选出的"国家期刊奖""国家期刊奖提名奖"期刊,此类期刊约100种;第四个层面为"双高"期刊,即"高知名度、高学术水平"期刊,此类期刊约50种。但该方案已于2011年废止。又如,由中国科协、财政部、教育部、科技部、国家新闻出版署、中国科学院和中国工程院从2019年起联合实施的中国科技期刊卓越行动计划,旨在推动中国科技期刊高质量发展,服务科技强国建设。该计划以5年为周期,设立领军期刊、重点期刊、梯队期刊、高起点新刊、集群化试点以及建设国际化数字出版服务平台、选育高水平办刊人才7个子项目。

(2)二是学术界尝试以多元化方法评定期刊学术水平。主要体系如下。

1)兰州大学《中文自然科学引文索引》:1988年,兰州大学以国内学术水平较高的10种自然科学期刊为依据,用各刊所载论文的参考文献,按年度编制引文索引卡片,分散编印成册,名为《中文自然科学引文索引》,并从中选出104种自然科学中文核心期刊。这是中国第一个以引文为依据的自然科学中文核心期刊分类方法。

2)北京大学图书馆和北京市高校图书馆期刊工作研究会联合编制的《中文核心期刊要目总览》:从1992年起,已出至2020年第九版。第九版采用定量和定性相结合的分学科评价方法,定量评价采用被摘量(全文、摘要)、被摘率(全文、摘要)、被引量、他引量(期刊、博士论文)、影响因子、他引影响因子、5年影响因子、5年他引影响因子、特征因子、论文影响分值、论文被引指数、互引指数、获奖或被重要检索工具收录、基金论文比(国家级、省部级)、万维网(Web)下载量、万维网下载率等评价指标;在定量评价的基础上,再进行专家定性评审。经过定量筛选和专家定性评审,从我国正式出版的中文期刊中评选出核心期刊。

3)中国科学技术信息研究所《中国科技论文统计与分析》:从1987年起,每年从中、外文科技期刊中选择1 300余种科技期刊作为数据源,就论文数量、学科分布、地区分布、引用和被引用情况进行统计,其中最重要的是按类进行影响因子排名。每年第四季度面向全国大专院校和科研院所发布上一年的科研论文排名。排名结果以《中国科技论文统计与分析》(年度统计报告)形式公布,即所谓的理科学术榜。此项研究得到国家科技攻关计划重点项目的资助。

4)中国知网·中国科学文献计量评价研究中心和中国社会科学院图书馆(文献信息中心)《中国人文社会科学核心期刊要览》:中国社会科学院图书馆(文献信息中心)从1996年开始建立中国社会科学论文统计分析库。根据几年来的研究成果和对大量数据的统计分析,确定了1999年度中国人文社会科学核心期刊,并编制出《中国人文社会科学核心期刊要览》,共收录506种人文社会科学核心期刊。这是中国社会科学院系统认定的学术研究核心期刊,该系统每年对收录的核心期刊进行更新淘汰和补充。

5)《中文社会科学引文索引》(CSSCI):南京大学在具有国内统一连续出版物号(CN)的人文社科学术期刊中,参考文献计量学方法,按引文量、影响因子、专家意见等标准,精选来源期刊。教育部已将 CSSCI 数据作为全国高校评估、成果评奖和科研立项的重要参考依据。

科技期刊论文包括研究报告、论著、著述、综述等。由于科技期刊具有品种多、数量大、知识内容新颖、信息密度比较大、出版周期短、发行面广、通报速度快、信息量大、连续性强等特点,在科技文献中占有非常突出的地位,是传播科技情报的重要工具,是主要的科技信息源。有人统计,在科技人员所用的全部科技情报中,由科技期刊提供的约占 70%。有人称赞科技期刊是"整个科学史上最成功的、无处不在的科技情报载体"。

著名的医学期刊有中华医学会系列期刊及《新英格兰医学杂志》(*The New England Journal of Medicine*)、《柳叶刀》(*The Lancet*)等,自然科学期刊有《科学》(*Science*)、《自然》(*Nature*)、《细胞》(*Cell*)等。

3. 科技报告(scientific and technical report) 科技报告又称科学技术总结报告或科学技术报告书,指政府的科研部门、厂矿企业以及大学的合同科研单位,对某项科研项目的调查、实验、研究所提出的正式报告或进展情况的报告,或科技人员对某学科或课题进行研究的阶段报告、成果报告和总结报告。它是关于某项工作的情况与成果的正式报告,或是对其中某个阶段进行情况报告的实际记录。

科技报告一般都是科研机构出版的,有各自机构的名称和连续编号,一般是一个报告一册,不定期出版。目前,世界各国每年都发表大量的科技报告,比较著名的是美国的四大报告:AD 报告(军事工程)、PB 报告(民用工程)、NASA 报告(宇航)、DOE 报告(能源)。我国科研成果的统一登记和报道工作是从 1963 年开始的,名为"科学技术研究报告",截至 1965 年 7 月底,已出至 1616 号,从 1971 年 11 月起继续由中国科学技术信息研究所出版,并改名为"科学技术研究成果报告",分为"内部""秘密""绝密"三个级别,由内部控制使用。

科技报告是一种非常重要的情报来源,涉及的内容广泛、专深、具体,其中一部分与医学关系比较密切,可以为生物医学科研提供一些难得的文献信息。它所反映的往往是最新的研究成果,许多新的研究课题和高科技方面的情报信息,往往首先在科技报告中反映,有很强的新颖性。因为它所报道的研究成果一般必须经过主管部门组织有关单位审查鉴定,所以它反映的内容具有较高的成熟性、可靠性。大多数科技报告都与国家的研究活动有关,基本上反映了一个国家或一个专业的科研水平。但由于出版机构分散,种类繁多,又多为控制发行,所以收集起来比较困难。据统计,科技人员对科技报告的需求量占全部文献需求量的 10%~20%。特别是在那些发展迅速、竞争激烈的科技领域,人们对科技报告的需求量更大。由于科技报告独有的特点,随着科学技术的进步,科技人员对科技报告的需求量将不断增加。

4. 政府出版物(government publication) 政府出版物是指各国政府部门(如各部、委、局、署等)及其所属机构出版的文献资料。涉及内容比较广泛,可分为行政性文件和科技文献。行政性文件包括政府法令、规章制度、方针政策、指示决议和各种调查统计等;科技文献包括政府各部门的科学技术研究报告、技术改革、调查报告、科技资料、科普资料和科技政策等,具有较大参考价值。政府出版物所包含的内容广泛,从基础科学、应用科学到政治、经济、军事等社会科学,几乎涉及整个知识领域,但重点在政治、经济、法律、军事等方面。通过这类文献,可了解一个国家的科学技术、经济政策、法令、规章制度等。

5. 会议文献(transaction/conference/meeting paper,proceeding) 会议文献指的

是各种会议上宣读或提交讨论和交流过的论文、报告、会议纪要等文献,是重要的情报信息来源。科技会议文献则是在各学会主办的各种科技会议(或称学术会议)上发表的论文、报告、讲演、纪要等。科技会议文献分为会前文献和会后文献两种,会前文献是指会议的议程、征文启事、会议论文的预印本和会前论文摘要等,其学术价值不大;会后文献是指会议结束后,由主办单位整理、编辑出版的正式文献,如会议录、会议论文集、会议论文汇编、会议记录等(会议论文集可在会前或会后编制)。会后文献是科技会议文献的核心部分,但只有少部分会在学术期刊上正式发表。科技会议文献具有论题集中,内容丰富专深、学术性强的特点,能反映某学科领域研究现状,往往代表着一门学科或某个专业或研究人员的最新成果,尤其是一些阶段性成果,反映着国内外科学技术的最新发展水平和趋势,是了解各国科技发展水平和动向的重要文献源。但由于会议的级别、水平不等,所以各会议文献的水平、可靠性差异很大。

由于国际性、地区性学术交流的需要,了解本学科研究领域内全世界近期或未来一段时间已经或即将举行的世界性、地区性学术会议的消息及有关会议文献的信息是研究人员经常性的信息需求。针对这类检索需求,因特网上出现了一些提供此类信息服务的站点和大量的会议文献,用户既可以通过网上搜索引擎,配以一定的检索关键词来查找会议文献,也可通过访问专门网站浏览相关信息。

6. 专利文献(patent document) 专利文献主要是指专利局公布或归档的与专利有关的文献,包括专利说明书、专利公报、专利分类资料、专利检索工具,以及专利从申请到结束全过程中涉及的一些文件和资料。其中,专利说明书是最重要的专利文献类型,它是专利发明人或申请人(个人或机构)为获得某项发明的专利权向国家专利主管部门呈交的有关该发明创造的详细技术说明书,说明该项发明的目的、用途、特点、效果,详述工艺过程、技术细节,并附图表和各种数据。专利文献是科学技术领域内一种重要的信息来源,反映了当时某项科技所达到的最新成就,专利文献量只有期刊文献量的10%,但却能提供40%左右的新产品信息量,全世界90%以上的新技术是通过专利文献公之于世的。

7. 学位论文(dissertation,thesis) 学位论文是指高等学校和科研单位的毕业生在申请学位时必须提交的学术论文。学位论文按获取学位的不同分为学士学位论文、硕士学位论文和博士学位论文。学位论文一般要有全面的文献调查,比较详尽地总结前人的工作和当前的研究水平,作出选题论证,并做系统的实验研究及理论分析,表明自己的观点,探讨的问题往往比较专一,论述详细系统,数据充分,是带有创造性的研究成果。一般来说,硕士以上学位论文选题有一定新意,内容也达到一定深度,或有较为独到的见解,对科研、生产和教学有一定的参考价值,因此广为科研人员所重视,是一种重要的文献来源。

学位论文来源分散,大多不公开出版发行,故不易搜集,但历来被大学和专业图书馆所重视。目前中国知网、万方数据均收集学位论文,并以数据光盘、网络服务和建立镜像站点等形式提供学位论文服务。

8. 标准文献(standard document) 又称技术标准(technical standard),一般指对产品和工程的质量、规格及其检验方法等所作的技术规定,是由标准或其他具有标准性质的规定组成的一种特定形式的文献体系。它经过公认的权威当局批准,是人们在生产、设计和检验过程中共同遵守和使用的技术依据,是一种规章性的文献,有一定的法律约束力。标准文献有很强的时间性,它要随着经济和技术水平的提高而不断修订、补充或废除。标准文献按使用范围可以分为：国际标准、区域性标准、国家标准、部门标准或专业标准及企业标准这五大类型。每一种标准文献都由统一的代号和编号独自构成一个体系，每一种标准文献都是独立完整的文献。它可以反映当时的经济技术政策、生产工艺水平，对新产品的研制和改进有借鉴作用。

9. 技术档案（technical archive） 技术档案是指生产建设和科研技术部门在科学技术活动中所形成的，有一定具体对象的科学技术文件、图表、照片、原始记录等技术文件的总称。其内容包括科研规划及计划、任务书、协议书、设计资料（包括科研设计、课题设计、工程设计等的设计计算和设计图纸等）、技术经济指标、审批文件、研究计划、研究和实施方案、大纲和技术措施、试验项目、实验记录等，反映了科学技术活动的全过程，对科研生产具有较大的使用价值，具有保密性和内部使用的特点。

10. 产品资料（product material） 产品资料是指国内外厂商为了推销产品而印发的商业宣传品。它包括产品样本、产品标准、产品目录、产品说明书、产品总览、厂商介绍、厂商或外贸部门的内部刊物等，是对产品的性能、原理、构造、规格、用途、操作规程和使用方法的具体说明。从产品资料中可以获取有关产品结构的详细可靠的资料，对产品研制、造型、设计、选用都有较大的参考价值，也是管理推销部门的重要参考资料，可以反映出某个单位产品的发展趋向。如查阅、分析产品样本，有助于了解产品的水平、发展动向，获得有关在设计、制造、使用中所需的数据和方法，产品样本往往附有外观图和结构图，专利产品还注明专利号，对于新产品的设计、试制都有较大的实际参考价值。

11. 病案信息（medical record） 病案是有关患者健康情况的文件资料，包括患者本人或他人对病情的主观描述和医务人员对患者的客观检查结果，及医务人员对病情的分析、诊疗过程和转归情况的记录以及与之相关的具有法律意义的文书、单据，是档案资料的一种，常常归入技术档案中。病案信息在医疗、临床研究与临床流行病学研究、临床教学、医院管理、证据（患者或家属与医院出现纠纷后，病案是医院提供无过错证据的主要材料）、历史文献（如北京协和医院保存的孙中山的病案）等方面发挥作用。病案信息管理工作主要包括收集病案、整理病案（审核、整理、排序，形成宗卷）、加工（分类并建立索引）、保管、质量控制（包括病案质量管理与病案内容质量管理）、提供病案信息服务。病案信息管理包括两个方面的内容，一是对病案物理性质的管理，即对病案资料的回收、整理、装订、编号、归档和提供等工作程序；二是对病案记录内容进行深加工，从中提炼出有价值的信息，并进行科学的管理，如建立较为完善的索引系统，对病案中的有关资料进行分类加工、分析统计，对收集资料的质量进行监控，向医务人员、医院管理人员及其他信息的使用人员提供高质量的卫生信息服务。

（四）按对信息或知识的加工深度划分

信息资源按内容性质、加工深度的不同，信息资源可分为一次文献、二次文献、三次文献，有的还划分出零次文献。

1. 一次文献（primary document） 一次文献也称为一次信息资源（primary information）、原始文献，是指以作者本人的工作经验、观察或取得的实际科研成果为依据而创作的论文、报告等，经公开发表或出版而形成的各种文献，习惯上称作原始文献，是科学技术发展的标志，其内容具有创新性（具有一定创新性或一些新见解）、原始性（资料与数据的原始性）和分散性（文献可在同一个学科或者相关学科的多个期刊上发表而导致分散）。它主要包括期刊论文、学位论文、科技报告、专利说明书、会议论文、标准文献、产品资料、科技档案等。一次文献是人们学习参考的最基本的文献类型,也是最主要的文献情报源,是产生二次文献、三次文献的基础,是信息检索和利用的主要对象。其主要特点是内容新颖丰富、叙述详尽具体、数量庞大分散。

2. 二次文献(secondary document)　二次文献也称为二次信息资源(secondary information),是指将一定范围、学科领域、时间、类型的大量分散、无序的一次文献加以收集、筛选,按规定的著录格式进行分析、加工、整理,再按规定的外表特征或内容特征(如篇名,主题,分类,作者,作者地址,刊名,出版年、卷、期、页,分类号,内容摘要等)顺序编排、组织而成的供查找一次文献线索的文献。其主要功能是检索、报道一次文献,将大量分散无序的信息通过收集、整理、排序形成有序的信息集合,帮助读者在较少的时间内获得较多的信息,故又称为"检索性信息资源"或"报道性信息资源"。它具有汇集性、工具性、综合性、系统性等特点。二次文献的重要性在于其为查找一次文献提供线索,可通过二次文献查找大量分散的一次文献。二次文献是一种检索工具,是信息情报工作的主体,其类型主要包括目录、索引、文摘等。

3. 三次文献(tertiary document)　三次文献也称为三次信息资源(tertiary information),是在充分利用二次文献的基础上,经阅读、分析、归纳、综合,对一次文献进行知识的系统整理、概括、推理、论述,重新组织、编写而成的概括性信息资源。其主要包括以下三种类型。

(1)综述述评:如专题述评、总结报告、动态综述、进展通信、信息预测、未来展望、情报调研报告、决策参考等。

(2)参考工具书:如年鉴、手册、百科全书、词典、大全等。

(3)文献指南:如专科文献指南、索引与文摘、服务目录、书目之书目、工具书目录等。三次文献来源于一次和二次文献,是人们掌握信息源的主要资料,可供人们了解某一学科或专题历史发展状况、最新研究进展、未来发展趋势,对科学研究具有指导意义。三次文献的篇末附有该专题的大量参考文献,为读者提供了该专题的主要参考文献线索,因此又具有文献检索工具的功能。它具有内容高度浓缩、信息含量大、参考价值大、针对性强、综合性强等特点。

4. 零次文献(zeroth document)　零次文献也称零次信息资源(zeroth information)、灰色信息资源,一般指尚未用文字记录的信息,或未经正式发表/未进入社会交流的最原始的文献。如私人笔记、书信、设计草图、原始统计数字、工作文稿、工程图纸、实验记录、素材、底稿、文章草稿、发言稿、会议记录、书信以及各种内部档案等,也有学者认为它包括口语信息、体语信息和实物信息。它是一次文献的素材,对一次文献的形成具有重要作用。其主要特点是:内容原始但不成熟,不公开交流,比较难得,所以也称为特殊文献。

从零次文献、一次文献、二次文献到三次文献,是一个由分散到集中,由无序到有序,由详到略、由繁到简的对知识信息进行不同层次加工的过程。它们所含信息的质和量是不同的,对于改善人们的知识结构所起到的作用也不同。零次文献和一次文献是最基本的信息源,是文献信息检索和利用的主要对象;二次文献是一次文献的集中提炼和有序化,它是文献信息检索的工具;三次文献是把分散的零次文献、一次文献、二次文献,按照专题或知识的门类进行综合分析加工而成的成果,是高度浓缩的文献信息,它既是文献信息检索和利用的对象,又可作为检索文献信息的工具。

(五) 按获取难易程度划分

按获取信息难易程度的不同可将信息资源分为白色信息资源、灰色信息资源、黑色信息资源。

1. 白色信息资源（white information） 指正式公开出版或报道、登载并在社会成员中公开传播交流的信息资源。这类信息资源通过出版社、书店、邮局、网站等正规渠道出版发行或公开报道、登载，向社会所有成员公开，人人均可获取利用，具有易获得性，是当今社会利用率最高的一种信息资源。其类型包括公开出版发行且具有国际标准书号（ISBN）的普通图书、有国际标准连续出版物号（ISSN）或邮发代号或国内统一连续出版物号的期刊、报纸、机读资料、网络信息等。

2. 灰色信息资源（grey information） 灰色信息资源包括传统意义上的灰色文献和网络灰色信息，未正式公开发行，也未处于保密状态，但不容易获得。

（1）灰色文献：通常指不经营利出版商控制，而由各级政府、科研院所、学术机构、工商业界等所发布的非秘密的、不作为正常商业性出版物出售而又难以获取的各类印刷版和数字型文献信息资料。其包括预印本、工作论文、专题论文与学位论文、研究与技术报告、会议论文集、内部刊物、科研成果、部门及研究中心的时事通讯与公告、基金申请报告、提交给基金机构的反映项目进展的阶段性报告、委员会报告与备忘录、统计报告、技术文件、调查报告、工具手册及宣传册等，还指一些短暂存留，用完后一段时间内就销毁的文献。灰色文献具有内容复杂、信息量大、形式多样、载体不固定、出版周期快、流通发行量不大、流通范围较狭窄、用正常的出版物获取途径难以收集等特点。

（2）网络灰色信息：是指在互联网上存在的，非常规发行并且允许用户免费或在一定范围内收集、整理和利用的信息资源。它是以网络为传播平台的灰色信息，在当前浩如烟海的网络信息中占很大比重，其涵盖面非常广泛，包括网站的商业广告、会议文献、个人网页等。其具备发布自由度高、数量增长快、针对性极强、实用性和时效性强、收集便利等特点。同传统意义上的灰色信息一样，网络灰色信息也是国内外图书情报界公认的重要情报源。

3. 黑色信息资源（black information） 黑色信息资源未公开发行，处于保密状态，极难获得。如军事情报资料、技术机密资料、个人隐私材料等。除个人隐私材料外，绝大部分黑色信息资源有密级规定，并对读者范围作明确的限定，其制作、保管和流通都严格受控，一般不允许复制。其特点是保密程度高，非特定的读者对象基本上无法获取。

第三节 信息检索及信息检索系统

信息检索源自图书馆的参考咨询和文摘索引工作，至20世纪40年代，索引和检索已分别成为图书馆独立的工具和用户服务项目。随着信息技术（information technology，IT）的发展和广泛应用，计算机技术逐步走进信息检索领域，并与信息检索理论紧密结合。

一、信息检索

（一）信息检索的概念

信息检索有广义、狭义之分，广义的信息检索是指将信息按一定的方式组织、存储起来，并根据用户的需要查找出有关信息的过程。它包括信息的存储与查找两个过程，存储是基础,查找是目的,只有有序地存储才能有效地检索。狭义的信息检索通常称为"信息查找"或"信息搜索",是指从信息集合中找出用户所需要的有关信息的过程。本书从存储过程着手,着重讲解查找的过程。

(二) 信息检索的基本原理

信息检索包括了信息的存储和查找两个最基本的过程,信息的存储主要包括将大量无序的信息资源著录加工成一条条信息线索的款目(记录),进行标引后,形成存储标识并按照一定的排列顺序整理,将它们组织起来,使之有序化,形成一个有组织的体系并存入存储系统(如数据库中顺排档的正文文档和倒排档的索引文档),进而组成检索系统或工具(如数据库),提供给用户使用。信息的查找则是用户根据信息需求,对需求进行分析,从中选择出能代表信息需求含义的一些专有名词和符号等,利用已经组织好的检索系统,按照系统提供的检索方法,形成检索标识并输入检索系统查找。

信息检索的原理就是将用户的检索标识与检索系统的存储标识进行求同匹配,获取符合需求的信息,可简单地用"用户的检索标识=检索系统中的存储标识"这个等式来描述。检索标识和存储标识需用同一种特定的检索语言进行著录和标引,务必使用户的检索标识与检索系统中的存储标识达到一致或基本一致,方能检出所需要的信息。随着计算机技术及其在文献检索领域的应用和发展,未经加工处理的自然语言已成为可用于检索和标引的检索语言。

(三) 信息检索的类型

1. 按检索的目的和对象划分 信息检索可分为文献检索、事实检索和数据检索。

(1) 文献检索:文献检索(document retrieval)是以文献(包括题录、文摘、全文)为检索对象,在文献集合(文献检索系统)中查找特定文献或含有特定内容的文献的检索。它不直接解答用户提问,而是提供与提问有关的文献线索或原始文献。如查找脑血管造影术应用于脑缺血诊断的研究文献,这类检索就是文献检索。

(2) 事实检索:事实检索(fact retrieval)是直接获取关于某一事件发生时间、地点和过程等的事实或相关知识的检索。它以事实为检索对象,如要获得"逆转录聚合酶链反应"的定义,或者是何时何人首先应用了"逆转录聚合酶链反应"等;再如,查找美国国立医学图书馆的医生咨询数据库,可查到各种有关癌症治疗临床试验的研究项目及开展项目的机构和医生的信息。

(3) 数据检索:数据检索(data retrieval)是直接获取以数值形式表达的量化信息的检索,它以数据、数值为检索对象,包括各种实验数据、统计数据、图表(数据)、化学结构式、分子式、计算式等。如要获得"阿司匹林"的结构式或其用于2~5岁儿童的常用剂量,再如,通过美国国立医学图书馆的化学物质毒性数据库查找化学物质毒性数据等。数据检索是一种特殊的事实检索。

2. 按检索手段划分 信息检索可分为手工检索、计算机检索。

手工检索是指以手工翻阅检索信息的一种检索手段。

计算机检索是指根据文献信息需求,利用计算机在相关的数据库中查找并获取所需文献信息的过程,由计算机将用户的检索提问标识与数据库中信息的存储标识进行匹配。

(四) 信息检索的意义与作用

信息检索是获取人类智力资源的重要手段,是连接信息生产者和信息需求者的通道和接口。其主要作用表现在以下方面。

1. 信息检索是有效利用信息资源、实现其最大价值的科学方法　人类社会发展到今天,积累了丰富的信息和知识。信息资源的管理与开发水平已成为衡量一个国家信息文明程度的重要标志之一。技术的进步取决于信息的挑选和积累,即搜集、分析和利用信息,然后再开发出新的信息,并以新信息为基础,探索事物所蕴含的更大价值,因此,信息检索是信息分析和科技创新的基础。那么如何在大量的信息中找到自己所需要的信息,并充分利用这些信息呢? 信息检索为我们提供了一套较完整的利用和开发信息的方法,包括检索策略的制订、检索工具的选择、检索手段的确定等。现代信息技术的发展,推动了信息检索手段的日益现代化,将大大加快社会信息资源的开发速度、加深社会信息资源的开发程度。

2. 信息检索是再学习的工具,是获取知识的有效途径　在知识经济社会,知识老化周期变短、产品换代加速。这就要求我们必须不断利用新信息,学习新东西,运用新方法,形成新知识,完善自身的知识结构,以适应社会快速发展的步伐。美国工程教育协会曾估计,人们所需知识的 20%~25% 是学校教育赋予的,而 75%~80% 的知识是走出学校后,在研究实践和生产实践中根据需要,通过不断再学习而获得的。人们通过各种途径获取信息,完成知识更新,适应社会的发展,而信息检索正是人们获取信息和知识的有效途径,并成为人们获取知识、提高自我的最重要、最普遍的形式。

3. 信息检索能有效地提高科研工作的效率,节省人力、物力及时间　对于科学研究工作者来说,信息检索十分重要。一项科研课题无论是在立项之前、研究过程中,还是在研究完成后,在对成果的评价方面,都离不开信息检索。据统计,科研人员大约花 40% 的工作时间查检文献,如果没有掌握科学的信息检索方法,那么时间还会加长。更有甚者,因为不了解同时期的前沿信息,使全部工作成了"重复劳动"。高效的信息检索可以起到事半功倍的效果,使科研人员掌握相关的进展,避免重复研究,将时间和精力集中于创新工作,多出成果,出好成果。

二、信息检索系统

(一) 信息检索系统的概念

信息检索系统是指根据特定的信息需求而建立起来的一种有关信息搜集、加工、存储和检索的程序化系统,其主要目的是为人们提供信息服务。它一般包括信息、检索技术设备、检索语言及方法三个组成要素。

1. 信息　是信息检索系统赖以生存的最基本要素,是系统存储和查找的对象。它可以是一次文献,如全文数据库中收录的全文文献;也可以是二次文献,如文献题录数据库,即按一定的形式组成的具有共同标识特征的检索文档,包括书目、索引、文摘等。

2. 检索技术设备　指实现系统信息存储和检索的设备,如图书馆目录卡片、计算机相关的软件和硬件设备、通信设备等。

3. 检索语言及方法　即连接存储与检索过程的共同的标引符号,如分类表、主题词表、运算符等,以及检索过程中的检索策略与技巧等。

(二) 信息检索系统的构成

信息检索系统具有输入功能、存储功能、处理功能、输出功能及控制功能。一般来说,信息检索系统包括七个主要的子系统。

1. 信息选择子系统 信息检索系统中的数据主要来自各种公开文献和信息,如一次文献中的期刊、图书、研究报告、会议论文、专利文献、政府出版物、学位论文;二次文献中的文摘、索引和目录;各种机构的内部资料,如实验记录、测试或观测结果、工程设计资料、统计资料等,还可以收录各种网络资源。信息选择子系统根据系统的特点和用户群体的需求来搜集相关的信息,为系统提供充足而适用的数据来源。

2. 信息标引子系统 对选取的信息进行分析,根据内容和形式特征,按具体的词表和名词规范来选择准确的信息存储标识。

3. 词表管理子系统 又称检索语言和名称规范子系统,它的主要功能是管理维护系统中已有的词表,使它与信息标引等子系统相连接,支持用户的各种词汇查询操作,从提问、对话或其他文本中采集新的词汇信息,以及输出各种形式的词汇数据或词表产品。

4. 输入子系统 接收用户提问、提问校验。

5. 用户同系统之间交互子系统 具有与用户进行交流、分析用户的提问并与词表管理和信息标引等子系统相连接,以便真正明确用户的真实信息需求,明确检索提问并将其准确地表述出来形成准确的提问表达式等的功能。

6. 匹配子系统 将信息存储标识与检索标识进行相符性比较的子系统。

7. 输出子系统 将匹配的结果输出给用户。

(三) 信息检索系统的分类

按照信息检索的实现手段,可以把信息检索系统分为手工检索系统和计算机检索系统。

1. 手工检索系统 手工检索系统指以纸张型检索工具为基础的检索系统,它可以直接进行利用,不需要依赖任何计算机或其他设备。常用的手工检索系统主要有如下几种。

(1)书本式的手工检索系统:指以图书、期刊、附录等形式出版的各种检索工具书和检索刊物,如目录、索引、文摘、百科全书、年鉴和手册等。

(2)卡片式的手工检索系统:指以卡片的形式出现的检索系统,包括图书馆的卡片式目录等,如图书馆在传统上都设有卡片式的书名目录、著者目录、分类目录和主题目录等。

手工检索系统主要通过大脑的判断来实施和完成检索,面对的是纸张型载体,符合人们长期以来形成的阅读习惯,而且可以根据需要及时调整检索策略,从而达到满意的效果。但手工检索系统收录的范围有限,更新速度慢,检索效率低,耗时长。

2. 计算机检索系统 计算机检索系统指依赖于计算机进行信息检索的系统,主要包括光盘检索系统、联机检索系统和网络检索系统。它主要由硬件、软件和数据库三个部分构成,是检索系统的主流。

(1)硬件:硬件是指以计算机为中心的一系列机器设备,一般包括计算机(服务器、终端)、外围设备(如输入输出设备、外部存储器)以及与数据处理或数据传送有关的其他设备(如包括网络设备、通信设备)。

(2)软件:软件又称计算机程序,是指挥和控制计算机各部分协同工作并完成各项功能的程序和各种数据。软件包括操作系统软件(包括服务器端)、数据库管理程序、语言编译软件、应用软件和用户软件等。

(3)数据库:数据库是计算机检索系统最重要的组成部分。根据 ISO/DIS 5127 标准(《文献与信息工作术语》),数据库(database)被定义为:"至少由一种文档组成,并能满足某一特定目的或某一特定数据处理系统需要的一种数据集合。"简单地说,数据库是依照某种数据模型组织起来并存放于计算机存储设备中的数据集合。按数据库的功能应用和内容来划分,可将其分为参考数据库和源数据库两种。

1) 参考数据库:参考数据库(reference database)指为用户提供信息线索的数据库,它可以指引用户获取原始信息。参考数据库包括书目数据库(bibliography database)和指南数据库(referral database)。

书目数据库包含文摘、目录、题录等书目数据,有时又称为二次文献数据库。书目数据库中的数据来源于各种不同的一次文献,是经过加工和提炼的数据。书目数据库的数据结构比较简单,记录格式较为固定。在联机检索和光盘检索中,有许多书目数据库可以满足用户回溯检索和定题检索的需要。

指南数据库是有关机构、人物等相关信息的简要描述。其包括各种机构名录数据库、人物传记数据库、产品信息数据库、软件数据库、研究开发项目数据库、基金数据库等。

2) 源数据库:源数据库(source database)指能直接提供原始资料或具体数据的数据库。它包括数值数据库、文本 - 数值数据库、全文数据库、术语数据库、图像数据库和多媒体数据库等。

数值数据库(numeric database)主要用于查询各种有关的数字、参数、公式等。它是一种以自然数值形式表示、计算机可读的数据集合,这些数据是从文献中分析、概括、提取出来的,或从调研、观测及统计工作中直接获得的数据。它可以直接提供解决问题时所需要的数据,是进行各种统计分析、定量研究、管理决策和预测的重要工具。

文本 - 数值数据库(textual-numeric database)指同时提供文本信息和数值数据的数据库。例如产品市场报告数据库等。

全文数据库(full-text database)指包含原始信息正文或其主要部分的数据库,通过它可以直接检索出原始信息的全文,实现检索的一次到位。最早出现的全文数据库是 1959 年的匹兹堡法律全文检索系统,它是一个法律法规全文数据库,此后,新闻、期刊、专利、文学等全文数据库陆续推出。全文数据库具有直接、详尽、易检索等特点,成为计算机检索领域非常受用户欢迎的源数据库,得到了迅速发展。

术语数据库(terminology bank)又称电子辞典,指专门存储名词术语信息、词语信息以及术语工作和语言规范工作成果的一种源数据库。术语的准确和规范对于学科的发展及专家的交流都有非常重要的意义,术语数据库是一种非常有效的术语控制和规范化的工具。

图像数据库(image database)指用来存储各种图形、图像及相关文字说明资料的源数据库,内容主要包括建筑、设计、广告、产品、图片或照片。

多媒体数据库(multimedia database)指能把文字、数值、声音、图像等不同信息存储在不同媒体上,进行统一处理和管理的数据库。

(四) 信息检索系统的发展史

信息检索系统的发展与人们信息需求的增长以及现代信息技术的进程紧密相关。它大致经历了手工检索系统、脱机批处理检索系统、联机检索系统、光盘检索系统、网络检索系统五个阶段。

1. 手工检索系统阶段 手工检索系统直接发源于图书馆的参考咨询工作和文摘索引工作。主要利用参考工具书、检索工具、图书馆目录体系等来帮助读者查找图书、论文。如《中文科技资料目录(医药卫生)》《中国药学文摘》《中国生物学文摘》,以及《大不列颠百科全书》、*Index Medicus*、*Chemical Abstracts*、*Science Citation Index*、*Engineering Index*、*Biological Abstracts*、*Excerpta Medica* 等。

2. 脱机批处理检索系统阶段 20世纪五六十年代是脱机检索的试验和实用化阶段。1954年,美国海军兵器中心首先在 IBM-701 型电子计算机上成功地建立了世界上第一个计算机文献检索系统,标志着人类开始步入利用计算机进行信息检索的新的历史时期。1961年,美国化学文摘社用计算机编制《化学题录》(*Chemical Titles*),首次利用计算机来处理书目信息。1964年,美国国立医学图书馆开发医学文献分析与检索系统(MEDLARS)等。在这一时期,还没有连接通信网,也没有远程终端装置,主要是利用计算机进行现刊文献的定题检索和回溯性检索。当时的信息检索是脱机批处理检索,即由用户向计算机操作人员提问,操作人员对提问内容进行主题分析、编写提问式、输入计算机、建立用户提问档,按提问档定期对新到的文献进行批量检索,并将结果及时通知用户。同时,利用计算机编辑出版检索性刊物。

3. 联机检索系统阶段 20世纪60年代至80年代是联机检索的试验和实用化阶段。1965年以后,第三代集成电路计算机进入实用化阶段,存储介质发展为磁盘和磁盘机,存储容量大幅增加,数据库管理和通信技术都有深入发展,信息检索从脱机检索阶段进入联机检索时期。1965年进行了首次全国性的联机检索表演。1967年以后,许多联机检索系统相继出现。第一个大规模联机检索系统是1969年全面投入运行的美国国家航空航天局(National Aeronautics and Space Administration,NASA)的 RECON 系统。1970年 DIALOG 系统和 ORBIT 系统相继建成,美国 MEDLARS 也于1970年发展了联机检索系统 MEDLINE。此后不久,欧洲太空总署的 ESA/IRS 系统和美国纽约时报联机检索系统投入运行。随着国际联机检索系统的发展,信息检索在这一阶段实现了远程实时检索。

4. 光盘检索系统阶段 20世纪80年代以来,一种新型的信息载体——激光光盘在信息检索系统中得到越来越广泛的应用。特别是自1985年第一张商品化的 CD-ROM 数据库 Bibliofile〔即美国国会图书馆的机读目录(machine-readable catalog,MARC)〕推出以来,大量以 CD-ROM 为主载体的数据库和电子出版物不断涌现,在医学文献检索领域,MEDLINE 光盘也被出版发行,中国医学科学院医学信息研究所推出了《中国生物医学文献光盘数据库》。光盘检索以其操作方便,不受通信线路的影响等特点异军突起,大有与联机检索平分秋色之势。早期的光盘检索系统是单机驱动器和单用户,为解决多用户同时检索的要求,即同一数据库多张盘同时检索的要求,出现了复合式驱动器、自动换盘机及光盘网络技术。光盘网络技术是将多个光盘驱动器连在一台计算机上,再与网络连接。这样,每个工作站都可以通过网络服务器查找存放在任何一个光盘驱动器中的光盘数据库,从而实现光盘资源的局域网共享。

5. 网络检索系统阶段 20世纪80年代,随着 TCP/IP(传输控制协议/因特网互联协议)的普遍采用,以及美国国家科学基金会(National Science Foundation,NSF)的介入,阿帕网(ARPANET)发展成了今天的因特网。在因特网的冲击下,传统的联机检索系统纷纷采取措施,改进自己的信息系统与服务方式,在新的环境中寻求新的生长点,获得了新的发展。由于因特网的广泛性、方便性等特征,许多联机检索系统纷纷上网,把自己的系统安装在因特网的服务器上,成为因特网的一个有机组成部分。如 DIALOG、STN、ORBIT 等世界著名的联机检索系统都建立了自己的万维网(Web)服务器,将其服务对象从原来的有限用户扩大到世界各地,大大增加了用户的人数。在医学信息检索领域,也出现了美国国立医学图书馆的 PubMed 系统和国内的 SinoMed、中国知网、万方数据、维普智立方等网络检索系统,在保证原来的信息服务项目和内容外,还增加了许多新的动态信息服务,如消息、网络新闻组等。以搜索引擎为核心的网上搜索技术也日益发展,成为网络时代最具有普遍意义的信息检索形式,因特网已成为用户进行信息检索的一个广阔平台,集成了多种信息检索方式。

(杨 丽 黄 琼)

第二章

信息检索基础

广义的信息检索包含了信息存储和信息检索两个过程,信息存储是把文献信息组织成数据库或信息集合,并通过标引其文献信息特征以生成特征标识的过程。对于有检索需求的用户而言,为了有效地在数据库或信息集合中检索到所需要的信息,需要利用各种信息检索技术,编制检索策略,生成检索式,系统根据用户输入的检索式在信息集合或数据库中与标引生成的特征标识进行匹配,最终才能获取检索结果。

一、布尔逻辑检索

布尔逻辑检索是信息检索中运用最广泛的一种检索技术,是运用布尔逻辑运算符表达检索词与检索词之间的逻辑与、逻辑或、逻辑非三种逻辑运算关系的检索技术,对应的布尔逻辑运算符号通常为：AND/*、OR/+、NOT/-。如图2-1所示。

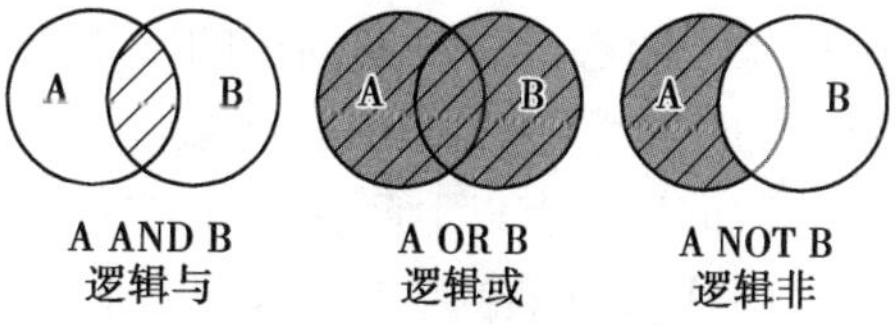

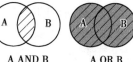

A AND B　　A OR B　　A NOT B
逻辑与　　　逻辑或　　　逻辑非

图 2-1　布尔逻辑运算示意图

(一) 逻辑与

符号为 AND 或 *,常用表达式为：A AND B、A * B 等。是用于概念之间交叉或限定的一种组配方式,要求检索既包含 A 检索词又包含 B 检索词的文献,即同时包括 A 和 B 的文献,也就是图 2-1 中两圆相交的部分。其作用是缩小检索范围,提高查准率。例如,检索有关青少年牙周健康的文献,其布尔逻辑检索式应为：青少年 AND 牙周健康(teenagers AND"Periodontal periodontal health")。表明必须是同时包含青少年和牙周健康两个概念的文献才能被检索出来。

(二) 逻辑或

符号为 OR 或 +,常用表达式为：A OR B、A + B。是用于概念之间并列关系的一种组配方式,要求检索出包含 A 检索词或 B 检索词的文献,即包括 A 或者 B 的文献,也就是图 2-1 中两圆所有部分。其作用是扩大检索范围,提高查全率。例如,检索有关苗药或民族药的文献,其布尔逻辑检索式应为：苗药 OR 民族药(Miao medicine OR ethnic drug)。表明包含苗药或者民族药的文献都能被检索出来。又如检索肿瘤的相关文献,在保证查全率的情况下其检索式可为:癌 OR 癌症 OR 肿瘤(cancer OR tumor OR neoplasm OR carcinoma)。

(三) 逻辑非

符号为 NOT 或 –,常用表达式为:A NOT B、A – B。是表示概念之间不包含关系的一种组配方式,A NOT B 表示检索包含检索词 A 但不包含检索词 B 的文献,即图 2-1 中 A 去除两圆相交部分的剩余部分。其作用是缩小检索范围,提高查准率。例如,检索除了维生素 B 之外的其他维生素的相关文献,其布尔逻辑检索式应为:维生素 NOT 维生素 B(vitamin NOT vitamin B)。表明要检索的是维生素 B 以外的其他文献。

(四) 布尔逻辑运算的优先顺序

当一个检索式包含多个布尔逻辑运算符时,一般情况下,执行的优先顺序是 NOT 优先,AND 其次,OR 最后。如需要改变以上运算顺序,可用优先算符,如圆括号"( )",可将需要优先运算的部分放在圆括号中。例如,检索氨苄西林或者头孢噻肟治疗新生儿脑膜炎的疗效的相关文献,其检索式应为:(氨苄西林 OR 头孢噻肟)AND 新生儿 AND 脑膜炎。

几乎所有的联机检索系统、光盘检索系统、网络搜索引擎等都提供布尔逻辑检索,但是在布尔逻辑检索功能的实现和使用上有所不同,例如:有的搜索引擎逻辑或的符号为"|";有的检索系统默认空格表示逻辑或,有的检索系统默认空格表示逻辑与。所以在检索时应该视数据库具体检索规则执行。

二、截词检索

截词检索(truncation search)是指将检索词截断,取其中一部分片段,在片段前、中、后相应位置添加截词符(?、*、= 或 $ 等),以检索一组概念相关或同一词根的词,系统按照截取的检索词与数据库中的标识特征词进行匹配,凡是包含截取片段的文献将会被检索出来。截词符在不同检索系统中有不同表达形式,且并不是所有检索系统都支持截词检索技术。

截词检索主要用于检索词的单复数、词根相同后缀有变化的一类词,以及同一词的拼法变异等。在用自由词检索时,为避免漏检,常常要考虑到以上情况,并结合布尔逻辑或检索。截词检索能够减少相同词干的检索词的输入数量,是简化检索步骤、扩大检索范围、提高查全率的一种常用检索方法,主要用于西文数据库检索。

截词检索有以下两种划分方式。

(一) 按截断的字符数量,可分为有限截词与无限截词

常见的截词符(又称通配符)有问号"?"、星号"*"。问号"?"常用于有限截词,代表 0 或 1 个字符,例如输入检索词 medicament ? ,系统将匹配 medicament、medicaments 结果。星号"*"常用于无限截词,代表 0~n 个字符,例如输入检索词 physi*,系统会匹配出 physics、physical、physiology 等结果。

(二) 根据截词的位置不同,分为前(左)截词、后(右)截词、中间截词

其中后(右)截词、中间截词较为常用。常见符号为问号"?"、星号"*"。

1. 前截词　又称左截词,指保持后方一致,是指将截词符放在被截的左边,与截断后的检索词一同使用。例如输入检索词 *ology,系统会匹配出 biology、pathology 等结果。

2. 后截词　又称右截词,指保持前方一致,是将截词符放在被截词的右边进行检索,例如输入 infect*,系统将匹配出 infection、infectious、infective、infectivity、infector 等词汇。

3. 中间截词　是指把截词符放在词的中间。这种方式查找英美不同拼法的概念最有效。例如：wom*n 可检出 woman、women；analy*e 可检出 analyse、analyze；labo*r 可检出 labour、labor 等。

三、位置检索

在一篇文献记录中,词语的相对次序或位置不同,其所表达的意思也可能不同,而同样一个检索表达式中,词语的相对次序不同,其表达的检索需求也不一样。布尔逻辑运算有时难以表达某些检索课题确切的提问要求,字段限定检索虽能让检索结果在一定程度上进一步满足提问要求,但同样无法对检索词之间的相对位置进行限制。

位置检索有时又被称为邻近检索,常用于自由词检索。位置检索是能有效运用一些特定的算符(位置运算符)来表达检索词与检索词之间的关系,并且可以不依赖主题词表而直接使用自由词的检索方法。位置检索使用位置运算符(又称邻近运算符)连接两个检索词,表示要求两个检索词必须出现在同一记录或同一字段中,并且两个检索词的位置必须符合指定的相邻位置才能被命中检出。

常用的位置运算符有 near(N)、nNear(nN)、with(W)、nWith(nW)、(F)、(S)等。

1. near(N)　表示用 near 运算符连接的两个检索词在指定的字段或记录中必须相邻,词序不限。例如,在 PubMed 数据库中用检索式"meningitis near treatment［Title］"进行检索,可以检索到文献题名为"Advances in the Diagnosis and Treatment of Tuberculous Meningitis""Tuberculous Meningitis—Advances in Diagnosis and Treatment"等文献。

2. nNear(nN)　表示用此运算符连接的两个检索词之间最多可以间隔 n 个词,词序不限。例如,在 PubMed 数据库中用检索式"cirrhosis 2N treatment［title］"进行检索,可以检索到题名为"Mesenchymal Stromal Cells—Promising Treatment for Liver Cirrhosis"的文献,cirrhosis 和 treatment 只相隔 2 个词汇。

3. with(W)　表示用 with 运算符相连的两个检索词必须相邻,两词顺序不可颠倒,而且两个检索词之间不允许有任何间隔词,但允许有空格或标点符号。例如,在 PubMed 数据库中用检索式"cirrhosis with diagnosis［Title］"进行检索,可以检索出题名为"Cirrhosis—Diagnosis and Management""Cirrhosis Diagnosis and Liver Fibrosis Staging　Transient Elastometry Versus Cirrhosis Blood Test"的文献。

4. nWith(nW)　表示 nW 算符相连的两个检索词之间最多可以间隔 n 个词,且两词之间的顺序不可颠倒。例如,用检索式"CAR-T Cell"2W cancer［Title］进行检索,可以检索出题名为"CAR-T Cell Therapy in Cancer—Tribulations and Road Ahead"的文献。

5. 同字段检索　一般用(F)表示,该算符中的 F 含义为"field",表示运算符两侧的检索词必须同时出现在文献的同一字段内,词序不限。例如:命令"HPV(F)vaccine",可检出"Approaching a Decade since HPV Vaccine Licensure—Racial and Gender Disparities in Knowledge and Awareness of HPV and HPV Vaccine""A Ten-year Study of Immunogenicity and Safety of the AS04-HPV-16/18 Vaccine in Adolescent Girls Aged 10-14 Years"等相关记录,且是在同一字段内。

(F)算符与 AND 的区别如下:①(F)位置运算符指定两个检索词在同一个字段中出现,而布尔逻辑 AND 组配中的两个检索词可以指定出现在不同的字段中;②同位置运算符相比,AND 可以连接两个以上的检索词,还可以针对两个以上的检索集合进行组配。

6. 同句检索 一般用(S)表示,该算符中的 S 含义为"sub-field""sentence",要求参加检索运算的两个检索词必须在同一语句或短语(子字段)中出现,且词序可以颠倒。例如:命令"HPV(S)vaccine",可检出"The aims of this study were to determine during the 11 years after vaccine introduction the prevalence of(1)vaccine-type HPV in adolescent and young adult women who were vaccinated(to assess vaccine effectiveness)and(2)vaccine-type HPV in women who were unvaccinated(to assess herd protection)"。

位置运算符 near(N)、nNear(nN)、with(W)、nWith(nW)在检索过程中有较大的灵活度和自由度,n 越大(一般情况下 n 为 1~25 的任一数字),检出的结果越多,但同时误检也会增多。因此,在检索实践中,应视检索需求和既往文献的情况来决定 n 的值,一般不要太大,以尽量查全、查准、减少误检。需要注意的是,不同检索系统所用的位置运算符可能不同。

四、字段限定检索

文献数据库中的每条记录通常都由多个代表不同信息的字段(如题名、关键词、主题词、作者等)组成,一般情况下,如果不单独选定在某一字段检索,系统默认的检索方式是在全部字段或若干个基本字段中检索。为缩小检索范围、提高查准率,绝大多数检索系统都会有一些缩小检索范围或约束检索结果的方法,最常用的是字段限定检索(limit searching)。用户可以指定在一个或多个字段中检索,以使检索结果更为准确,减少误检。常用限定符号有 IN、=、[ ],常用的字段标识有 TI(title,题名)、AU(author,作者)、KY(keyword,关键词)、AF(affiliation,机构)、LA(language,语言)、MeSH(Medical Subject Headings,医学主题词)、PY(publication year,出版年份)等。需要注意的是不同检索系统的字段限定符、字段标识有所不同。

如:meningitis in TI(表示只在题目字段中查找包含脑膜炎的文献)

KY = ethnic drug(表示检索关键词为民族药的文献)

PY = 2021(表示检索 2021 年发表的文献)

neoplasm[MeSH](表示检索医学主题词为 neoplasm 的文献)

Guizhou Medical University[Affiliation](表示检索以贵州医科大学作为作者机构发表的文献)

五、扩展检索

对于同一个概念,不同的用户有不同的理解,这会导致同一概念拥有多种表达方式,如流行性感冒有感冒、伤风、流行性感冒、病毒性感冒等不同表达方式,癌症有癌、肿瘤等不同表达方式。若分别检索这些不同表达形式的概念词,将会增加检索负担。

扩展检索(expanded searching)是一种传统的智能检索技术,其基本原理是系统基于内设词表,自动或半自动地对多个检索词执行逻辑或(OR)的扩展检索。其作用亦是扩大检索范围、提高查全率。基于词表的扩展检索方式主要有下位词扩展检索,同义词、近义词扩展检索等功能。使用词表(主题词表、同义词表)主要是为了获得检索款目词的上下位词、同位词或同义词 / 近义词的展示,以便浏览、选择想要扩展检索的词。

例如,中国生物医学文献服务系统(SinoMed)的主题检索中,扩展检索就是在其下位词进行扩展,例如,SinoMed 中"肝肿瘤"的下位词有:"癌,肝细胞""肝肿瘤、实验性""腺瘤,肝细胞"。选择"扩展检索",则系统将对"肝肿瘤"及其下位词进行检索;选择不扩展,则系统仅限于对"肝肿瘤"这一主题词进行检索。维普中文期刊服务平台提供同义词扩展检索功能,如用户输入提问词"心肌炎"并选择"同义词扩展"功能时,系统会提供急性心肌梗死、acute myocardial infarction、心肌梗死等同义词供扩展检索。

六、加权检索

加权检索是某些检索系统中提供的一种定量检索技术,加权是反映主题词对文献重要内容表征作用的一种手段,一般来说,相对于非加权主题词而言,加权主题词与文献核心内容的关联性要更为紧密。因此加权检索是一种缩小检索范围、提高查准率的有效方法。加权主题词用"*"表示,如"*肝肿瘤""肝肿瘤/*治疗"等。加权检索仅对"*主题词"进行检索,即只检索主题词"*肝肿瘤"的文献;非加权检索对"*主题词""主题词"都进行检索,即检索主题词为"*肝肿瘤"或"肝肿瘤"的文献。

七、精确检索

精确检索(accurate search)又称词组检索(phrase search),指所输入的两个或两个以上的检索词以一个词组或短语的形式,作为一个独立的运算单元,进行严格匹配,以提高检索准确度的一种方法。通常用半角双引号(" ")将词组或短语括起。其作用是缩小检索范围,提高查准率。要求检索结果必须含有与检索提问式完全相同(包括次序)的字串,即完全匹配。SinoMed、PubMed 等大部分检索系统均支持精确检索。例:PubMed 中,输入 clinical medical,命中方式为 "clinical"OR"medical"OR"clinical medical",输入 "clinical medical" 检索时,只将 "clinical medical" 作为词组进行检索。

八、二次检索

二次检索是指在前次检索结果的范围内再次进行查找,以达到缩小检索范围,使检索结果逐步接近检索需求的目的。相当于在前次检索的基础上再进行逻辑与(AND)运算。不管是初级还是高级检索界面,只要检索结果的篇数允许,就可以反复进行二次检索,直到满足检索要求为止。其作用是缩小检索范围,提高查准率。

九、其他网络检索技术

1. 相关信息反馈检索 在检索过程中如果发现某一检索结果非常符合自己的需要,则希望能进一步检索到与该结果类似的信息,这就是相关信息反馈检索。在数据库检索和网络信息检索中,相关信息反馈检索由检索系统自动进行,一般出现在检索结果页面。例如 PubMed 的 "Searches related to '检索词'"、Web of Science 中的 "Related Records" 等。利用相关信息反馈检索获得的检索结果,像滚雪球似的越检越多。相关信息反馈检索的效果强烈依赖于第一次检索的结果。因此,在需要获得较多检索结果的时候,通常应先考虑进行基于词表的扩展检索。只有在获得较为准确可靠的检索结果之后,才适宜再开展相关信息反馈检索。

2. 其他网络检索技术的个性化、人性化的功能 目前大部分检索系统逐步优化,形成了更多个性化、人性化的功能,如德温特专利检索系统提供智能检索,用户只需将所要检索的专利内容整段放入检索框,系统将自动识别检索要素,为用户的检索过程提供更好的使用体验。

第二节 检 索 语 言

检索语言是用于描述信息系统中信息的内容特征或外表特征以及表达用户信息提问的专门语言,就是信息组织与信息检索时所用的语言,是根据检索需要而编制的,是用来描述信息的内容特征和外表特征的一种人工语言,一般是从自然语言中精选出来并加以规范化的一套词汇、符号。在存储过程中,标引人员将其内部特征(分类、主题)和外部特征(书名、刊名、题名、作者等)按照一定的语言规则加以描述,检索人员检索文献信息时也要按照一定的语言来描述检索需求。为了使检索过程快速、准确,检索用户与检索系统需要统一的标识系统。这种在文献信息的存储和检索过程中,共同使用、共同理解的统一的标识,就是检索语言,它直接影响着检索系统的效率。为了避免漏检、误检,提高检索效率,在使用检索工具时,应该对检索语言有所了解。

检索语言是人与检索系统对话的基础,在信息检索中起着极其重要的作用,是连接存储和检索两个过程的桥梁,也是连接标引人员和检索人员的桥梁,又是编制各种检索工具的依据,还是用于信息标引和检索提问的约定语言。当信息存储时,标引人员将搜集到的信息按外表特征和内容特征用一定的语言加以描述,并赋予一定的标识,如题名、著者、关键词等,将其整理、加工、存储于检索系统中。用户进行信息检索时,首先要对检索课题进行分析,用同样的语言,抽取出几个能代表检索需求的标识,通过与检索系统中存储的标识相匹配,获取所需信息。这种在信息检索中用来联系文献信息和用户需求的"语言"就是检索语言。所以,检索语言是适应信息检索的需要,并为信息检索特设的专门语言。

一、检索语言的分类

目前,正在使用的检索语言有很多,按照不同的划分标准,可以分为不同的类型。

(一) 按照检索语言规范化程度划分

按照检索语言规范化程度划分,检索语言可分为规范语言和非规范语言。

1. 规范语言 规范语言(controlled language)又称受控语言或人工语言(artificial language),是人为地对标引词或检索词进行控制和规范的语言。简单而言,它是一种由主题词表或者分类词表控制的语言,主题检索语言中的主题词、标题词和分类检索语言中的分类名、分类号等都属于规范语言的范畴。这些语言经过规范化处理,每个词只能对应一个概念,使用规范语言检索不需要考虑概念的所有同义词或近义词,也可减少输入检索词的次数,降低出错的可能性,能有效地避免漏检、误检,但对文献加工人员和检索用户在选词上的要求比较严格。

2. 非规范语言 非规范语言(uncontrolled language)又称自然语言(natural language),是直接从原始信息中抽取出来的,未经人工控制的自由词(符号或语词等),比如主题检索语言中的关键词等。除了一般事物名称、科学术语外，还有一些俗名、商品型号和缩写等非规范语言不需要编制词表，检索用户可以自拟词语进行检索，选词方便、灵活性大、专指性强，能表达新事物的准确概念和规范词难以解释的特定概念。但非规范语言缺乏对词汇的控制能力，也很难揭示概念之间的关系，存在含义模糊的现象。

（二）按照标识的组配方式划分

按照标识的组配方式划分，检索语言可分为先组式语言和后组式语言。

1. 先组式语言　先组式语言是指用来描述信息主题概念和类目的标识在检索之前就已经组配好，如体系分类语言（分类名）、标题词语言（标题词）等，这种语言系统性较好、标识明确，适用于传统的目录索引，是信息检索人员比较习惯的形式。

2. 后组式语言　后组式语言是指用来描述信息主题概念的标识在检索之前未事先组配，而是到检索时才依据检索的实际需要，按照一定规则进行组配的标识系统。如主题词语言（主题词）、单元词语言均属此类。这种语言采用概念划分与综合的原理，可实现多因素、多途径检索乃至精确检索，适用于标识单元方式的检索设备。优点是使用灵活、检索效率高；缺点是标识明确性较差，不方便使用。

（三）按照所描述的文献信息特征划分

按描述文献特征的不同，检索语言可分为描述文献外部特征的检索语言和描述文献内容特征的检索语言。描述文献外部特征的检索语言包括题名（书名、篇名）、著者姓名、号码（专利号、报告号、标准号等）和引文语言（被引用著者姓名和被引用文献的出处）等；描述文献内容特征的检索语言包括分类检索语言、主题检索语言和代码语言等。

1. 描述文献外部特征的检索语言　描述文献外部特征的检索语言是将文献外部特征，如文献上记载的篇名、著者、刊名等作为文献存储和检索的标识而设计的检索语言。可以将署名的著者、编者、译者等姓名或团体机构名称作为检索标识建立著者索引系统；也可以将文献特有的序号作为检索标识建立文献序号索引系统，如科技报告号索引和专利号索引等；还可以依据文献的参考文献的外部特征建立引文索引系统等，方便检索用户从文献的外部特征入手查找相关信息。

2. 描述文献内容特征的检索语言　描述文献内容特征的检索语言是将文献内容中所论述的主题、方法、观点和结论等作为文献存储和检索的标识而设计的检索语言，主要有分类检索语言和主题检索语言。

（1）分类检索语言：分类检索语言也称分类法。它是用分类号作为标识符号系统来表达文献的各种属性的概念，并将其按照学科体系进行划分或排列而形成的检索语言。分类检索语言又分为体系分类语言和组配分类语言两种，我国的《中国图书馆分类法》采用体系分类语言，而印度阮冈纳赞的《冒号分类法》采用组配分类语言。此外，也有的把混合分类语言算作分类检索语言的一种，混合分类语言是组配分类语言和体系分类语言的组合，如《国际十进分类法》（*Universal Decimal Classification*，UDC）。分类检索语言组成的索引并不多见，它主要用于检索工具文摘题录的组织编排。但在专利文献检索中，分类索引则是各种检索方法中最主要的索引，例如《国际专利分类表》（IPC 分类）。

1）体系分类语言：体系分类语言是用等级列举的方法，以科学分类为基础，以文献内容的学科性质为对象，结合文献特征，采用概念逻辑分类的一般规则，层层划分，构成具有上位类和下位类隶属、同位类并列的概念的等级体系。体系分类语言是一种直接体现知识分类的等级概念的标识系统,运用概念划分与综合的方法,按照知识门类的逻辑次序,从总体到部分、从一般到具体、从简单到复杂,进行层层划分。每划分一次,产生许多类目;逐级划分就产生许多不同级别的类目。所有不同级别的类目层层隶属,形成一个严格有序的知识分类体系:每个类目都用分类号做分类标识,每个分类号是表达特定知识概念的词汇,从而展开为层累制的编号体系。在分类检索语言中,应用比较普遍的是传统的等级体系图书分类法,它直接体现知识分类的概念等级系统,如《杜威十进分类法》(*Dewey Decimal Classification*,DC/DDC)、《中国图书馆分类法》(简称《中图法》)、美国《国会图书馆分类法》(*Library of Congress Classification*,LCC)、美国《国立医学图书馆分类法》(*National Library of Medicine Classification*,NLMC)。

体系分类语言的主要特点是按学科、专业集中文献,从知识分类角度揭示文献在内容上的区别与联系,提供以学科分类为出发点的检索途径。在我国,《中图法》不仅广泛应用于各类型图书馆的藏书排架和目录体系组织,还较多地应用于文献数据库和数字图书馆,如中国生物医学文献服务系统(SinoMed)。

2)组配分类语言:组配分类语言是在体系分类语言的基础上发展而来的,也叫组面分类语言、分面组配语言。它是用科技术语进行组配的方式来描述文献内容,主要是将若干概念单元按其学科性质组配起来形成若干"组面",每个组面内列出相关技术术语(即类目),每个类目表达一个简单的主题概念,用分类符号作为组面和类目的标记,组面内各个术语都附有相应的号码。检索文献时,根据文献内容选择相应的组面和有关术语,把这些术语的号码组配起来,构成表达这一文献内容的分类号,如印度阮冈纳赞的《冒号分类法》(*Colon Classification*,CC)。组配分类语言打破了体系分类语言等级列举式的局限性,概念分析深入,类目包罗能力较强,组配灵活,适用于多维检索。

3)混合分类语言:混合分类语言是组配分类语言和体系分类语言的组合。如《国际十进分类法》(*Universal Decimal Classification*,UDC)。

分类检索语言因其特殊性具有以下特点:①严格的组配规则。大多数分类检索语言是一种典型的先组式语言,其表达的文献主题概念的词间关系是通过分类体系事先确定的,在使用分类检索语言标引和检索信息时,相应的类属关系必须符合所参照的分类体系的要求和组配规则。②从学科专业角度类聚文献信息。分类检索语言是一个直接体现学科知识分类和概念逻辑的标识系统,主要是通过以学科专业为中心的类目体系,从知识分类的角度揭示文献信息之间的相互关系,通过标引和检索等工作,实现文献信息从学科专业角度的类聚,提供从学科专业角度检索文献信息的途径。③便于图书馆图书排架。目前,我国大部分图书馆采用《中国图书馆分类法》对馆藏图书进行加工上架,贴在馆藏图书书脊上的"书标"中的第一排号码就是这本图书的分类号。在对图书进行排架时首先比较分类号,分类号相同时再按照书次号排列。

(2)主题检索语言:主题检索语言是用语词来表达各种概念,这种语言不用考虑各概念之间的相互关系,而是将各概念完全按字顺或规则排列。主题检索语言具有直接性和专指性的特点,根据不同形式又可分为标题词语言、单元词语言、关键词语言和主题词语言(叙词语言),其中关键词语言和主题词语言应用得较多。

1)标题词语言(标题法):是使用最早的检索语言。"标题"是主题标目(subject heading)的简称,它是直接表达文献主题的标识,大多是对文献内容所论及的事物名称及特征的规范表达。其使用的词汇不仅来自篇名或书名,还描述了文献的内容特征。标题词语言的检索标识在编制词表时就固定组配好,是先组式语言,故灵活性较差。标题词语言的主要特征是事先编制,标题词以固定的组合方式组织在词表中,检索按既定组配执行。

标题词语言具有以下特点:①用受控的自然语言语词作标识,直观地表达主题概念,直接地标引文献。②以字顺序列组织标识,提供直接的主题检索途径,有利于进行特性检索。③主要用参照系统间接显示标题所表达的主题概念之间的关系,形成语义网络,为选用标题进行标引和检索提供一定的方便。④按事物集中文献,而不是按学科、专业集中。因此,标题词语言适合于从事物出发的检索,不适合于从学科出发的检索,不便于族性检索。⑤提供先组式的主题标识,标识含义比较明确,选用标识比较容易,但是多途径检索的可能性较小。⑥标引所用的标题不必都是标题表所列举的现成标题,必要时允许自拟标题表达新的或没有列出的主题概念,适应能力较强。但标题词语言也存在着同类文献分散、灵活性较差、不能任意组配检索等缺点。

2)单元词语言(元词法):单元词语言是一种后组式主题词语言。单元词语言目前已发展为主题词语言。也可以说,它已被主题词语言取而代之,不复存在。但是,了解它的原理、方法和性能,不仅有助于深入了解主题词语言,也有助于进一步了解标题词语言。

单元词是最小、最基本的语词单位,概念上不能再分,是能够用来描述文献所论及或涉及的事物——主题的那些单词。它的检索标识一般是在检索时才组配起来,即所谓的后组式,单元词的组配可以表达复杂的主题概念,使用灵活。例如"肝肿瘤"不是单元词,而分成的"肝"和"肿瘤"才是单元词。单元词可能是一个不可再拆分的词,如"氧""逻辑""马克思""乌鲁木齐"等;也可能是一个合成词,如"文字""图书馆""车床""铁路""隔音""焊接""污染""强度"等。这些词的特点是:它们在概念上不能再进一步分解;如果再分解,便不能表达专业概念,失去检索意义。例如,"医学"一词不能再进一步分解为"医"和"学","治疗"一词也不能再进一步分解为"治"和"疗"。因此可以说,单元词只是构成"标题"的构件,它们本身绝大部分不是具体的标题,或者说它们只是一些不符合"直接地、精确地表达文献主题"这一基本要求的"标题词"。若干单元词的相互组合或组配,才能构成一个专指标识,精确表达文献主题或检索需求。例如,将"医学"和"教育"两个单元词进行组配,便可构成"医学教育"这个"概念";将"放射"和"治疗"或者"放射"和"疗法"两个单元词进行组配,便可构成"放射治疗"或者"放射疗法"这些"概念"。

单元词语言的特点在于它可以组配构成"概念",而且是"后组式"的,即到检索时才将它们组配起来。后组式标识是单元词语言的重要特点,它的一些优点都是由这个特点决定的。它因此摆脱了标题词语言中每个标题只能选择一种标题形式作为正式标题的局限。单元词语言不存在词序问题;组成"概念"的每一个单元词都是排检词,都可作为检索的"入口",从而可提供更多的检索路径;通过对单元词进行增减,可以自由地扩大、缩小或改变检索范围。

3)关键词语言(关键词法):所谓关键词(keyword)是指从文献题名、文摘或正文中直接提取出具有实质意义的、能表达文献主题内容的,并且能被人们作为检索入口的名词术语。与标题词语言、单元词语言和主题词语言不同,它不是利用规范词表,而是直接将文献原来所用的、能描述文献概念的、可作为检索入口及有实际检索意义的关键性词汇抽出,不作规范化或只作极少量规范化处理,是按字顺排列提供检索途径的一种主题检索语言。关键词语言一般没有词表。在标引或检索时,只要避开介词、冠词、代词、连词等无实际检索意义的词,其余的词就都可以作为关键词的备选词。例如:一篇文献的篇名是《血流感染脓毒症患者炎症因子变化、病原菌分布特征及预后影响因素分析》,其中"血流感染脓毒症""炎症因子""病原菌分布""预后""相关因素分析"五个词能表达该篇名的主要含义,是检索入口的重要词语,可作关键词,而"患者""变化""特征"等一般不具备实质意义,因而不是关键词。

　　关键词语言易于掌握、灵活性强、检索方便,广泛应用于计算机检索,并且可以用于查找最新出现的专业名词术语。但关键词语言未经规范化处理,常常会出现同一主题内容被不同的关键词所描述的情况,导致该主题的相关文献被分散,在检索时无法匹配到所有符合条件的文章,造成漏检,影响查全率。

　　4) 主题词语言(主题词法):又称叙词语言(叙词法)。主题词(subject term)又称叙词(descriptor),以其编制的索引一般被称为主题词索引。主题词语言的主要特点如下:①采用指定的词语——"主题词",来专指或网罗相应的概念,也就是适当归并某个概念的同义词、近义词、拼法变异词及缩写等,以保证这个"主题词"与这个概念唯一对应,避免重复检索;②采用参照系统将某些非主题词指向主题词或者显示相关主题词间的词义相关关系;③采用类似分类的方法编制主题词分类索引(范畴表)和等级索引(树状结构),采用类似关键词语言编制主题词(词素)轮排索引,以从多方面显示词间关系并便于查找主题词;④以上内容和规则构成一部主题词表,其中的主题词还随着科学的发展及文献中用词的变化而不断进行增删修订、定期更新;⑤最主要的是,两个或两个以上的主题词组配在一起,可以形成一个新概念,从而提高了文献标引和检索的专指性和灵活性。但是主题词语言的使用难度较大,需要检索用户对主题词有一定了解才能检索出令人满意的结果。

　　在医学文献检索领域,具有代表性的主题词语言是美国国立医学图书馆(NLM)的《医学主题词表》(*Medical Subject Headings*,MeSH),MeSH也是在医学文献检索领域使用最多的一种主题检索语言。MeSH用于揭示、描述、标引每一篇医学文献的主题内容,这对于提高检索的查全率与查准率具有十分重要的意义。

　　(3) 代码语言:此外,代码语言也是描述文献内容特征的一种语言,用某种代码系统来加以标引和排列,一般只描述事物某一方面的特征。例如,化合物的分子式索引系统、环状化合物的环系索引系统、有机化合物的威斯韦塞尔线性标注法代码系统等。美国《化学文摘》的化合物分子式索引即此类检索语言。

二、《中国图书馆分类法》

　　《中国图书馆分类法》(原称《中国图书馆图书分类法》)是我国编制出版的一部具有代表性的大型综合性分类法,是当今国内图书馆使用最广泛的分类法体系,简称《中图法》。《中图法》初版于1975年,至今已出版了第五版。在1999年出版的第四版中,《中图法》增加了类分资料的类目,并与类分图书的类目以"+"标识进行了区分,因此正式改名为《中国图书馆分类法》,简称不变。《中图法》第四版还全面补充了新主题、扩充了类目体系,使分类法跟上科学技术发展的步伐;同时规范类目,完善参照系统、注释系统,调整类目体系,增修复分表,明显加强类目的扩容性和分类的准确性。2010 年 9 月,由国家图书馆出版社出版了第五版,此次修订幅度较大,新增 1 631 个类目,停用或直接删除约 2 500 个类目,修改类 5 200 多个。

《中图法》具备编制分类检索工具和组织文献分类排架的功能。检索功能要求《中图法》有一个详尽和巨大容纳力的类目系统和多功能的标记系统;而排架功能则要求《中图法》结构简明,类目体系有较高的稳定性并进行单线排列,标记符号简短。为实现这两种功能,《中图法》采用等级列举式的分类体系进行编制,使用逻辑划分的方法,层层展开,形成一个树形结构,各个类目无论是纵向还是横向都是相互关联和制约的,全部类目进行线性排列构成类目表。在满足分类排架功能的同时,为增加分类法的检索功能,还须提高分类法描述细小专深主题、新主题和多角度揭示同一主题的能力。《中图法》在等级列举的基础上,广泛采用类目仿分和复分,有限地采用主类号直接组配等技术提高分类法的组配标引能力。同时逐步增加了“多重列类”的成分,以适应在计算机条件下多主题要素标引和多途径检索的需要。

(一) 基本大类

《中国图书馆分类法》(《中图法》)按照从总到分、从一般到具体的编制原则编列,以组成社会科学和自然科学的完整体系,设立了 5 个基本部类,并在此基础上,分成 22 个大类。具体如表 2-1 所示。

表 2-1 《中图法》类目表

部类	分类号	类目名称	部类	分类号	类目名称
马列主义、毛泽东思想	A	马克思主义、列宁主义、毛泽东思想、邓小平理论	自然科学	N	自然科学总论
哲学	B	哲学、宗教		O	数理科学和化学
社会科学	C	社会科学总论		P	天文学、地球科学
	D	政治、法律		Q	生物科学
	E	军事		R	医药、卫生
	F	经济		S	农业科学
	G	文化、科学、教育、体育		T	工业技术
	H	语言、文字		U	交通运输
	I	文学		V	航空、航天
	J	艺术		X	环境科学、安全科学
	K	历史、地理	综合性图书	Z	综合性图书

(二) 医药卫生大类下的二级类目

“R 医药、卫生”大类下又划分了 17 个二级类目,如表 2-2 所示。

表2-2 "R 医药、卫生"二级类目

分类号	分类名	分类号	分类名
R1	预防医学、卫生学	R74	神经病学与精神病学
R2	中国医学	R75	皮肤病学与性病学
R3	基础医学	R76	耳鼻咽喉科学
R4	临床医学	R77	眼科学
R5	内科学	R78	口腔科学
R6	外科学	R79	外国民族医学
R71	妇产科学	R8	特种医学
R72	儿科学	R9	药学
R73	肿瘤学	—	—

(三) 层累标记制

《中图法》基本采用层累标记制编制分类号,类目按概念之间的逻辑隶属关系,再往下逐级展开,划分出更专指、更具体的类目。22 个大类叫一级类目(一级目录),其下分为若干二级类目,通常在字母后用阿拉伯数字表示;再往下还可划分为三级、四级、五级类目等,形成层层划分的分类体系。如:"R322 人体解剖学",它的上下级类目从上至下依次如下所示。

R 医药、卫生	一级类目
R3 基础医学	二级类目
R32 人体形态学	三级类目
R322 人体解剖学	四级类目
R322.8 神经系	五级类目
R322.81 中枢神经系(脑、脊髓)	六级类目

《中图法》的分类号采用字母与阿拉伯数字相结合的混合制号码,用一个字母标识一个大类,以字母的顺序反映大类的序列;在字母后用数字表示大类下的类目的划分。数字的编号制度为小数制,即依次在字母后的第一位、第二位……用数字排序。数字的位置基本上遵从层累标记制的原则,即尽可能使号码的位数代表类目的等级数。当一分类号的数字超过三位时,为了醒目而加上小圆点".",并无其他意义。

(四) 复分表

复分是增强类目的细分程度,提高类目专指度的分类,是图书分类法的重要组成部分。类目表展开时,一些类目在进一步区分的过程中往往需要采用相同的划分标准,并得到同样的子目,例如各国政治、各国经济、各国军事、各国文化概况等类,在按国家进一步区分时,均可列出相同的地区子目;又如中国经济史、中国军事史、中国文化史、中国政治制度史等类目下,在按时代进一步区分时,均可区分出相同的时代子目。为了增强分类体系的细分程度,缩小类表的篇幅,分类法一般将这些共性子目抽出,单独编列成表,供有些类目进一步区分时共同使用。这种由共性子目构成,供主表有关类目共同使用的表称为复分表(也称辅助表或共性区分表)。《中图法》的复分表主要有通用复分表和专类复分表两种,这些复分表的号码单独使用,只能加在主分类号后面作为共性区分的标识。

1. 通用复分表 《中图法》通用复分表有 8 个,分别为总论复分表、世界地区复分表、中国地区复分表、国际时代表、中国时代表、世界种族与民族表、中国民族表、通用时间地点表。示例如下。

-62 代表的是手册、指南、名录等工具书,内科学的分类号是 R5,《内科学手册》的分类号是 R5-62;社会康复的分类号是 R492,《社区康复培训指导手册》的分类号是 R492-62;"公民现场自救互救系列丛书"《急性中毒急救手册》的分类号是 R595.059.7-62,其分类号含义为:R595 代表中毒及化学性损害,059.7 代表急症、急救处理。

-64 代表的是表解、图解、图册、谱录、数据、公式、地图这一类工具书,人体解剖学的分类号是 R322,《人体解剖学图谱》的分类号是 R322-64;中药学的分类号是 R28,《图谱中药学》的分类号是 R28-64。

2. 专类复分表 专类复分表专供某些类目进一步细分所用。专供医药卫生 R5~R8 的复分表如下。

01 预防、控制和卫生

02 病理学、病因学

03 微生物学、免疫学

04 诊断学

05 治疗学

059.7 急症、急救处理

06 并发症

07 预后

08 诊疗器械、用具

09 康复

例如:肺结核病分类号是 R521,《实用肺结核病影像学诊断图谱》的分类号是 R521.04-64,《肺结核合理用药与食疗》的分类号是 R521.05;病毒性肝炎的分类号是 R512.6,《病毒性肝炎三联疗法》分类号是 R512.605,《现代肝炎病毒分子免疫学》的分类号是 R512.603。

三、《国际疾病分类法》

疾病分类就是根据疾病的病因、病理、临床表现和解剖位置等特性,将疾病分门别类,把同类型的疾病分在一起,并使其成为一个有序的组合。其目的是系统地记录、分析、解释和比较不同国家 / 地区、不同时间段的死亡和疾病数据。

《国际疾病分类法》(ICD)是世界卫生组织根据疾病的某些特征,按照一定的规则将其分门别类并用编码表示的疾病分类方法,是国际上统一使用的疾病分类法。

ICD 已有 100 多年的发展历史。早在 1891 年,为了对死亡进行统一登记,国际统计研究所组织了一个对死亡原因分类的委员会进行工作,1893 年,该委员会提出了一个分类方法——《国际死亡原因编目》,此即第一版;以后基本上每 10 年修订一次,从 1940 年第 6 次修订版起,由世界卫生组织(World Health Organization,WHO)承担该工作,首次引入了疾病分类,并强调继续保持用病因分类的思想;1994 年的第 10 次修改版本 ICD-10 在全世界得到了广泛的应用;2010 年 WHO 发布了最新的 ICD-10 更新版本。

(一) 内容

《国际疾病分类法》依据疾病的病因、部位、病理及临床表现共四个主要特征,包括症状体征、分期、分型、性别、年龄、急慢性发病时间等进行分类。每一特性构成一个分类标准,也形成一个分类轴心,由此《国际疾病分类法》形成了一个由多轴心组成的分类系统。在疾病的命名方面,一个特指的疾病名称被赋予一个特定的编码,可便于在分类体系查看其上下左右联系。

(二) ICD-10 类目表的结构

ICD 的主要内容是第一卷的类目表,包括三位数类目表、内容类目表和四位数亚目。核心分类是三位数类目表,它是向世界卫生组织死亡率数据库提交国际报告和进行一般国际比较时使用的强制性编码。

三位数类目表共分为 21 章,第 1~17 章与疾病和其他病态情况有关,按疾病共有特点分到各类,如病因(如感染性疾病)、解剖部位(如心血管或呼吸疾病)或特定的病理过程(如肿瘤疾病)。而第 19 章则与"损伤、中毒和外部原因的某些其他后果"有关,其余各章包括现今在诊断数据中出现的全部内容(表 2-3)。

表 2-3　ICD-10 类目表

章节	类名称	类目编号(区间)
1	传染病和寄生虫病	A00~B99
2	肿瘤	C00~D48
3	血液、造血器官及免疫疾病	D50~D89
4	内分泌、营养和代谢疾病	E00~E88
5	精神和行为障碍	F01~F99
6	神经系统疾病	G00~G98
7	眼和附器疾病	H00~H59
8	耳和乳突疾病	H60~H95
9	循环系统疾病	I00~I99
10	呼吸系统疾病	J00~J98
11	消化系统疾病	K00~K93
12	皮肤和皮下组织疾病	L00~L99
13	肌肉骨骼和结缔组织疾病	M00~M99
14	泌尿生殖系统疾病	N00~N99
15	妊娠、分娩和产褥期并发症	O00~O99
16	起源于围生期的某些情况	P00~P96
17	先天畸形、变形和染色体异常	Q00~Q99
18	症状、体征和临床与实验室异常所见,不可归类在其他处者	R00~R99
19	损伤、中毒和外部原因的某些其他后果	S00~S99
20	疾病和死亡外因	V01~Y98
21	影响健康状态和与保健机构接触的因素	Z00~Z99

　　ICD每一大类(章)按照等级分类体系进一步细分,使用字母数字分类号,第一位是一个字母,每一个字母都与特定的章节有关(除了字母D和H外),如字母A和B应用于第1章的某些传染病和寄生虫病。字母后跟2位数字,表示一个3个字符的类,例如,结核病的编码在ICD-10中A16~A19的编码区间之内。在所有数字位上,一般用0~7来表示已列出的疾病,将8保留给"其他"未列出的疾病类目,9保留给"未确定"疾病类目。

四、《医学主题词表》

　　《医学主题词表》(*Medical Subject Headings*)简称MeSH词表,是美国国立医学图书馆(NLM)编制的用于对生物医学文献进行标引、编目和检索的术语控制工具。MeSH主题词主要包括MEDLINE/PubMed、NLM目录和其他NLM数据库中出现的主题标题。著名的中外医学数据库SinoMed、PubMed、MEDLINE等都采用该词表作为主题词标引和检索的依据。了解MeSH词表的结构,掌握其使用方法,是进行医学文献检索的基础。MeSH词表的详细资料可详见MeSH的官方网站。

(一) MeSH词表的结构

　　MeSH词表主要由字顺表(alphabetic list)和树状结构表(tree structure)两部分组成。

1. 字顺表

　　(1)收词数量:截至2023年,MeSH词表收录了29 000余个医学主题词(数据来源于MeSH官方网站)。

　　(2)收词种类:字顺表中的词分为4种类型,即主题词、款目词、类目词和副主题词。

　　1)主题词:主题词(叙词)是指以规定概念为基准,经过规范化和优选处理的,具有组配功能并能显示词间语义关系的动态性的词或词组。它由生物医学领域经过规范化的名词术语所构成,是主题词表的基本组成成分,是标引和检索文献的标准依据,构成主题词表的主体,有独立检索意义。例如,"胃溃疡"、"甲状腺肿瘤"(thyroid neoplasms)、"病毒性肝炎"(hepatitis, viral)等。

　　2)款目词:也称入口词(entry term),款目词包括主题词的同义词、近义词、缩写、不同的拼写形式及其他代用形式,在字顺表中用"see"参照指导读者使用主题词。设立款目词是为了方便主题词表的使用。在标引或检索时,款目词可代替其参照的主题词使用,因计算机程序会自动地将款目词转换为相应的主题词。例如,neoplasm(肿瘤)的款目词就有tumor、tumors、neoplasm、neoplasms、cancer、cancers等。

　　3)类目词:又称非医学主题词(non MeSH),是为保证分类表体系的完整性而设立的一类词汇,通常都是一些学科范围很大的词,它们不作为主题词使用。例如:肌骨骼畸形(类目词)、身体部位(类目词)等。

　　4)副主题词:副主题词(subheading)对文献主题起限定作用,构成主题的均属于一些通用性概念,本身无独立检索意义,通常直接加在主题词之后,用"/"将它与主题词分开,以限定主题概念,因此也叫限定词(qualifier)。副主题词对主题词的限定组配是以概念间的逻辑关系为基础,以表达专指(复合)概念为目的的一种组配方式。副主题词在限定主题概念、缩小检索范围、提高查准率的同时,在揭示主题词之间的逻辑关系,解决词与词之间的虚假组配和语法歧义等方面有着特殊的作用。例如心肌炎的治疗,可用/drug therapy、/therapy等进行限定。

MeSH 提供了 76 个副主题词(2023 年),并将这些副主题词按英文字母顺序排列,同时给予每个词词义解释,还限定各个副主题词允许组配的主题词范围,即在副主题词后的括号内标出该词可以组配的主题词的树状结构号。

5)特征词:此外,字顺表中还收录了特征词,用于表达文献中的某些特征,其作用在于检索时对文献集合中有某特征的文献进行限定或排除,如性别、年龄、年代等。特征词的种类包括如下几种。

a. 对象特征词:指文献研究的对象,包括种属(动物)、性别、年龄、是否处于妊娠状态、病例报告等。例如,新生儿、仓鼠、人类、动物、妊娠、儿童、学龄前、女(雌)性、病例报告等。

b. 时间特征词:包括年代、时代、朝代等方面。

c. 位置特征词:包括国家、地区等方面。例如,美国、英国,北京、上海等。

d. 文献类型特征词:包括临床文献、教材、历史传记、专题讨论、综述、读者来信、病例报告、临床试验等。

(3)主题词款目结构:是指一个主题词的完整记录。在字顺表的每一个主题词下均注以三种注释,即树状结构号、历史注释和参照注释。

示例如下所示。

Leukemia, Lymphoid(主题词:该词英文形态)

C04.557.337.428,C15.604.515.560,C20.683.515.528(树状结构号:说明主题词在树状结构表中的位置;同时,该号也是字顺表和树状结构表之间的联系号。若有"+"表示该词还有下位词)

Year introduced:2008(1963)(历史注释:指明该主题词收入词表的年代及其历史沿革。历史注释的作用是帮助选择回溯检索时的用词)

(4)参照系统:医学主题词表采用参照系统揭示某词与其他主题词之间的内部联系。MeSH 词表自 1991 年起含有两组参照关系,即用代参照和相关参照。

1)用代参照:用代参照揭示的是词与词之间的同义词关系,其参照符为 see(见)和 X(代),指引检索者区分主题词和款目词。如 Neoplasm X Tumor、Cancer,说明前者是主题词,代指后面两个词,后两个词为款目词(即入口词),提示检索者在进行主题词检索时应该选择主题词,而非款目词。

2)相关参照:相关参照揭示相关关系,如疾病与其病因之间、器官和生理过程之间、器官和药物作用之间可能存在的关系:其参照符为 see related(参见)和 XR(反参)。例如 Bone and Bones see related Osteogenesis、Bronchi see related Bronchoconstrictor Agents、Bile Ducts see related Cholangiography。

2. 树状结构表 医学主题词树状结构表(Medical Subject Headings tree structure)是依据概念划分的原理,从学科体系出发,将 MeSH 字顺表中所有的主题词分门别类,逐级展开,详尽地展示主题词间的等级关系,从而提供了从不同的角度揭示各主题词不同属性的途径,有助于标引者和检索者理解各词的确切含义,正确选词。由于它的分类分级像一棵倒挂的树,从树干分到树枝,树枝又分为细枝,层层划分,逐级展开,故简称为树状表。

(1)结构:为了显示主题词的学科体系,词表编制者将 MeSH 字顺表中的所有主题词(包括类目词)按学科属性从分类角度进行划分,编制了树状结构表(也称范畴表)(附录 1)。共分出 16 个大类,再细分出 115 个二级类目,各二级类目下又层层划分,逐级展开,最多可达

11 级。有的主题词可能同属于两个或多个类目,这种主题词后同时列出多个树状结构号,并分别排在其所归属的类目中。

例如:Leukemia,Lymphoid(淋巴性白血病)

Diseases Category(疾病分类)　C

  Neoplasms(肿瘤)　C04

    Neoplasms by Histologic Type(肿瘤的组织学类型)　C04.557

      Leukemia(白血病)　C04.557.337

        Leukemia,Lymphoid(淋巴性白血病)　C04.557.337.428

(2)作用:树状结构表用树状结构号确定主题词在分类表中的位置,树状结构号是字顺表和树状结构表相互联系的桥梁和媒介,可用于说明副主题词的组配范围;是选择专指词(下位词)的依据,用于缩小检索范围,提高查准率;也是选择上位词的依据,以扩展检索,提高查全率。通过树状结构号还可以了解某主题词的学科属性及该词与其他词的隶属关系,加深对医学知识的了解。

(二)组配原则

概念组配(concept coordination)是指能够确切表达复合概念词构成成分的各个主题词之间的组配,它不着重于字面上是否与自然语言的复合词形相符。概念组配是在概念逻辑关系的基础上,以概念的分析与综合为手段,以揭示概念的本质为目标,利用检索语言中已有的若干概念,组合起来表达一个新的专指概念的方法。概念组配是主题词法(叙词法)的基本原理,它能正确反映概念之间的逻辑关系,通过严密、确切的组配来表达新主题的含义。使用主题词标引文献和检索文献都应当使用概念组配的方法。

1. 概念组配的方法

(1)主主组配:即主题词和主题词的组配。它包括概念相交和概念限定两种。

1)概念相交:是指两个相同性质概念的主题词之间的逻辑组配。如两个组配词表达的概念都是器官,都是疾病,或都是化学物质等。例如,病毒性心脏病 + 心肌炎,都是 C 类(疾病),组配表达的复合概念是病毒性心肌炎;"核糖核酸,病毒" + "核糖核酸,信使",都是 D类(化学品和药物),组配表达的复合概念是病毒信使核糖核酸。

2)概念限定:是指两个表达不同性质概念的主题词之间的组配。其中一个表示事物,另一个则表示事物的某一方面。例如,食管(A 类)+ 异物(C 类)表达食管异物;贲门(A 类)+胃肿瘤(C 类)表达贲门肿瘤。

(2)主副组配:即主题词和副主题词的组配。为了减少主题词的词量,又不降低其专指性,MeSH 词表收入了一定量的副主题词,标引时用"/"与主题词分开。例如,肾畸形、锰中毒和锌缺乏等复合概念词可以分别用肾 / 畸形、锰 / 中毒、锌 / 缺乏这样的主副组配的方式来表达。

2. 副主题词的组配原则　MeSH 中的副主题词并非可以随意和主题词组配,而是有严格的组配原则。

(1)严格遵守副主题词的适用范围。MeSH 给每个副主题词都下了定义,并明确规定了副主题词允许组配的主题词范围(附录 2)。使用时必须根据其适用类目正确选择。例如,肾炎细胞学应该选择肾炎 / 病理学,而不能使用肾炎 / 细胞学,因为细胞学在 MeSH 中已明确规定指的是正常的细胞形态,不能与疾病类(C 类)主题词组配。

（2）尽可能选用最专指的副主题词。和主题词一样，副主题词也有等级结构，在标引时依据专指性原则，要首选与该概念最接近的副主题词。例如，用 CT 诊断肝癌，选择肝肿瘤 / 诊断是错误的，正确的选择应该是肝肿瘤 / 放射摄影术。

（3）有先组主题词时，不能使用主副组配。所谓先组主题词是指词表已经列出的复合概念词。例如，传染病预防、臂损伤、糖尿病饮食等都是词表已经给出的主题词，不能用传染病 / 预防和控制、臂 / 损伤、糖尿病 / 膳食疗法这样的组配词来表达。同理，可以通过主副组配表达的概念不能用主主组配，例如肝肿瘤 / 外科学，不能用肝肿瘤 + 外科学。

（4）同一主题涉及多方面问题时，一般情况下，每个主题词最多允许组配 3 个副主题词。如果涉及的副主题词超过 3 个，则仅选择主题词标引。

（5）不同主题涉及同一方面问题时，组配共同的副主题词。例如，类风湿性关节炎时膝关节的胶原降解，应该采用下列词组表达：关节炎，类风湿性 / 代谢 + 膝关节 / 代谢 + 胶原 / 代谢。

3. 组配优先级的选择　在很多情况下，主主组配、主副组配两种组配方式是可以同时采用的，此时采取的策略是首选主副组配，后选主主组配。而主主组配又首选概念相交，次选概念限定。例如，肾畸形首选肾 / 畸形，不用肾 + 畸形；狗肺炎首选狗疾病 + 肺炎，不用狗 + 肺炎。而贲门肿瘤由于没有贲门疾病这个主题词，故只能采用概念限定组配，即贲门 + 胃肿瘤。

4. 选词原则　综上所述，词表选词是有严格的选词流程的，无论是标引者还是检索者，在利用词表进行转换时，都应该遵守这个选词流程。

（1）首选专指词：首先选用与文献主题概念完全对应的、最专指的主题词。例如，糖尿病性视网膜病、糖尿病饮食等均有相对应的专指主题词，标引时应作为首选。

（2）次选组配词：当某一复合概念无完全对应的主题词时，则选用主题词与副主题词组配，或主题词与主题词组配的方式予以表达。例如，肝畸形选择肝 / 畸形，贲门肿瘤选择贲门 + 胃肿瘤。

（3）选择上位词或同义词、近义词：当不能采用组配进行选词时，可直接选用与文献主题概念临近的上位词或同义词、近义词。例如，聚肌胞选择干扰素诱导剂，假性嗜铬细胞瘤选择嗜铬细胞瘤等。

（4）选择特征词：为了满足检索特定范围文献的检索需求，反映文献非核心概念的其他方面，如研究对象、研究时间、研究地点和文献类型等内容，标引时特征词也是必须选择的内容。

（5）选择自由词：对于无法使用上述方法标引的概念，尤其是反映某学科领域最新进展的新概念、新术语，可以直接采用自由词进行标引。

以上五条选词原则，实际上有一个优先顺序问题，在进行词表转换时，应该遵循从一到五的顺序进行选词。

五、《中国中医药学主题词表》

《中国中医药学主题词表》由中国中医科学院中医药信息研究所编制，1987 年完成第一版，2008 年第三版词表共收录正式主题词 5 806 条，入口词 1 131 条，其体系结构由字顺表、树形结构表、副主题词表、附表和索引表五部分组成。①字顺表（又称主表）：系将全部主题词及款目词按汉语拼音顺序排列。主题词款目结构包括：汉语拼音、主题词名称、主题词英译名、树形结构号、注释及参照项。②树形结构表（又称范畴表）：它是根据中医药学学科体系将全部主题词按学科门类划分，排列于14个类目、59个子目，该表明确地显示了每一个正式主题词间的属分关系。各类目之下列出隶属于该类目的主题词，按属性分类关系逐级展开，呈树状结构，每个主题词均有双字母数字号码以显示主题词的级别。③副主题词表：包括专题副主题词表及编目副主题词表。④附表（医学家姓名附表、出版类型表）：收录医学家姓名59条，收录文献出版类型50个。⑤索引表：包括汉语拼音索引、汉字笔画索引、英汉对照索引、中草药及药用动植物拉（英）汉对照索引五个索引表。《中国中医药学主题词表》是为适应中医、中药学文献的特点，在借鉴 MeSH 词表的基础上编制的中医药方面的主题词表，用于对中医药学文献的标引。目前，中国生物医学文献服务系统（SinoMed）中的中医药主题词采用该词表进行标引。与 MeSH 相比，该表的特色主要表现在如下几个方面。

（一）主表与 MeSH 结构基本相同

与 MeSH 一样，主表包括主题词、款目（入口）词、类目词和副主题词4种类型。《中国中医药学主题词表》共收录正式主题词5 806个，款目（入口）词1 131个，类目词161个，副主题词93个。

（二）分类表突出中医特色

《中国中医药学主题词表》根据学科体系，仿照 MeSH 将主表中的主题词进行分类，分类号、大类号同 MeSH，仅在其前加上字母 T（traditional Chinese medical）组成双字母。如 TA 表明收录的是中医方面的解剖学名词，TC 表明收录的是中医疾病名词，TE 表明收录的是中医诊疗技术和设备名词。

（三）附表收录针灸穴位名称

附表收录了主表未收录的针灸名称主题，包括国际标准化针灸穴位名称主题词字顺表和国际标准化针灸穴位名称范畴表两部分。以下是字顺表中的针灸穴位名称举例。

安眠 TA17.750.11

S 奇穴

C 头面部穴位

其中 S 代表"属于"，说明安眠和奇穴是属分关系，安眠是下位词，属于奇穴；C 代表"参见"，说明安眠和头面部穴位是相关关系，可以互相参见。

以下是范畴表中的针灸穴位名称举例。

穴位 TA17

奇穴 TA17.750

安眠 TA17.750.11

八风 TA17.750.15

八邪 TA17.750.19

百劳 TA17.750.23

（四）索引表

提供了英文和拉丁文与中文的对照索引表，包括中医主题词英汉对照索引和中药及药用植物拉丁名称索引两部分。

中医主题词英汉对照索引举例如下。

ABDOMEN KNEDING　揉腹功

ABDOMEN ACUPOINTS　腹部穴位

ABDOMEN DISTENSION　腹胀

ABDOMEN FLATULENCE　中满

药用植物拉丁名称索引举例如下。

Abies delavayi　冷杉

Abrus cantoniensis　鸡骨草

Abutilon theophrastii　冬葵

Acanthaceae　爵床科

(五) 中医药副主题词

中医药学副主题词表共收录副主题词 93 个,其中 82 个为 MeSH 副主题词,另有中医药副主题词 11 个:中医疗法、中药疗法、中西医结合疗法、针灸疗法、穴位疗法、按摩疗法、气功疗法、针灸效应、气功效应、中医病机、生产和制备。

第三节　检索方法与途径

一、检索方法

检索方法是指为准确、快速、有效、省时地检索出所需文献,制订相关检索策略所依据的方法。常用的方法有以下几种。

(一) 追溯法

追溯法又称扩展法、追踪法,是一种传统的文献检索方法,即利用原始文献所附的参考文献深入查找相关文献的方法。这种方法简便易行,但工作量大,检出的文献有时较陈旧,或者有些文献内容离检索需求较远,故通常在检索工具不齐全或没有检索工具时使用。追溯法包括两种方法:一种是根据原始文献所附的参考文献进行追溯;另一种是利用引文索引检索工具进行追溯。

利用文献后所附的参考文献逐一追查被引用文献,然后再从被引用文献所附的参考文献目录逐一扩大检索范围,依据文献引用与被引用之间的关系获得内容相关的文献,这是一种扩大信息来源的最简捷的方法。通过追溯法获得的文献,有助于对论文的主题背景和理论依据等有更深的理解,在检索工具短缺的情况下,采用此方法可获取一定数量的相关文献。但是,由于原文作者记录参考文献存在着不全面与不准确的情况,所以有时很难达到理想的结果。

(二) 常用法

常用法是利用检索工具查找文献的方法,又称工具法。是以主题、分类、著者等作为检索点,利用检索工具获得文献信息的一种方法,是一种常用的科学检索方法。根据检索要求的不同,又分为顺查法、倒查法和抽查法。

1. 顺查法　是依照时间顺序,按照检索课题所涉及的起始年代,由远及近、从过去到现在,逐年、逐卷地查找信息的一种方法。此方法多用于检索内容复杂、时间较长、范围较广的理论性或学术性课题。该方法的优点是能全面了解所查课题的过去、现状及发展趋势,检索结果系统全面,查全率、查准率较高,误检、漏检较少。但这种方法费时费力,检索工作量大,效率低。通常在撰写学科发展动态、综述、述评等论文或申请专利时采用此法。

2. 倒查法　与顺查法相反,倒查法是按照检索课题的时间范围,利用一定的检索工具,由近到远、从现在到过去回溯查找文献信息的一种方法。这种方法通常在研究新兴科学新课题或在解决某些关键技术问题时采用。优点是省时省力、灵活性大、效率高,且检出的都是最新文献,新颖性高,某学科或研究课题的最新动态及发展水平一目了然;但容易产生漏查,查全率、查准率低。

3. 抽查法　它是针对某学科发展特点和发展阶段,选择该学科发展较快、文献信息发表较多的年代,并选定这段时间进行检索的一种方法。优点是能获得一批具有代表性的、反映学科发展水平的文献,检索效果较好、检索效率较高,但使用这种方法必须了解和熟悉学科发展的特点及历史背景,方可得到满意的检索结果。

(三) 循环法

循环法又称交替法、综合法,它是指交替使用追溯法和常用法,以达到优势互补,获得理想结果的一种检索方法。具体步骤是:先利用检索工具查得一批相关文献,然后再利用这批文献所附的参考资料进行追溯查找,从而得到更多的相关文献,如此交替使用,直至满足检索需求为止。这种方法具有前两种检索方法的优势,但前提是检索工具的原始文献必须收藏丰富,否则会造成漏查。

(四) 浏览法

浏览法因时代变化也发生了改变。在 20 世纪 90 年代,浏览法是指因检索工具的文献收录时间通常比原始论文发表的时间慢半年到一年,为及时获得最新的文献,而浏览最近新到的期刊(最好是本学科的核心期刊)目录的方法。但这种方法只能获得本馆文献,有局限性、不全面、不系统,不能作为查阅文献的主要方法,只是一种辅助手段。

当前,浏览法又称漫游法。人们上网有两种情况,一种是漫无目的地上网,例如上网漫游看看有没有自己感兴趣的内容,看视频、阅读、看新闻等。浏览时,会偶然发现一些可能对自己有用的其他信息,但通过这一方法查资料,充满了不可预见性和偶然性。另一种是有目的性、有针对性地查找信息资料。在这一过程中,会意外发现一些与检索信息相关的文档链接,通过链接,跳转到另一相关网页,找到新的资料信息;在查找新信息时,又获得更多的推荐网页链接,类似于知网节提供的"相关文献"链接。在条件允许的情况下,通过浏览法可直接阅读期刊全文。

二、检索途径

检索途径利用文献数据库中记录的某一特征,即某一倒排文档 / 索引的标识作为检索入口,它在计算机检索中通常体现为检索字段。不同的信息检索工具,因编制方法不同,其检索方法和检索途径也不同。常用的检索途径有以下几种。

(一) 题名途径

题名(title)途径是指利用图书、期刊、文献资料等的题目名称中的名词术语进行检索的途径,是信息检索中最常用的途径。由于科技文献的题名一般能反映其主要内容,所以利用题名中的名词术语可以比较准确地查找到所需文献。

(二) 著者途径

著者(author)途径是指利用文献上署名的作者、译者、编者的姓名或团体、机构的名称进行检索的途径。著者途径检索可以查到同一著者的多种著作,能够比较全面地了解某一著者或团体的研究成果。外文检索工具中,检索中国著者时,采取个人著者姓的全称在前、名用缩写在后的格式,例如"Guan ZZ"。同时要根据著者的专业及其他特征进一步鉴别,以免误检。需要注意的是,有些数据库的兼容性较强,著者途径检索的格式采用中文习惯或外文习惯输入均可。

(三) 主题词途径

主题词(subject headings)又称叙词(descriptor),是一种规范化的检索语言。主题词途径是指通过文献的内容主题进行检索的途径,以主题词作为检索入口来检索信息。主题词途径可以将分散在各个学科中的有关文献集中于同一主题之下,便于分析选择。利用主题词途径进行信息检索,必须准确选择主题词和副主题词的合理组配,如果主题词选择不准或组配不当,检索效果就会大大下降。

(四) 关键词途径

关键词(keyword)途径是以文献的篇名、文摘或全文中抽出来的能表达文献实质内容的名词术语作为检索标识进行信息检索的途径。关键词与主题词不同,它不需要经过规范化处理,完全取自原文。关键词途径检索的优点在于简单、方便,直接使用文献中的专业名词,一些新兴的名词术语,即使未经过规范化处理,也能及时进入检索系统。其缺点是关键词没有经过规范处理不易控制,检索时必须充分考虑与使用的关键词内容相关的同义词、近义词,否则容易造成漏检。

(五) 分类途径

分类途径是以文献信息内容在特定的学科分类体系中的位置(分类名或分类号)作为检索入口来检索信息的途径,可满足从学科、专业等内容出发获取信息的需要。其检索标识就是给定的类目名称或分类号码。分类途径是指按学科分类体系来检索文献,因此,比较能体现学科系统性,反映学科与事物的隶属、派生及平行的关系,便于我们从学科所属范围来查找文献资料,并且可以起到触类旁通的作用。从分类途径检索文献资料,主要是利用分类目录和分类索引,包括图书期刊分类和专利文献分类,如《中国图书馆分类法》、《国际专利分类表》(IPC 分类)等。缺点是这些分类法更新滞后,不易检索到最新、最前沿的文献。

(六) 序号途径

序号途径是利用文献特有的序号作为检索入口来检索信息的一种途径,如专利号(patent number)、标准编号、国际标准书号(ISBN)、国际标准连续出版物号(ISSN)等。序号检索具有明确、简短、唯一性的特点,是一种很实用的信息检索途径,但前提是必须事先知道文献的相关序号。

(七) 引文途径

引文(citation)途径是指以被引用文献(文章后面所附参考文献)为检索起点来查找引用文献的途径。由于被引用文献和引用文献在内容上或多或少有所关联,所以通过某一权威学者发表的论文或以一篇高水平的论文进行引文检索,通常会获得一系列主题相关、内容上有所继承和发展的新文献。引文检索常用的检索词有:被引作者、被引篇名等。数据库中常见的提示引文检索的词汇有:引文、参考文献、reference、cited reference 等。

(八) 其他途径

其他途径包括代码途径、专门项目途径、默认途径等。

代码途径是指利用事物的某种代码编成的索引进行检索的途径,如分子式索引[可检索化学物质登记号(CAS registry number)]、环系索引等。专门项目途径是指利用文献信息所包含的或有关的名词术语、地名、人名、机构名、商品名、生物属名、年代等的特定顺序进行检索的途径。默认途径是指在检索系统中预先设定的多个字段中进行检索的途径。

第四节　检索步骤与策略

一、检索步骤

(一) 分析检索需求,明确检索要求

分析需求即分析检索需求的实质内容,是实施信息检索最重要的一步,是检索效率高低、成败的关键。面对一个需求,需要明确它的需求范围、项目研究现状以及将要达到的检索目的。

1. 分析需求的主要内容　了解项目的背景知识是进行信息检索的基础,项目的背景知识包括研究的对象及其所属的学科,主要涉及的内容(包括研究方法、实验器材、主要研究单位和人员等)。获取背景知识时,可以询问专业人员,也可以通过初步检索获取项目所涉及的主要内容和相关内容,形成主要概念和次要概念、主要类目和次要类目等,选取主题词、类目等。要注意,需求分析获得的是反映项目主要内容的概念和类目,而不是文献篇名中字面意思卜相关主题词的罗列和堆砌。

2. 明确检索目的　即明确所需信息的用途,常见的检索目的有更新知识、编写教材、撰写学科总结、撰写专题综述、研究技术预测、决策检索,以及专利申请或科技成果鉴定时需利用信息说明其新颖性和创新性等。

3. 明确检索要求　即明确所需信息的类型、语种、数量、文献范围和年代等,以控制对查新、查准、查全的指标要求及其侧重。如要了解某项医疗技术的最新动态、学科的进展,了解前沿,探索未知,则强调"新"字;如要解决项目研究中的具体问题,则要强调"准"字;如要了解一个研究的发展全过程以撰写综述及总结成果,就要回顾大量文献,要求检索全面、详尽、系统,则要强调"全"字。检索目的不同,根据检索主题分析所选取主题范围的广度与深度也不同。

若要系统、全面收集有关信息,则选取的主题范围要宽一些,所得信息的泛指性要强一些;若需利用有关信息为某一技术问题的解决方案提供参考或借鉴,则选取的主题范围要窄一些,所得信息的专指度要高一些。最后,每一项研究的理论和技术都有萌芽、形成和发展的阶段,为提高检索效率,检索时应根据研究课题的背景,即有关知识发展的形成期、高峰期

和稳定期,来确定检索的时间范围。对于发展较快的学科领域来说,首先要查找最近几年的文献。

(二) 选择合适的检索工具或数据库,确定检索方法

根据需求分析的结果确定了自己的检索目的和主题内容之后,下一步就是选择适用的检索工具,如数据库或搜索引擎等检索系统。要根据检索需求,选择与所查课题和信息需求相适应、学科专业对口、覆盖信息面广、报道及时、揭示信息内容准确并有一定深度的、检索功能比较完善的检索工具。

不同的检索工具,其收录的学科类别、文献类型、文献收录的时间跨度、覆盖的地理范围、文献记录的详略程度、是否提供全文、语种情况等方面都会存在差异,要根据所查课题的需要,加以选取。例如 PubMed 是全球免费的生物医学文摘数据库,其学科类别以生物医学为主,检索医学文献时可选择;Derwent 是全球专利数据库,检索专利文献时可首选。一般来讲,学科属性是考察检索系统是否适用的首选因素。首先,要保证所选择的资源与检索课题的学科一致;其次,应考虑所选资源在该学科领域的权威性,尽量以权威的专业数据库为检索工具。

课题的检索范围包括时间、地理、文献形式和资料类型的范围。另外,与课题的学科特点也有很大关系。比如,人文社会科学方面的课题受地域因素的制约,在资料的检索范围上应当有所侧重,有关中国社会问题的研究应着重参考有关的国内文献;对于科学技术,特别是高科技领域、生物医学领域方面的课题,仅仅查阅国内的文献是不够的,还必须查阅国外的研究情况。

一般情况下,各类数据库或搜索引擎等检索工具都有多种不同的检索方式以实现不同查准率和灵活度,常见的有快速检索、高级检索和专业检索:①快速检索也称作一框式检索、简单检索等,通常用于实现单一条件的简单检索,一般情况下只输入一个或少量几个检索词,不同检索词之间的逻辑关系往往也比较单一;快速检索简单易行,可以比较全面地查找出与检索词相关的信息,让检索者快速了解相关总体情况,但缺点是查准率不高、不够灵活。②高级检索往往提供多个输入框,并提供检索字段选项,以及各种检索限制条件,使检索者可以方便地输入多个检索词,并设置多种逻辑关系,以完成复杂的检索条件设置,达到更高的查准率和灵活度。③专业检索也称作专家检索,其灵活性比高级检索更强,可以使用的检索词往往更多,检索词间的关系也更为复杂多变,能将多种检索要素集合在一个检索表达式中,更加快速、准确、灵活、高效地完成检索。

因此,在选择检索工具时应综合考虑研究课题的学科属性、检索者的检索能力,综合选择合适的检索工具进行检索。

检索方法的选取须根据检索需求具体确定。一般情况下,我们采用常用法,但因检索需求和已掌握的文献信息不同,也常常采用追溯法、循环法或浏览法。如需对项目的主题背景和理论依据等有更深的理解,往往采用追溯法,利用已知文献所附的参考文献进行追踪或利用引文索引检索工具进行追溯,依据文献引用与被引用之间的关系获得内容相关的文献,逐一扩大检索范围,以实现检索目的;在检索主题内容较为新颖的文献信息时,往往需要采用循环法,将追溯法和常用法结合起来使用;而在检索需求并不明确时,则往往采用浏览法。

（三）选定检索途径，拟定检索标识

首先，要根据需求分析的结果并结合选取检索工具的实际选定检索途径，如，是从内容特征还是从外部特征检索，或者是将二者结合起来；是从主题概念查找还是从分类类目查找，或将二者结合起来，该数据库是否提供相应的分类或引文检索途径等。

其次，要根据检索工具的实际确定检索标识，如：选用主题检索时，检索系统有无受控词表、具体采用何种词表；选用分类检索时，检索系统采用何种分类体系；检索系统提供了哪些外部特征的限定检索等。

最后，要分析出课题所涉及的主要概念和辅助概念，并找出能表达这些概念的若干个词或词组。主要概念也称核心概念，是指课题研究的主要对象，例如，课题"骨质疏松与血管钙化"的主要概念是"骨质疏松"和"血管钙化"；辅助概念又称普通概念，其含义是指一些没有专业意义的概念，例如，课题"新一代基因测序技术应用在试管婴儿技术领域的研究"，其主要概念是"基因测序技术""试管婴儿技术"，辅助概念是"新一代"。此外，需注意的是，没有实质检索意义的词在检索过程中一般不使用，包括介词、冠词和连词等虚词，也包括没有事物含义的普通名词、代词、动词和形容词，如"研究""技术""过程""问题""关于""基于"等。

（四）制订、调整和优化检索式

1. 制订检索式 检索式是既能表达检索课题需求，又能为计算机识别的检索表达式，其构成包括检索标识、检索字段和检索算符。检索标识、检索字段、检索算符在前面都分别介绍过，此处强调一下检索字段的具体选择。

检索字段是指文献信息的特征项目，对应于数据库中的字段标目，是检索的出发点，以前常用"检索途径"这一术语，现在常用的名称还有检索项、检索入口、检索点等。常用的检索字段主要有：分类、主题、作者、团体作者、篇名、摘要、关键词、号码等。每种文献均有内容特征及其相关的外表特征，分类、主题等字段反映文献信息的内容特征，作者、名称和号码等字段反映文献信息的外表特征。检索时从文献的特征出发，将其特征值与检索系统中的标引数据进行比较，通过匹配达到检索目的。

2. 调整和优化检索式 检索是一个动态的随机过程，在实施检索之后，要对检索结果进行评估，判断检索结果是否理想，再根据结果情况，进行调整和优化检索式的操作。一般来说，初次检索得到结果后，大致浏览检索结果，分析其全面性、准确性、新颖性等方面的检索效果，再据此调整和优化检索式。如果检索出来的文献太多，就需要考虑适当缩小检索范围，减少检出量；反之，则要扩大检索范围，增加检出量。这个过程可以进行多次，直到逼近相对更优的检索效果。

3. 检索式编制的注意事项 不同的检索需求，不同的检索目的，有不同的检索方法和策略。要采用合适的检索策略。一般来说，使用逻辑与算符越多，专指性则越强，查准率就越高；使用逻辑或算符越多，检索范围就越大，查全率就越高；使用逻辑非算符去掉不相关的概念，也可提高查准率，但用时要慎重，以免漏检。另外，在制订检索策略时，不要连续使用多个位置和逻辑算符，以免限制过严而导致漏检文献。

（五）获取和管理检索结果

1. 浏览和分析检索结果 浏览检索结果时，若内容相关，则可及时完整地记录、保存，以备后续查看或进一步索取原始文献。可以充分利用检索工具或数据库的多种显示和排序功能,高效浏览检索结果。由于数据库等检索工具常常收录了海量文献,所以检索到的文献信息往往也数量巨大,导致人们无法有效地全部阅读使用,因此通常需要对获得的检索结果进行分析,以便对信息进行有效利用。有很多数据库提供了对结果的分析功能,可以对结果进行多角度的聚类、排序、过滤等操作,要学会充分利用数据库自带的分析功能,总体上把握检索结果反映出的信息。

2. 选择和记录文献线索　可以按照自己的需求和检索工具提供的不同格式,对选中的文献进行标记、记录、导出、关注、分享、收藏、打印、保存、下载、邮件订阅等各种操作。

3. 获取文献原文　当文献类型和出版物的全称明确以后,即可通过网络全文数据库进行检索,直接下载得到原文;通过搜索引擎搜索获得部分原文;利用各种馆藏目录或联合目录查找所需文献的收藏机构,以进行借阅或复制;通过作者个人主页等获得原文;与作者联系获得原文;通过馆际互借、文献传递等方式获得原文等。

二、检索策略的构建

检索策略是实现检索目标的途径与方法,是为实现检索目标而制订的全盘计划或方案。如图 2-2 所示,广义的检索策略具体包括以下流程:分析检索课题的实质需求;选择合适的数据库或检索工具;确定检索途径和检索用语(分类号、主题词、关键词等);明确各检索标识之间的逻辑关系与检索步骤;制订、调整和优化检索式;获取和管理检索结果。这也是进行一次检索的完整步骤和合理流程安排,要在分析检索需求的基础上,确定用于检索的数据库,确定检索标识,并明确检索标识之间的关系以及查找步骤。检索策略体现了对检索的总体计划和全部过程,也可以将其理解为检索步骤、检索流程、检索过程、检索条件设置等。检索策略的优劣,直接影响着检索效果。检索策略指导着整个检索过程,因此,其包括了绝大部分检索相关基础知识。

具体到检索过程中,检索者要构造一个既能表达信息需求,又能为检索系统或各类搜索引擎所识别的检索表达式。这个检索表达式,人们也常将其称为检索式,检索式是狭义上的检索策略,是检索策略的具体体现。检索式是表达检索提问的逻辑表达式,是将检索标识、检索字段、检索算符等检索要素组织在一个计算机检索系统可识别并可执行的检索语句中,用以表达复杂的检索需求,完成检索任务。

简单的检索式可以只是一个检索标识,例如一个关键词、一个文献号码等,例如"leukemia"(要求检索出含有"白血病"的全部记录);复合检索式可以由任何检索词、逻辑运算符、位置运算符、截词符等构成,如 leukemia AND therapy AND(child* OR infant),表达检索的是治疗儿童白血病方面的文献。

如果希望检索结果满足更多更精细的要求,就需要更复杂一些的检索式,比如,可以给检索标识添加检索字段,以限定检索标识在文献信息中出现的位置和重要程度等;再复杂一些,则可以包含多个检索标识和检索字段以及检索算符,甚至多重嵌套条件。

一个课题的检索表达式未必是唯一的,而是可以有各种选择、描述、限定和组配方式,这些都可以通过各种检索算符来体现。检索式在检索中可一次设置完成,也可分为多步完成,检索者可以根据信息需求和信息源的特点以及自身需要,灵活编制、运用检索式,达成检索目标。

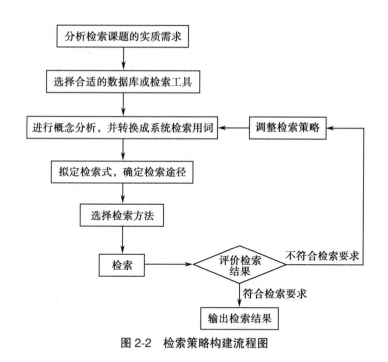

图 2-2　检索策略构建流程图

第五节　检索结果的评价与策略调整

一、检索结果的评价

检索结束后,要对结果进行审视。获取检索结果后,要认真分析、比较、概括和综合,以保证信息的真实性、准确性。当检索结果显现太多与研究课题不相关的记录,或显现太少与研究课题相关的记录,甚至没有与课题相关的记录时,必须重新思考并建立检索命题,对检索策略进行优化,进行缩检或扩检。

检索效果(retrieval effectiveness)指用户对检出文献的满意程度或检索系统检索的有效程度,它反映了检索系统的能力,包括技术效果、经济效果。经济效果主要指检索系统完成检索服务的成本及时间,其因素比较复杂。检索结果的评价指标主要包括:查全率、查准率、检索时间、检索成本。这四个方面就构成了检索效率的评价体系,检索效率高,就意味着查全率和查准率高,检索时间短,检索成本低。

(一)技术效果评价指标

技术效果主要指检索系统的性能和服务质量,系统在检索时满足检索要求的有效程度。衡量检索的技术效果有两个主要指标,即查全率(recall ratio)和查准率(precision ratio),分别用字母 R 和 P 表示。检索结果相关概念示意图如图 2-3 所示。

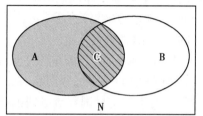

N:数据库中的文献总量;A:数据库中所有的相关文献数量;B:检出的文献总量;C:数据库中检出的相关文献数量。

图 2-3　检索结果相关概念示意图

1. 查全率　查全率(recall ratio)是指从数据库中检出的相关文献数量与数据库中所有的相关文献数量之比,它反映该系统数据库中实有的相关文献被检索出来的程度。也就是说,查全率反映的是检索系统检出相关信息资源的能力,既是评价检索系统效率的一个重要指标,也是反映检索效果的重要指标。

公式表示为:

$$查全率 =(检出的相关文献数量 / 所有的相关文献数量) \times 100\%$$

根据图 2-3 所示,查全率表示为:

$$查全率 =C/A \times 100\%$$

例如:假设在某检索系统数据库中检索出来 100 篇文献,而数据库中相关文献总量有 200 篇,那么查全率就等于 50%。

2. 查准率　查准率(precision ratio)亦称检准率、相关率、检索精度,是指数据库中检出的相关文献数量与检出的文献总量之比,反映的是每次从该系统数据库中实际检出的全部文献中相关文献所占的比例,用来描述系统拒绝不相关文献的能力。

公式表示为:

$$查准率 =(检出的相关文献数量 / 检出的文献总量) \times 100\%$$

根据图 2-3 所示,查准率表示为:

$$查准率 =C/B \times 100\%$$

例如:假设在某检索系统数据库中检索出来 80 篇文献,其中有 20 篇与课题相关,那么查准率就等于 25%。

查准率和查全率结合起来,描述了系统的检索技术效果。最理想的检索技术效果是查全率、查准率均为 100%,但是查全率与查准率是一对矛盾体,为互逆相关性,即提高查全率会降低查准率,反之提高查准率会降低查全率。要想提高查全率,势必会对检索范围和限制逐步放宽,这将导致检索结果中包含较多的无关文献,影响了查准率。而要想提高查准率,就会选用较为专指的词语检索,这必然导致较多的相关文献漏检。企图使查全率和查准率都同时提高,是很不容易的。因此,应当根据具体课题的要求,合理调节查全率和查准率,保证检索效果。

(二) 经济效果评价指标

经济效果主要指检索系统完成检索服务消耗的成本及时间,其影响因素比较复杂。

1. 检索时间　检索时间是指检索者尽可能全面、准确地检索出自己所需要的信息而花费的时间。检索效率的高低取决于检索时间的长短。检索者若要在较短的时间内,尽可能全面、准确地检出相关信息,就要对信息资源、检索技术、检索需求熟悉、清楚,同时要具备必要的上网条件和网速。

2. 检索成本　检索成本主要指计时收费和需支付的国际流量费。联机检索需计时收费(如 DIALOG 系统),费用高,在必须使用的时候,应事先做好必要的准备,尽量减少检索时间。对于需支付国际流量费的数据库,一方面,国内若有镜像站点,应尽量利用;另一方面,若有同一个数据库的光盘,可以先考虑在光盘数据库上查询,必要时再使用网络数据库。另外,尽量少下载图像、多媒体文件,这些都是可以降低网络成本的方法。

(三) 影响因素和局限性

影响检索效果的因素是非常复杂的,各评价指标的影响因素也各不相同。

1. 查全率的影响因素 就查全率的影响因素来说,分为两个方面。

1)文献存储环节中的不足,主要有:①数据库收录文献不全;②索引词汇缺乏控制和专指性不足;③词表结构不完整;④词间关系模糊或不正确;⑤标引不详;⑥标引前后不一致;⑦标引人员遗漏了原文的重要概念或用词不当等。

2)文献检索环节的不足,主要有:①检索策略过于简单;②选词和进行逻辑组配不当;③检索途径和方法太少;④检索人员业务不熟练和缺乏耐心;⑤检索系统不具备截词功能和反馈功能;⑥检索时不能全面地描述检索要求等。

2. 查准率的影响因素 对查准率而言,影响因素主要有:①索引词不能准确描述文献主题和检索要求;②组配规则不严密;③组配错误;④选词及词间关系不正确;⑤标引过于详尽;⑥检索时所用检索词(或检索式)专指度不够,检索范围宽于检索要求;⑦检索系统不具备逻辑非功能和反馈功能,检索式中允许容纳的词数量有限;⑧截词部位不当;⑨检索式中使用逻辑或不当等。

3. 查全率和查准率的局限性 在实际检索过程中,正是有诸多的影响因素存在,致使查全率和查准率往往达不到最优结果。同时,除了上述的影响因素之外,查全率和查准率也存在一定的局限性,主要表现在以下几个方面。

1)查全率是检索出的相关信息量与检索系统中的全部相关信息量之比,但系统中相关信息量究竟有多少一般是不确定的,只能估计;另外,查全率或多或少具有"假设"的局限性,这种"假设"是指检索出的相关信息对用户具有同等价值,但实际并非如此,对于用户来说,信息的相关程度在某种意义上比它的数量重要得多。

2)如果检索结果是题录式而非全文式,由于题录的内容简单,用户很难判断检索到的信息是否与课题密切相关,必须找到该题录对应的全文,才能正确判断出该信息是否符合检索课题的需要;同时,查准率中所讲的相关信息也具有"假设"的局限性。

二、检索策略的调整

检索策略是为实现检索目标而制订的全盘计划和方案,是对整个检索过程的谋划和指导。也可以说,所谓检索策略,就是在分析检索提问实质的基础上,确定检索系统、检索文档、检索途径与检索用词,并明确各词之间的逻辑关系与查找步骤的科学安排。检索式(即检索用词与各运算符组配成的表达式)仅仅是狭义上的检索策略。

文献检索目前主要包括手工检索和计算机检索两种方式,相应地,检索策略也有两种方式,即手工检索策略和计算机检索策略。在提高文献检索效果的措施上,做到手工检索与计算机检索相结合非常重要。手工检索可避免检索标识选择和检索策略上的一些失误,如概念不清晰、定义混淆错误、纯字面组配、选词漏义、漏词、外语翻译上的失误等。可以说,与计算机检索相比,手工检索能从原文中更深入地分析、判断相关性,计算机检索后再由手工检索来核定密切相关的文献,准确性更高。

在实施计算机检索时,检索策略输入检索系统后,系统响应的检索结果有时不一定能满足课题的要求,输出的文献量过多或者极少,有时甚至为零,这时就需要调整检索策略。应根据检索结果对检索提问作相应的修改和调整,直到得到较满意的结果。

1. 检索结果过少,检出文献量少于期望 当检索结果过少,检出文献量少于期望时,应进行扩检,放宽检索要求,提高查全率。扩检的方法有以下几种。

(1)放宽检索范围,如增加学科领域、时间范围、文献类型、关键词出现的可检字段等。

(2)增加各种形式的自由词,使用关键词时,可通过增加同义词、近义词、全称/缩写词等方式增加命中文献数。

(3)采用截词检索,通过截词符减少由于拼写不同或词尾不同而造成的漏检。

(4)减少用"AND"或"NOT"算符连接的某个不重要的检索词,增加用"OR"连接的检索词;放宽位置运算符的范围,例如将2W改为3W。

(5)改精确检索为模糊检索,降低检索词的专指度。

(6)用上位词或相关词扩大检索范围。

(7)增加或修改检索入口,如改"题名"为"主题""文摘"或"全文"。

(8)使用其他检索系统,增加待检的检索工具与数据库,多种索引配合使用。

(9)其他:使用主题词扩展检索;多选副主题词,甚至全选;扩大输入检索词的分类限定等。

2. 检索结果过多,很多文献不相关　检索结果过多,很多文献不相关时,应进一步限定检索,提高查准率。缩检的方法有以下几种。

(1)严格限定检索范围,如缩减学科领域、时间范围、文献类型、关键词出现的可检字段等。

(2)减少一些相关性不强的同义词和同族相关词。

(3)选择与检索主题密切相关的词和专业术语,选用更确切的下位概念,避免使用过于宽泛的词汇。

(4)进行字段限定检索或位置检索。

(5)增加用"AND"或"NOT"算符连接,用逻辑"AND"进一步限定主题概念的相关检索项,用"NOT"排除一些无关的检索项。

(6)使用精确检索,改模糊检索为精确检索,提高检索词的专指度。

(7)增加限定条件或在检索结果的基础上进行二次检索。

(8)在有主题词检索途径的检索系统中,采用主题词检索途径中可以提高查准率的方法,以及主题词途径与其他途径联合检索等。

(卢媛慧　黄　琼)

第三章

文摘型数据库

第一节　中国生物医学文献服务系统

一、中国生物医学文献服务系统概述

（一）简介

中国生物医学文献服务系统（SinoMed）由中国医学科学院医学信息研究所 / 图书馆研制，2008 年首次上线服务，整合了中国生物医学文献数据库（CBM）、中国生物医学引文数据库（CBMCI）、西文生物医学文献数据库（WBM）、北京协和医学院博硕学位论文库（PUMCD）、中国医学科普文献数据库（CPM）等多种资源，是集文献检索、引文检索、开放获取、原文传递及个性化服务于一体的生物医学中外文整合文献服务系统。

（二）资源

SinoMed 涵盖资源丰富、专业性强，收录了国内外生物医学领域期刊文献、北京协和医学院学位论文及中国医学科普文献，年代跨度大，数据更新及时。

1. 中国生物医学文献数据库　中国生物医学文献数据库（CBM）收录 1978 年至今国内出版的生物医学学术期刊 3 120 余种，其中 2023 年在版期刊 1 550 余种，文献题录总量 1 290 余万篇。全部题录均进行主题标引、分类标引，同时对作者、作者机构、发表期刊、所涉基金等进行规范化加工处理。2019 年起，新增标识 2015 年以来发表文献的通信作者，全面整合中文数字对象唯一标识符（digital object identifier，DOI）链接信息，以更好地支持文献发现与全文在线获取。

2. 中国生物医学引文数据库　中国生物医学引文数据库（CBMCI）收录 1989 年以来中国生物医学学术期刊文献的原始引文 3 350 余万篇，经归一化处理后，引文总量达 1 050 余万篇。所有期刊文献引文与其原始文献题录关联，以更好地支持多维度引文检索与引证分析。

3. 西文生物医学文献数据库　西文生物医学文献数据库（WBM）收录世界各国出版的重要生物医学期刊文献题录 3 630 余万篇，其中北京协和医学院图书馆馆藏期刊 9 000 余种，

免费全文 640 余万篇;年代跨度大,部分期刊可回溯至创刊年,全面体现北京协和医学院图书馆悠久丰厚的历史馆藏。

4. 北京协和医学院博硕学位论文库 北京协和医学院博硕学位论文库(PUMCD)收录1981 年以来北京协和医学院培养的博士、硕士的学位论文全文 1.8 万篇,涉及医学、药学各专业领域及其他相关专业,内容前沿丰富。

5. 中国医学科普文献数据库 中国医学科普文献数据库(CPM)收录 1989 年以来近百种国内出版的医学科普期刊,文献总量达 60 万余篇,重点突显养生保健、心理健康、生殖健康、运动健身、医学美容、婚姻家庭、食品营养等与医学健康有关的内容。

(三) 特色

1. 数据处理规范 根据《医学主题词表(MeSH)》(中译本)、《中国中医药学主题词表》以及《中国图书馆分类法·医学专业分类表》对收录文献进行主题标引和分类标引,以更加深入、全面地揭示文献内容。同时,其中的 CBM 还对作者、作者机构、发表期刊、所涉基金等进行规范化处理,标识第一作者、通信作者,提升作者、机构、期刊、基金检索的准确性与全面性。

2. 检索方式多样,检索功能齐备 在文献检索方面,具有跨库检索、快速检索、高级检索、智能检索、主题词表辅助检索、主题与副主题扩展检索、分类表辅助检索、多维限定检索、多维筛选过滤、多知识点链接等功能。在引文检索方面,具有被引文献主题、作者、出处、机构、基金检索等功能。除此之外,还有检索词智能提示、通信作者 / 通信作者单位检索、检索表达式实时显示编辑等功能。

3. 全文服务方式多样、快捷高效 在整合多种原文链接信息的基础上,拓宽全文获取路径,以中国医学科学院医学信息研究所 / 图书馆的馆藏为基础,依托国家科技图书文献中心(National Science and Technology Library,NSTL)及与维普等数据服务商的合作,建立起强大的全文服务系统。通过 SinoMed,用户能在线阅读北京协和医学院博硕学位论文,直接链接维普、万方医学网 / 万方数据知识服务平台、编辑部、出版社等文献原文[含开放获取(OA)期刊],或通过申请付费方式进行原文索取。

4. 个性化服务 个性化服务是 SinoMed 为用户提供的一项非常重要的功能。用户注册个人账号后便能拥有 "我的空间",享有检索策略定制、检索结果保存和订阅、检索内容主动推送及邮件提醒、学术分析定制等个性化服务。通过 "我的空间",用户还能向 SinoMed 反馈意见和建议。

二、中国生物医学文献服务系统检索技术

(一) 逻辑组配检索

逻辑组配检索是指利用布尔逻辑运算符实现检索词或代码的组合检索。常用的逻辑运算符有三种,分别为 "AND"(逻辑与)、"OR"(逻辑或)和 "NOT"(逻辑非),三者间的优先级顺序为:NOT>AND>OR。可以通过两种方法进行逻辑组配检索。

1. 直接输入法 快速检索框中的检索词或检索表达式之间可直接使用 "AND" "OR" 或 "NOT"(不区分大小写)连接,高级检索框中的检索词或检索表达式之间直接使用 "AND" "OR" 或 "NOT"(只能采用大写)。另外,需要注意,检索词或检索表达式与逻辑组配符号之间需要有空格。

2. 检索历史组配　在"检索历史"界面,依次选中欲组配的检索式,选择"AND"或"OR"按钮即可实现"AND"及"OR"操作。而欲从检索式1中去除检索式2的内容,需要先选择检索式1,再点击"AND"或"OR"按钮,之后选择检索式2,最后点击"NOT"按钮。

(二) 截词检索

截词检索即通配符检索,指在检索词中使用通配符的一种检索方式,可用于提高检索效率。SinoMed系统支持单字通配符(?)和任意通配符(%)两种通配符检索方式,具体含义如下。

1. 单字通配符(?)　替代一个字符。如:"肺?癌",可检索出含有肺腺癌、肺鳞癌等的文献。

2. 任意通配符(%)　替代0~n个字符。如:输入"脑%炎",可检索出含脑炎、脑膜炎、脑脊髓炎等的文献。

(三) 智能检索

SinoMed快速检索默认在全部字段执行智能检索,高级检索也默认选择"智能"检索。智能检索是基于词表系统,将输入的检索词转换成表达同一概念的一组词的检索方式,即自动实现检索词及其同义词(含主题词、下位主题词)的同步检索,是基于自然语言的主题概念检索。优化后的智能检索,支持词与词间的逻辑组配检索,取消了对可组配检索词数量的限制。

(四) 精确检索与模糊检索

精确检索是检索结果与检索词完全匹配的一种检索方式,适用于作者、文献来源等字段。模糊检索亦称包含检索,即在返回的检索结果中会出现检索词包含在命中文献的检索字符串中的情况。例如检索作者为"张泉"的文献,在不勾选"精确检索"的情况下可检出作者为"张泉""张泉龙""张清泉"等的文献。

(五) 特殊符号检索

检索词中常会含有"-""( )"","等特殊符号。此时,可以使用英文半角双引号来标识检索词,表明这些特殊符号也是检索词的一部分。

例如要查找"中文标题"中含有"$1,25\text{-}(OH)_2D_3$"的文献。此时,可以进入高级检索界面,选择"中文标题"检索入口,然后输入"$1,25\text{-}(OH)2D3$",并点击"检索"按钮即可。

(六) 常用字段

SinoMed根据各个数据库的特点,对常用检索字段进行组合后设置了"常用字段"检索入口。不同数据库中"常用字段"的具体含义见表3-1。

表3-1　SinoMed不同数据库常用字段内涵

数据库	"常用字段"内涵
中国生物医学文献数据库(CBM)	中文标题、中文摘要、关键词、主题词
中国生物医学引文数据库(CBMCI)	被引文献题名、关键词、主题词、出处、出版社
中国医学科普文献数据库(CPM)	中文标题、中文摘要、关键词、主题词
北京协和医学院博硕学位论文库(PUMCD)	中文标题、中文摘要、关键词、主题词
西文生物医学文献数据库(WBM)	英文标题、英文摘要、关键词、主题词[中/英]

三、检索途径与方法

SinoMed 的功能主要包括文献检索、引文检索、期刊检索、文献传递及数据服务(图3-1),并提供引文报告和检索结果多种展示与输出功能。

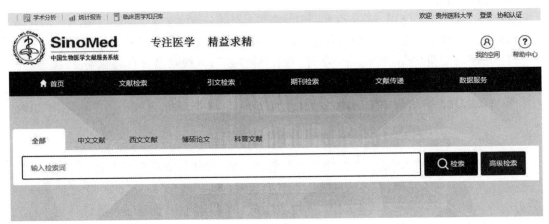

图 3-1　SinoMed 主页

(一) 文献检索

按检索资源的不同,可分为跨库检索(多类型资源同时检索)和单库检索(仅在中文文献、西文文献、博硕论文或科普文献中的某一资源中检索);按检索途径可分为快速检索、高级检索、主题检索和分类检索。同时,将智能检索、精确检索、限定检索、过滤筛选等功能融入相关检索过程中。

1. 跨库检索　SinoMed 首页呈现的就是跨库检索,跨库检索能同时在中文文献、西文文献、博硕论文及科普文献中进行检索。

(1)快速检索:首页的检索输入框即为跨库检索的快速检索输入框,在快速检索输入框内输入检索词或检索式,点击检索输入框后面的"检索"即可进行跨库检索的快速检索。

快速检索可支持单个词检索及专业检索,默认在全部字段执行智能检索。如需限定在某一字段检索,需采用"检索词[字段]"来限定具体字段,如"胃炎[标题]"。

此外,快速检索还可进行二次检索,即在第一次检索的基础上进一步检索。

检索示例 3-1:采用快速检索查找中药治疗胃炎的相关文献。

方法一:专业检索

步骤:在检索输入框中输入检索表达式"(中药 or 中医药 or 中成药 or 方剂)and(胃炎 or 胃病)",点击检索,即可跳转到结果页面。

方法二:二次检索

步骤 1:在快速检索输入框中输入"中药 or 中医药 or 中成药 or 方剂",点击"检索"。

步骤 2:在步骤 1 结果页面检索输入框中输入"(胃炎 or 胃病)",勾选"二次检索",点击"检索"(图 3-2),即可跳转到检索结果显示页面。

(2)高级检索:点击首页右侧的"高级检索"可进入跨库检索的高级检索页面,该页面右上方下拉框中显示为"跨库检索",点击下拉三角选择具体资源库,则切换为单库检索。高级检索页面包括检索表达式生成框、构建检索表达式、年代限定及检索历史等内容。

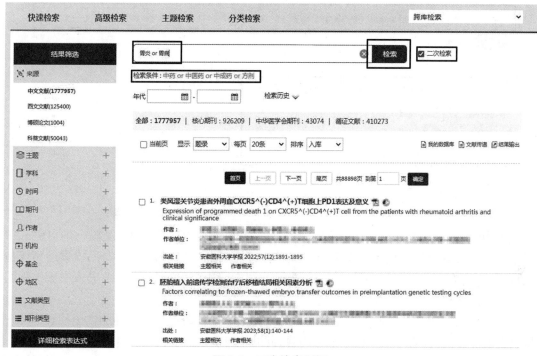

图 3-2　二次检索示例

高级检索字段包括常用字段、全部字段、标题、摘要、作者、作者单位、文献来源，并支持智能检索。高级检索主要通过构建表达式完成检索需要。

检索示例 3-2：采用高级检索查找贵州医科大学 2016 年以来发表的儿童白血病相关的文献。

步骤 1：在构建检索表达式首行选择"常用字段"，字段后输入框中输入"儿童 OR 幼儿 OR 患儿 OR 小儿 OR 少儿"，勾选"智能"。

步骤 2：在第二行勾选"优先"，布尔逻辑选择"AND"，选择"常用字段"，输入"白血病"，勾选"智能"。

步骤 3：点击智能前面的"+"，添加检索框，在新添加的第三行中布尔逻辑选择"AND"，字段为"作者单位"，输入"贵州医科大学"。

步骤 4：在年代限定中起始年选择"2016"，终止年不填。上方的检索式生成框中会自动生成检索式，点击检索式生成框下方"检索"按钮(图 3-3)，即可跳转至检索结果显示页面。

跨库检索中主题检索、分类检索同单库检索的检索方法完全一致，将在下文"单库检索——中国生物医学文献数据库"中介绍。

2. 单库检索——中国生物医学文献数据库　在 SinoMed 首页"文献检索"下拉列表中选择中文文献、西文文献、博硕论文及科普文献其中的某一资源，则切换为单库检索。本书仅以"中国生物医学文献数据库"为例讲解单库检索。

| 快速检索 | 高级检索 | 主题检索 | 分类检索 | | 跨库检索 |

（（"儿童"[常用字段:智能] OR "幼儿"[常用字段:智能] OR "患儿"[常用字段:智能] OR "小儿"[常用字段:智能] OR "少儿"[常用字段:智能]) AND "白血病"[常用字段:智能]) AND "贵州医科大学"[作者单位]

🔍 检索　发送到检索历史　　　　　　　　　　　　　　　清除

构建表达式：常用字段　儿童 OR 幼儿 OR 患儿 OR 小儿 OR 少儿　☑智能
☑优先 AND 常用字段　白血病　☑智能
☐优先 AND 作者单位　贵州医科大学　⊖ ⊕
年代 2016 —

检索历史 ⌄

图 3-3　高级检索示例

（1）快速检索：在 SinoMed 首页"文献检索"下拉列表中选择"中文文献"，即可进入中国生物医学文献数据库快速检索页面。或者在首页点击"高级检索"到跨库检索的高级检索页面，点击右上方资源类型下拉三角，选择"中国生物医学文献数据库"进入中国生物医学文献数据库快速检索页面。

中国生物医学文献数据库快速检索途径的检索方法与跨库检索途径的快速检索完全一致，详见上文跨库检索中快速检索部分内容，此处不再赘述。

（2）高级检索：在中国生物医学文献数据库文献检索页面，点击快速检索旁"高级检索"即进入中国生物医学文献数据库高级检索页面。高级检索支持多个检索入口、多个检索词之间的逻辑组配检索，方便用户构建复杂检索表达式。

高级检索可选择的检索项包括中文标题、英文标题、摘要、关键词、主题词、特征词、分类号、作者、第一作者、通信作者、作者单位、第一作者单位、通信作者单位、地区、刊名、出版年、期、ISSN、基金等，以及常用字段（由中文标题、摘要、关键词、主题词四个检索项组成）、核心字段（由中文标题、关键词、主题词三个检索项组成）。

高级检索还具有智能检索［实现检索词及其同义词（含主题词）的扩展检索］、输入词提示（在作者单位、第一作者单位、通信作者单位、刊名、基金字段支持规范名称的提示）、关联提示（在作者、第一作者、通信作者字段支持关联规范机构名称的提示）、精确检索（检索结果与检索词完全匹配的一种检索方式，适用于作者、分类号、刊名等字段）、限定检索（可以对文献的年代、文献类型、年龄组、性别、研究对象等特征进行限定）及检索历史（最多能保存 200 条检索表达式，可实现一个或多个历史检索表达式的逻辑组配检索。检索策略可以保存到"我的空间"和邮箱订阅）等功能。

检索示例 3-3：查找儿童氟斑牙／氟骨症治疗的相关文献。

步骤：在构建表达式区域分别输入"氟斑牙""氟骨症""治疗 OR 疗效 OR 诊疗"，勾选"智能"检索，字段均选择"常用字段"，氟骨症和氟斑牙之间用"OR"连接，勾选"优先"，并与"治疗 OR 疗效 OR 诊疗"采用"AND"连接。点击限定检索后面的三角，在年龄组勾选"儿童，学龄前：2~5 岁"及"儿童：6~12 岁"，最后点击"检索"，即可跳转至儿童氟斑牙／氟骨症治疗文献的检索结果页面。

3. 主题检索　主题检索是基于主题概念检索文献,支持多个主题词同时检索,有利于提高查全率和查准率。输入检索词后,系统将在《医学主题词表(MeSH)》中文译本及《中国中医药学主题词表》中查找对应的中文主题词。也可通过"主题导航",浏览主题词树查找需要的主题词。并支持多个主题词的同时检索,可使用逻辑运算符"AND""OR"和"NOT"进行组配。

在主题词注释详细页面,显示了该主题词可组配的副主题词、主题词的详细解释和所在的树形结构。可以根据检索需要,选择是否"加权检索""扩展检索"。加权是反映主题词对文献重要内容表征作用的一种手段,一般来说,加权主题词与文献核心内容的关联性相较于非加权主题词而言,要更为紧密,因此加权检索是一种缩小检索范围、提高查准率的有效方法。扩展检索是对该主题词及其下位词进行检索,相对而言,是一种扩大范围的检索。

检索示例 3-4:查找氟中毒(氟骨症／氟斑牙)流行病学相关文献。

步骤 1:在主题词输入框中输入"氟骨症",点击"查找"。

步骤 2:在氟骨症的主题词详细页面的副主题复选框中勾选"EP 流行病学(+)",系统会自动勾选其下位词"人种学""死亡率",点击"发送到检索框"。

步骤 3:在步骤 2 的主题词输入框中输入"氟中毒",点击"查找"(图 3-4)。

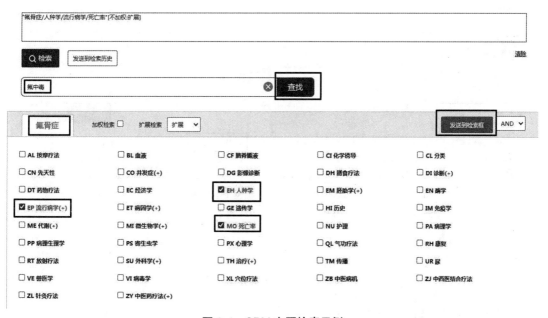

图 3-4　CBM 主题检索示例

步骤 4:通过步骤 3 进入氟斑牙(主题词为"氟中毒,牙")的主题词详情页,在该页面的副主题复选框中勾选"EP 流行病学(+)",系统会自动勾选其下位词"人种学""死亡率",选择布尔逻辑"OR",并点击"发送到检索框"按钮,在页面上方的表达式生成框中会自动生成检索式:("氟骨症／人种学／流行病学／死亡率"[不加权:扩展])OR"氟中毒,牙／人种学／流行病学／死亡率"[不加权:扩展]。点击"检索",即可跳转到氟中毒流行病学主题检索结果页面。

4. 分类检索 分类检索是从文献所属的学科角度进行查找,支持多个类目同时检索,能提高族性检索效果。可用类名查找或分类导航定位具体类目,通过选择是否扩展、是否复分,使检索结果更符合需求。《中国图书馆分类法·医学专业分类表》是 SinoMed 文献分类标引和检索的依据。分类检索单独使用或与其他检索方式组合使用,可发挥其族性检索的优势。同主题检索一样,分类检索也支持多个类目的同时检索,可使用逻辑运算符"AND""OR"和"NOT"进行组配。

检索示例 3-5:查找脑血管疾病病因学相关文献。

步骤 1:在分类检索输入框中输入"脑血管疾病",点击"查找"。

步骤 2:在列出的所有分类名中查找"脑血管疾病",点击分类名"脑血管疾病"。

步骤 3:在分类词注释详细页面,显示了该分类可组配的复分号、详细解释和所在的树形结构。可以根据检索需要,选择是否"扩展检索"。选择复分号"02 病理学、病因学",点击"发送到检索框",再点击"检索"(图 3-5),即可跳转到脑血管疾病病因学分类检索结果页面。

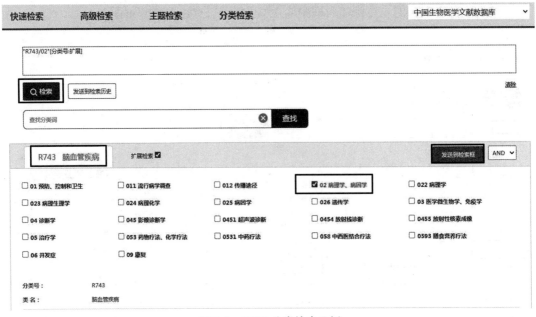

图 3-5 CBM 分类检索示例

(二)引文检索与引文报告

1. 引文检索 引文检索支持从常用字段、被引文献题名、被引文献主题、被引文献作者、被引文献第一作者、被引文献出处、被引文献机构、被引文献第一机构、被引基金等途径查找引文,其中常用字段由被引文献题名、关键词、主题词、被引文献出处和出版社五个检索项组成,被引文献主题由被引文献题名、关键词和主题词三个检索项组成。针对被引文献作者、被引文献第一作者、被引文献出处字段支持关联规范机构名称的提示功能。同时,支持发表年代、施引年代的限定检索,亦支持从发表时间、期刊、作者、机构、期刊类型维度对检索结果作进一步聚类筛选。与文献检索一样,引文检索还支持精确检索、布尔逻辑检索、截词检索及特殊符号检索等。

检索示例 3-6：查找贵州医科大学附属医院 2016—2021 年发表文献的被引用情况。

步骤 1：进入引文检索页面，检索入口选择"被引文献机构"，输入"贵州医科大学附属医院"，在弹出的提示框中选择"贵州医科大学附属医院〔贵州〕"，在发表年代处选择"2016"和"2021"，点击"检索"（图 3-6），即可查看检索结果。

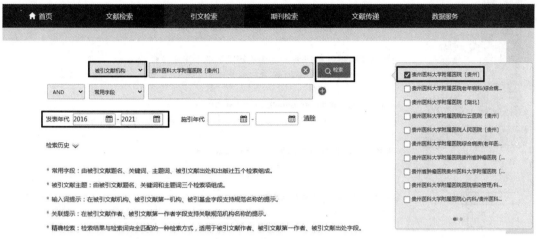

图 3-6　引文检索示例

步骤 2：可对检索结果进行多维聚类筛选和限定。同时，为了方便用户查看其中一篇或多篇文献的施引文献，系统会对重复施引文献进行自动去重，并支持从发表期刊、第一作者、时间三个维度对施引文献进行进一步筛选过滤。

2. 引文报告　中国生物医学引文数据库（CBMCI）支持引文报告功能，可以提供引文分析报告及查引报告。

在引文检索结果页面，点击"创建引文报告"，即可对检索结果中的所有引文进行分析，生成引文分析报告。需要注意的是，当引文检索结果超过 10 000 条时，引文分析报告只分析排序在前 10 000 的记录。

引文分析报告由发文时间、被引时间、论文近 5 年被引情况三部分组成。查引报告包括查引检索条件、被引概览、被引明细及附件四部分组成，点击"引文报告"页面右上角的"查引报告"按钮即可一键式生成。

（三）期刊检索

期刊检索支持对中国生物医学学术期刊、中国生物医学科普期刊、西文生物医学学术期刊进行一站式整合检索，可通过刊名、出版地、出版单位、期刊主题词或者 ISSN 直接查找期刊，也可通过"首字母导航"逐级浏览查找期刊。

检索示例 3-7：检索中文学术期刊《贵州医科大学学报》2021 年第 10 期的文献。

步骤 1：进入期刊检索页面，在检索入口选择"刊名"，输入"贵州医科大学学报"后，点击"查找"。

步骤 2：通过步骤 1 操作后页面会显示刊名中包括"贵州医科大学学报"的期刊列表，仅 1 条记录符合。点击"贵州医科大学学报"刊名进入该刊详细信息页面。

步骤 3：在《贵州医科大学学报》详情页"收录汇总"下方选择 2021 年第 10 期,则可查看该期文献(图 3-7)。

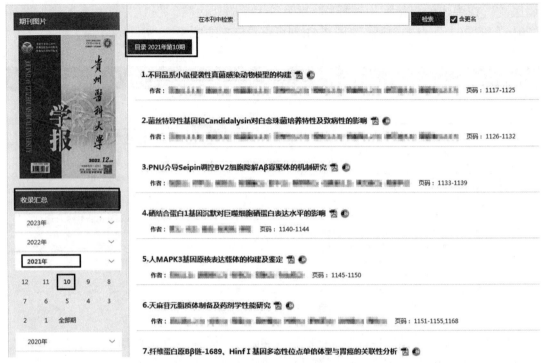

图 3-7　期刊检索示例

步骤 4：在详情页下方还可查看《贵州医科大学学报》ISSN、出版单位等详细信息。

步骤 5：在《贵州医科大学学报》详情页点击"期刊分析",即可进入《贵州医科大学学报》期刊分析页面,针对期刊发文时间、被引时间、发文地区、发文机构、影响因子、被引期刊、研究主题、研究学科等进行分析。

四、检索结果的处理

本部分以中国生物医学文献数据库(CBM)为例讲解 SinoMed 检索结果的处理。

(一) 检索结果显示

在 CBM 文献检索结果显示页面(图 3-8),可以显示全部检索结果的数量,以及按核心期刊、中华医学会期刊及循证文献进行分组的文献数量情况。其中,"核心期刊"指被《中文核心期刊要目总览》或者《中国科技期刊引证报告》收录的期刊文献;"中华医学会期刊"指由中华医学会编辑出版的医学期刊文献;循证文献则指系统对检索结果进行循证医学方面的策略限定的结果。

在结果显示页面还可设置检出文献的显示格式(题录、文摘)、每页显示条数(20 条、50 条、100 条)、排序规则(入库、年代、作者、相关度、被引频次),并且可以进行翻页操作和指定页数跳转操作。

CBM 支持对检索结果进行多维度聚类筛选,可按照主题、学科、时间、期刊、作者、机构、基金、地区、文献类型、期刊类型等对结果进行筛选。点击每个维度右侧"+",展示其下具体的聚类结果,可勾选一个或多个聚类项进行过滤操作,根据需要对检索结果进行筛选精炼。结果筛选中的"期刊类型"维度中,"PKU"表示《中文核心期刊要目总览》收录的期刊,即北大核心期刊,在过滤检索式中用"1"表示;"ISTIC"表示《中国科技期刊引证报告》收录的期刊,即中国科学技术信息研究所核心期刊,在过滤检索式中用"2"表示;"CMA"表示中华医学会主办的期刊,在过滤检索式中用"3"表示。

CBM 还可在结果显示页面直接查看详细检索表达式,将文献保存到"我的数据库",并可进行文献传递、结果输出等操作。

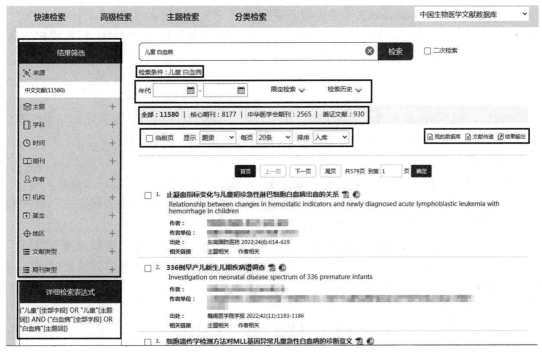

图 3-8　CBM 检索结果页面

(二)文献详览

点击检索结果页面文献列表中的标题,可进入该文献的详览页。该页面可显示文献的流水号、作者、作者单位、出处、ISSN 号、国内代码、关键词、摘要、学科分类号、主题词、特征词等详细信息,以及该文献的参考文献、施引文献、共引相关文献、主题相关文献、作者相关文献等信息。还可对该文献进行原文索取、保存到本地、发送至电子邮件、保存到我的空间、创建引文追踪器等个性化操作。

(三)全文链接

无论是检索结果显示页还是文献详览页,对于有全文链接的文献,均在文献标题后或"原文链接"处显示全文链接图标,包括 PDF 图标、DOI 链接图标或各数据库服务商图标,点击相应图标即可下载或查看全文。

(四)检索结果输出

在检索结果页面,点击"结果输出",会弹出结果输出设置框,可根据需要设置输出方式

（SinoMed、NoteExpress、EndNote、RefWorks、NoteFirst）、输出范围［标记记录、全部记录（最多500 条）、当前页记录、设置记录号范围］及保存格式（题录、文摘、自定义、参考文献、查新）。

（五）文献传递

文献传递是 SinoMed 提供的一项特色服务。读者可以对感兴趣的检索结果直接进行文献传递，也可以通过填写"全文申请表""文件导入"等方式申请所需要的文献。SinoMed 将在读者发出原文请求后 24 小时内，以电子邮件、传真或特快专递方式，为其提供所需原文。

在 SinoMed 中，可以通过两种方式进行原文索取：一是在检索结果页面勾选相应文献，点击页面右上方的"文献传递"进入 SinoMed 文献传递服务系统；二是在 SinoMed 首页点击"文献传递"进入 SinoMed 文献传递服务系统。

在 SinoMed 文献传递服务系统中可享有检索请求、代查代检、订单查阅，以及用户信息管理、服务公约查阅、帮助文档查看等个性化服务。

五、我的空间

在线注册后便能拥有 SinoMed 的"我的空间"，在我的空间里可以享有用户信息查看、检索策略定制、邮箱订阅、数据库建立、引文追踪以及反馈等个性化服务。

（一）我的检索策略

登录"我的空间"后，从检索历史页面勾选一个或者多个记录，保存为一个检索策略。

保存成功后，可以在"我的空间"里对检索策略进行重新检索、导出和删除操作。这里的重新检索是对其中的全部检索式进行数据更新。

点击策略名称进入策略详细页面，可对策略内的检索表达式进行"重新检索""删除"和"推送到邮箱"的操作。通过策略详细页面的"重新检索"，可以查看不同检索时间之间新增的文献数据。

（二）我的订阅

在已登录"我的空间"的前提下，从检索历史页面可以对历史检索表达式进行邮箱订阅。

邮箱订阅是指将有更新的检索结果定期推送到用户指定邮箱，可以设置每条检索表达式的推送频率（月、周、数据更新），其中"数据更新"是指用户订阅的文献有最新数据更新时即发送至指定邮箱。还可浏览和删除任意记录的邮箱推送服务。

（三）我的数据库

登录"我的空间"后，可以在检索结果页面把感兴趣的文献添加到"我的数据库"。

在"我的数据库"中，可以按照标题、作者和标签查找文献，并且可以对每条记录添加标签和备注信息。

（四）引文追踪器

引文追踪器用于对关注的论文的被引情况进行追踪。当有新的论文引用此论文时，用户将收到登录提示和邮件提示。

对于单篇文献，在登录"我的空间"后，可以"创建引文追踪器"，并发送到"我的空间"，追踪该文献的最新被引情况。

在"我的引文追踪"页面，可以对创建的引文追踪进行"重新检索"和"删除"操作。

（五）我的反馈

登录"我的空间"后，用户可以在"我的反馈"中提交 SinoMed 使用过程中的相关疑问和需求，由专人定期回复，回复结果可在"我要查看"页面进行查询和浏览。

第二节　PubMed

一、PubMed 概述

PubMed 是美国国立医学图书馆（NLM）所属的美国国家生物技术信息中心（National Center for Biotechnology Information，NCBI）开发的一个以网络为基础的检索系统，自 1997 年起免费提供服务，是因特网上重要的公开免费文献检索系统。其特点是免费提供题录和文摘，可以提供原文的网址链接（部分免费获取），提供检索词自动转换匹配功能，操作简便、快捷。

PubMed 的数据主要由 MEDLINE、PubMed Central（PMC）和 Bookshelf 三大部分组成。数据类型包括：期刊、综述，以及其他来源数据库的全文链接。与 MEDLINE 数据库相比，PubMed 具有收录范围更广、界面更友好、文献报道速度快等优点。

（一）MEDLINE

收录 1966 年以来医学、护理、兽医、健康保健系统、生命科学、行为科学等学科文献题录数据 3 000 万余条（2023 年数据）。这些数据来源于 70 多个国家和地区的 5 200 多种生物医学期刊，数据涉及 40 多个语种，90% 左右为英文文献，70%~80% 的文献有著者撰写的英文摘要。

（二）PubMed Central

PubMed Central（PMC）收集了美国国立医学图书馆（NLM）生物医学和生命科学期刊文献的免费全文，以及由 NLM 印刷的纸质期刊和授权的电子期刊。PMC 还包含了美国国立医学图书馆手稿提交系统（NIHMS）中的作者手稿及预印本。

（三）Bookshelf

Bookshelf 是 PubMed 资源的最后一个组成部分，内容包括与生物医学、健康和生命科学相关的书籍、报告、数据库和其他文件的全文信息。

二、检索途径与方法

进入 PubMed 官方网站主页面（图 3-9），页面上方的检索框为基本检索输入框，检索框下面的"Advanced"为高级检索按钮。页面下方依次为"Learn""Find""Download""Explore"工具栏，包括高级检索、临床查询、主题词数据库、期刊查询、单篇引文匹配器、批量引文匹配器等检索服务与功能。

（一）基本检索

PubMed 的默认界面即为基本检索，只要在检索的初始界面搜索框中输入检索内容，单击"Search"即可完成检索，系统自动将结果以默认方式显示在页面上。PubMed 的基本检索包括自动词语匹配检索、作者检索、期刊检索、精确检索、布尔逻辑检索、截词检索、字段限定检索等。例如在搜索框中直接输入"breast cancer",点击"Search",即可检索出乳腺癌(breast cancer)相关的文献。

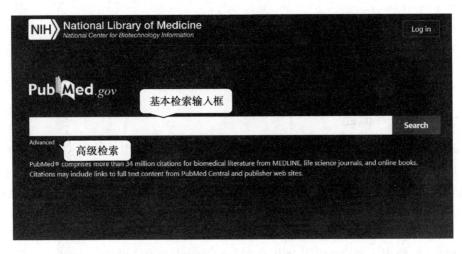

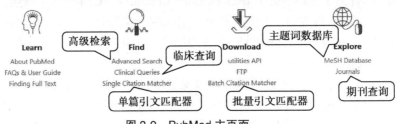

图 3-9　PubMed 主页面

1. 自动词语匹配检索　PubMed 基本检索默认在全部字段(All Fields)执行自动词语匹配检索。PubMed 数据库会自动对输入的检索词进行分析、匹配、转化,实现词语的自动转换匹配并进行检索,是一种智能化的检索过程。

系统对输入的检索词进行自动语词匹配处理,努力实现检索词的最大语义转换,转换及检索遵循以下原则进行:①对于输入框的检索词,系统首先在多个转换表(MeSH 主题词、刊名、作者转换表)中进行搜索对比,并自动转化为相应的主题词、刊名和作者。②再将检索词在全部字段(All Fields)中进行检索,并执行布尔逻辑"OR"运算。③如果输入多个检索词或短语词组,系统会继续将其拆分为单词后分别进行检索,单词之间布尔逻辑关系为"AND"。如在检索框输入"breast cancer",系统将转换为:"breast neoplasms"〔MeSH Terms〕OR("breast"〔All Fields〕AND"neoplasms"〔All Fields〕)OR "breast neoplasms"〔All Fields〕OR("breast"〔All Fields〕AND "cancer"〔All Fields〕)OR "breast cancer"〔All Fields〕。然后进行检索。自动语词匹配转换的细节在"History and Search Details"的"Details"中显示。

2. 作者检索　可在搜索框中输入作者的姓氏和名的首字母缩写(如"Smith J")或全名格式(Johna Smith)进行检索;还可采用"姓在前、名在后,姓用全称、名用首字母"的格式来进行查找;也可在检索词后加上作者字段标识符"〔AU〕"进行限定,如在检索框中输入

"Guan ZZ［AU］"，点击"Search"，可检索出姓为 Guan，名字首字母缩写为 ZZ 的作者发表的文献。

在 2002 年之前，PubMed 收录的文献中不包含作者全名，作者姓名由作者姓氏及名的首字母组成。因此作者全名搜索只能检索 2002 年以后的文献。

3. 期刊检索　可在搜索框中输入完整的期刊名称（例如，*Journal of Molecular Biology*）、刊名缩写（例如，*J Mol Biol*）、ISSN 号（例如，0022-2836）进行检索。但当刊名与 MeSH 词相同时，如 *Cell*、*Gene Therapy* 等，PubMed 默认将其作为 MeSH 词进行检索，为避免误检，可使用期刊字段标识符"［TA］"将搜索限制在期刊上，如输入"Cell［TA］"，可检索出期刊 *Cell* 被 PubMed 收录的所有文献。

4. 精确检索　要对某个特定的短语或词组进行检索时可用双引号将所要检索的短语及词组括上，如"breast cancer"。使用精确检索时，系统将关闭自动词语匹配检索功能，直接将该短语作为一个检索词进行检索，可以避免将短语拆分成单个的检索词进行检索所造成的误检。

5. 布尔逻辑检索　在 PubMed 基本检索中，可以直接输入用布尔逻辑运算符连接的检索式，逻辑运算符要求使用大写形式，运算优先级为:( )>NOT>AND>OR。另外，布尔逻辑运算式中的检索词可以带截词符、字段标识符及双引号等。

6. 截词检索　在 PubMed 中使用"*"作为截词符，* 代表 0~n 个字符。可在一定程度上提高查全率。须注意的是，执行截词检索时，PubMed 将关闭自动词语匹配功能。

7. 字段限定检索　字段限定检索的格式为:检索词［字段标识］。其常用的检索字段见表 3-2。利用字段限定检索，可在一定程度上提高准确率。如 Guan ZZ［AU］可检索出姓为 Guan，名字首字母缩写为 ZZ 的作者发表的文献；breast cancer［TI］可检索出题名中含有 breast cancer 的相关文献。

表 3-2　PubMed 主要检索字段及含义

字段名称	字段标识	字段简要说明
Affiliation	AD	第一著者的单位、地址（包括电子邮箱地址）
All Fields	ALL	所有字段
Author	AU	著者
Corporate Author	CN	团体著者
Registry Number/EC Number	RN	国际酶学委员会规定的酶编号或化学物质登记号
Entrez Date	EDAT	文献被 PubMed 收录的日期
First Author Name	1AU	第一著者
Full Author Name	FAU	著者全称
Grant Number	GN	项目资助号或合同号
Issue	IP	期刊的期号

续表

字段名称	字段标识	字段简要说明
Investigator	IR	对研究项目有贡献的主要调查者或合作者
Journal Title	TA	期刊全称、缩写或 ISSN
Language	LA	语种
Last Author	LASTAU	排名最后的著者
MeSH Subheadings	SH	MeSH 副主题词
MeSH Terms	MH	MeSH 主题词
Pagination	PG	文献在期刊中的页码
Place of Publication	PL	期刊的出版地
Date of Publication	DP	文献的出版日期
Publication Type	PT	文献类型
Substance Name	NM	化学物质名称
Subset	SB	PubMed 数据库子集
Text Words	TW	文本词,来自题名(TI)、摘要(AB)、MeSH 主题词(MH)、MeSH 副主题词(SH)、文献类型(PT)、化学物质名称(NM)等字段
Title	TI	文献的题名
Title/Abstract	TIAB	文献的题名和摘要
Unique Indentifier	PMID	PubMed 中文献的唯一识别号
Volume	VI	期刊的卷号

注: Registry Number/EC Number 为登记号 / 欧盟编号。

检索示例 3-8: 查找幽门螺杆菌(*Helicobacter pylori*)与肺癌(lung cancer)关系的文献。

在基本检索输入框中输入检索式:("Helicobacter pylori"［TI］OR "H pylori"［TI］OR HP［TI］)AND "lung cancer"。点击 "Search",即可弹出检索结果页面(图 3-10)。

(二) 高级检索

点击 PubMed 主页搜索框下方的 "Advanced" 即可进入 PubMed 高级检索的页面,高级检索页面主要由表达式构建区(PubMed Advanced Search Builder)及检索历史和详情显示区(History and Search Details)构成。其中表达式构建区包括检索式构建框(Add terms to the query box)及检索式生成框(Query box)。利用高级检索可实现检索特定的字段、利用检索历史、查看详细检索策略等功能。

1. 高级检索表达式构建区 利用检索式构建器可以很方便地实现多个字段的组合检索,提高查准率;也可结合检索历史进行操作,完成复杂的布尔逻辑运算。检索时,最左侧的下拉菜单中有 AND、OR、NOT 三种运算方式以供选择,可在中间的下拉菜单中选择所需检索的字段,系统默认字段为所有字段(All Fields)。检索式会在下方的检索式生成框中显示出来,供用户进行检查、修改,点击 "Search",显示检索结果,完成检索。

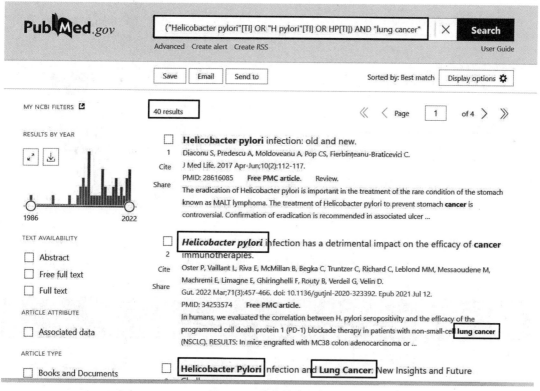

图 3-10　基本检索示例

2. 检索历史和详情显示区　检索历史和详情显示区（History and Search Details）位于高级检索页面的下方,显示了近期的检索历史及检索细节,包括检索序号、检索表达式、检索结果及检索时间等。点击检索序号,可对检索式进行 AND、OR、NOT 布尔逻辑组配检索,还可以进行删除（Delete）、下载（Download）、检索细节显示（Details）等操作。检索历史最多保留 100 条,如果未登录个人账号,检索式将在用户退出 PubMed 数据库 8 小时后消失。单击检索式窗口右侧 "Clear History" 可将指定检索式删除。

检索示例 3-9:查找阿司匹林（aspirin）在脑卒中（stroke）患者中应用的相关文献。

步骤 1:点击 PubMed 首页右侧的 "Advance",进入高级检索页面,在 "Add terms to the query box" 中选择 "Title/Abstract" 字段,输入 "aspirin",点击 "ADD",下方 "Query box" 中将出现 "aspirin ［Title/Abstract］"。

步骤 2:再在 "Add terms to the query box" 中选择 "Title/Abstract" 字段,输入 "stroke",点击 "AND" 右侧的下拉菜单,选择 "Add With AND",下方 "Query box" 中将出现 "（aspirin ［Title/Abstract］）AND（stroke ［Title/Abstract］）"（图 3-11）,点击 "Search",即可跳转到检索结果页面。

（三）MeSH 主题词检索

在 PubMed 主页面的 "More Resources" 栏目下点击 "MeSH Database",可进入 MeSH 主题词检索页面。MeSH 主题词检索具有独特的优势,能保证较好的查全率和查准率。

检索示例 3-10:查找硝苯地平（nifedipine）治疗高血压（hypertension）的文献。

步骤 1:在 MeSH 主题词检索页面的检索框中输入 "nifedipine",点击 "Search",进入 "nifedipine" 相关主题词列表界面,点击主题词 "Nifedipine"。

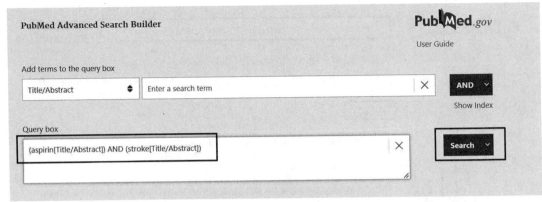

图 3-11 高级检索示例

步骤 2：在 "Nifedipine" 的 "Subheadings:" 中选择 "therapeutic use"，点击 "Add to search builder"，在页面上方 MeSH 输入框中输入 "hypertension"，点击 "Search"（图 3-12）。

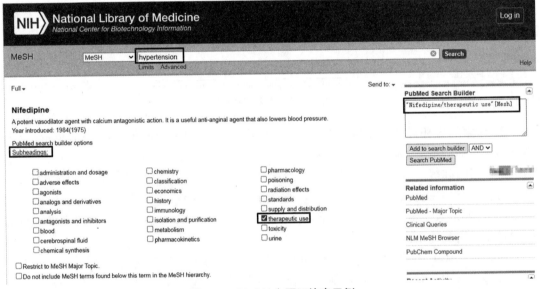

图 3-12 MeSH 主题词检索示例

步骤 3：通过以上步骤，进入 "hypertension" 相关主题词列表界面，点击相应主题词。

步骤 4：在 "hypertension" 主题词页面，选择相应的副主题词 "drug therapy"，点击 "Add to search builder"，布尔逻辑符选择 "AND"，在右侧 "PubMed Search Builder" 框中出现检索式：("Nifedipine/therapeutic use"［Mesh］)AND "Hypertension/drug therapy"［Mesh］。点击 "Search PubMed"，即可跳转到检索结果页面。

（四）期刊查询

点击 PubMed 首页 "Explore" 工具栏下的 "Journals" 可进入期刊查询的页面（图 3-13）。该期刊数据库中收录了 NCBI 中所有文献的期刊信息。在输入框中输入期刊主题、刊名或缩写及 ISSN 号等，点击 "Search" 可查询期刊信息。如输入 "Advances in rehabilitation science and practice"，点击"Search"，即可进入期刊检索结果界面，点击相应期刊名称，进入该期刊的详细信息显示页面。

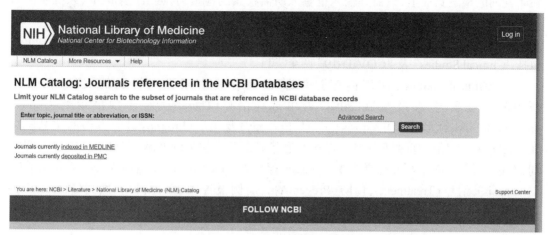

图 3-13　PubMed 期刊查询主页

　　还可根据被 MEDLINE、PMC 收录的情况来对期刊进行分别查询。点击"Journals currently indexed in MEDLINE"可进入被 MEDLINE 收录的期刊列表页面，并可在该页面查看期刊详细信息，检索期刊文献等。

　　点击"Journals currently deposited in PMC"可进入被 PMC 收录的期刊列表页面，也可在该页面进行筛选、浏览期刊以及检索期刊文献等操作。

　　点击期刊查询首页的"Advance Search"，可进入期刊高级检索页面，在高级检索页面可通过不同的字段逻辑组配进行相关文献的检索。可选择的字段包括：所有领域（All Fields）、摘要（Abstract/Index Tags）、作者（Author）、出版国（Country of Publication）、期刊（Journal）、语种（Language）、MeSH 主题词（MeSH Major Topic）、出版类型（Publication Type）、出版年（Publication Year）、题名（Title）等。在高级检索页面还可查看检索历史。

（五）引文匹配器

　　1. 单篇引文匹配器　单篇引文匹配器（Single Citation Matcher）主要用于查找某一篇文献的准确信息。在 PubMed 主页面的"Find"栏目下点击"Single Citation Matcher"，以填空的方式输入已知的信息，包括有效的刊名信息（全称或缩写均可）、出版年月、卷、期、起始页码、作者、篇名中的任意词。输入后点击"Search"，系统将返回符合要求的文献信息。

　　2. 批量引文匹配器　批量引文匹配器（Batch Citation Matcher）适合于核对批量的文献信息。在 PubMed 主页面的"Download"栏目下点击"Batch Citation Matcher"，在"Citation strings"中的输入格式为：刊名 | 日期 | 卷 | 起始页码 | 作者 | 用户核对文献的标识。一次可核对不超过 100 条的文献。在"Email"处输入获取文献的邮箱，点击"Search"，检索结果可通过电子邮件（E-mail）发送或直接以文件形式保存。

（六）临床查询

　　临床查询（Clinical Queries）是以临床医生作为服务对象来设计的检索服务。其可使用预定义的过滤器来帮助用户快速优化关于临床或特定疾病主题的 PubMed 搜索。要使用此工具,需要在搜索栏中输入搜索词并在搜索前选择过滤器。

临床查询主页包括输入框、类目筛选(Filter category)、过滤器(Filter)、范围(Scope)。在临床查询的检索页面上,只需在输入框输入所需检索的检索词,点击"Search",系统便自动使用预设的两种检索方式进行检索。

在检索前,可对"Filter category""Filter""Scope"等进行设定。其中"Filter category"包括"Clinical Studies"及"COVID-19"两个类目。

在"Clinical Studies"使用内建过滤器查询有关临床研究类别的文献,在输入框中输入搜索词,在过滤器(Filter)处可选择治疗(Therapy)、临床预报指南(Clinical Prediction Guides)、诊断(Diagnosis)、病因(Etiology)及预后(Prognosis)等方面的文献。在"COVID-19"使用内建过滤器查询与新型冠状病毒感染相关的文献,在输入框中输入搜索词,在过滤器(Filter)处可选择概况(General)、机制(Mechanism)、传播(Transmission)、诊断(Diagnosis)、治疗(Treatment)、预防(Prevention)、病例报告(Case Report)、预测(Forecasting)等类别;同时可选择查询范围(Scope),包括查全率较高(Broad)、查准率较高(Narrow)。

三、检索结果的显示与处理

(一) 检索结果的显示

检索完成后,系统会自动显示符合检索条件的文献信息,默认为题录格式(Summary),包括篇名、作者、期刊、出版日期、PMID、摘要等信息。如果该篇文献可以免费获取全文,则在 PMID 后方,会有"Free PMC article"或"Free article"红色字体,点击即可进入免费全文获取页面。

其显示格式可点击"Display options"进行设置,包括:①格式(Format),有"Summary""Abstract""PubMed""PMID"选项;②排序(Sort by),有"Best match""Most recent""Publication date""First author""Journal"选项;③每页显示文献条数(Per Page),包括 10、20、50、100、200 选项。

在结果显示页面点击某一文献的标题,可进入该文献的详细页,可查看该文献完整的题录及摘要信息,PubMed 还提供该文献的全文链接,用户对该文献进行引用、收藏、分享等操作。

此外,还可查看该文献的利益冲突声明(Conflict of interest statement)、图片(Figures)、相似文献(Similar articles)、引证文献(Cited by)、参考文献(References)、出版类型(Publication types)、主题词(MeSH terms)、相关数据(Associated data)、更多资源链接(LinkOut-more resources)等信息。

(二) 检索结果过滤

在结果显示页面的左侧可通过年份(RESULTS BY YEAR)、文献获取(TEXT AVAILABILITY)、文献贡献(ARTICLE ATTRIBUTE)、文献类型(ARTICLE TYPE)、发表时间(PUBLICATION DATE)、物种(SPECIES)、语种(LANGUAGE)、性别(SEX)、期刊(JOURNAL)、年龄(AGE)等类别对检索结果进行进一步过滤筛选。

(三) 检索结果保存与输出

在 PubMed 结果显示页面,可对检索结果进行保存、分享等操作,以及将其发至邮箱。

1. 保存 点击检索结果页面上的"Save",可对记录选择(Selection)、格式(Format)进行设置。其中,"Selection"(记录选择)提供了"All results on this page""All results""Selection"选项;"Format"(格式)则有"Summary(text)""PubMed""PMID""Abstract(text)""CSV"格式,设置完毕,点击"Create file"可下载文件。

2. 发送至邮箱 点击"Email",输入即将发送的邮箱,并对"Selection""Format"进行设置,点击"Send email",即可将结果发送至相应邮箱。

3. 分享 点击"Send to",在下拉菜单中有"Clipboard""My Bibliography""Collections""Citation manager"等选项。其中,"Clipboard"文献记录被暂存到剪贴板中,最多可保存500 条记录,保存时间为 8 小时;"My Bibliography"将检索结果保存到"我的目录"中,需要先注册 NCBI 账号;"Collections"将检索结果保存在"My NCBI"中,须先注册 NCBI 账号;"Citation manager"将检索结果以引文管理器能识别的格式下载保存。

此外,在检索结果显示页面,检索输入框下方有"Create RSS"(检索式订阅),点击"Create RSS",就可以订阅"RSS Feed",随时浏览追踪这一检索策略的最新检索结果。

（四）打印

由于联机打印比较费时,一般不主张这种方式。建议先将检索结果以文件形式进行保存,再脱机打印。

（五）个性化服务

"My NCBI"是 PubMed 提供的个性化服务,在使用前须先注册账号。进入 PubMed 的主页面,点击"Sign in NCBI",进入登录页面,若没有账号,可先进行注册。按页面提示登录后,点击"My NCBI",进入"My NCBI"主页面。主页面由"Search NCBI Databases""Saved Searches""My Bibliography""Collections""Recent Activity""Filters""SciENcv"等栏目构成。

（强 威 欧阳玲琳）

第四章

中文全文型数据库

第一节　中国知识基础设施工程

一、中国知识基础设施工程简介

中国知识基础设施工程（China National Knowledge Infrastructure）简称 CNKI，是以实现全社会知识资源传播共享与增值利用为目标的信息化建设项目，始建于 20 世纪 90 年代。中国知网是 CNKI 面向广大个人和机构读者的知识信息服务网站。CNKI 的信息内容经过深度加工、编辑、整合，以数据库形式进行管理，内容有明确的来源、出处，较为可靠和可信，可以作为学术研究、科学决策的依据。CNKI 提供的核心资源有：《中国学术期刊（网络版）》《中国博士学位论文全文数据库》《中国优秀硕士学位论文全文数据库》《中国重要会议论文全文数据库》《国际会议论文全文数据库》《中国重要报纸全文数据库》《中国年鉴网络出版总库》等。文献类型包括学术期刊、博硕论文、会议论文、工具书、年鉴、专著、报纸、标准、科技成果等。各类学术文献可在统一的检索平台上实现跨库检索。

二、中国知网旗下部分子库资源及其收录情况

（一）学术期刊库

学术期刊库资源来源于《中国学术期刊（网络版）》（*Chinese Academic Journal Network Publishing Database*，CAJD）。

1997 年正式创刊的连续型电子出版物——《中国学术期刊（光盘版）》，简称 CAJ-CD，自 1999 年 6 月开始上网发布，以网络连续型出版物形式出版，先后取名为《中国期刊全文数据库》《中国学术期刊网络出版总库》。2015 年 8 月，国家新闻出版广电总局批准《中国学术期刊（光盘版）》网络版定名为《中国学术期刊（网络版）》（*Chinese Academic Journal Network Publishing Database*，CAJD），停用《中国期刊全文数据库》《中国学术期刊网络出版总库》名称。《中国学术期刊（网络版）》以网络期刊方式正式出版，其国内统一连续出版物号为 CN 11-6037/Z，国际标准连续出版物号为 ISSN 2096-4188。

《中国学术期刊(网络版)》收录 1915 年至今出版的期刊,部分期刊可回溯至创刊年,并实时更新,镜像版每月 10 日出版。它是一部以全文数据库形式大规模集成出版学术期刊文献的电子期刊,是目前具有一定影响力的连续动态更新的中文学术期刊全文数据库。以学术、工程技术、政策指导、高级科普、行业指导及教育类期刊为主,内容覆盖自然科学、工程技术、农业、哲学、医学、人文社会科学等各个领域。收录国内学术期刊 8 580 余种,全文文献总量 5 960 余万篇。其收录的外文学术期刊来自 80 个国家及地区的 900 余家出版社,数量达 7.5 万余种。因知网总库平台升级后提供中英文整合检索,该库默认的检索结果包含与知网合作的国外期刊题录数据,只有"中文文献"分组项内的条目是《中国学术期刊(网络版)》全文数据。《中国学术期刊(网络版)》分为基础科学、工程科技Ⅰ、工程科技Ⅱ、农业科技、医药卫生科技、哲学与人文科学、社会科学Ⅰ、社会科学Ⅱ、信息科技、经济与管理科学共十大专辑,其下又分为 168 个专题。

(二) 学位论文库

学位论文库包括《中国博士学位论文全文数据库》(*Chinese Doctoral Dissertations Full-text Database*,CDFD) 和《中国优秀硕士学位论文全文数据库》(*Chinese Master's Theses Full-text Database*,CMFD) 两部分,实时更新,镜像版每月 10 日出版。

1.《中国博士学位论文全文数据库》 该库收录从 1984 年至今的博士学位论文,是国内出版周期短、内容较为全面的博士学位论文全文数据库之一。覆盖基础科学、工程技术、农业、医学、哲学、人文、社会科学等各个领域。目前,收录来自 510 余家培养单位的博士学位论文 50 余万篇。收录单位包括全国"985 工程""211 工程"等重点高校、中国科学院、中国社会科学院等研究院所的博士学位论文。专辑和专题划分情况与《中国学术期刊(网络版)》相同。国内统一连续出版物号为 CN 11-9133/G,国际标准连续出版物号为 ISSN 1674-022X。

2.《中国优秀硕士学位论文全文数据库》 该库收录从 1984 年至今的硕士学位论文,出版内容覆盖基础科学、工程技术、农业、医学、哲学、人文、社会科学等各个领域。目前,收录来自 790 余家培养单位的优秀硕士学位论文 510 余万篇。重点收录"985 工程""211 工程"高校、中国科学院、中国社会科学院等重点高校、科研院所的优秀硕士论文,及重要特色学科如通信、军事学、中医药等专业的优秀硕士论文。专辑和专题划分情况与《中国学术期刊(网络版)》相同。国内统一连续出版物号为 CN 11-9144/G,国际标准连续出版物号为:ISSN 1674-0246。

(三) 会议论文库

会议论文库由《中国重要会议论文全文数据库》(*China Proceedings of Conference Full-text Database*,CPCD) 和《国际会议论文全文数据库》两部分构成,实时更新,镜像版每月 10 日出版。

1.《中国重要会议论文全文数据库》 该库收录了国内重要会议主办单位或论文汇编单位书面授权并投稿到"中国知网"进行数字出版的会议论文,是国家级连续电子出版物。重点收录 1999 年以来,在中国科学技术协会(简称"中国科协")、社会科学界联合会(简称"社科联")系统及省级以上的学会、协会和高校、科研机构、政府机关等举办的重要会议上宣读、交流或出版的文献。其中,全国性会议文献超过总量的 80%,部分连续召开的重要会议论文回溯至 1953 年。目前,已收录出版 3 万次国内重要会议投稿的论文,累计文献总量

260 余万篇。专辑和专题划分情况与《中国学术期刊(网络版)》相同。

2.《国际会议论文全文数据库》　该库收录了国内外重要会议主办单位或论文汇编单位书面授权并推荐到"中国知网"进行数字出版的重要国际会议论文,是国家级连续电子出版物专辑。重点收录 1999 年以来,中国科协系统及其他重要会议主办单位举办的在国内或国外召开的国际会议上宣读、交流或出版的文献,部分重要会议文献可以回溯至 1981 年。目前,已收录出版国际学术会议论文集 9 310 余本,累计文献总量 90 余万篇。专辑和专题划分情况与《中国学术期刊(网络版)》相同。

(四)《中国重要报纸全文数据库》

《中国重要报纸全文数据库》是收录 2000 年以来国内公开发行的 500 余种重要报纸刊载的学术性、资料性文献的连续动态更新的数据库,实时更新,镜像版每月 10 日出版。其分为十大专辑:基础科学、工程科技Ⅰ、工程科技Ⅱ、农业科技、医药卫生科技、哲学与人文科学、社会科学Ⅰ、社会科学Ⅱ、信息科技、经济与管理科学,其下分为 168 个专题文献数据库和近 3 600 个子栏目。

(五)《中国年鉴网络出版总库》

《中国年鉴网络出版总库》是目前国内较大的连续更新的动态年鉴资源全文数据库,收录 1949 年至今中国国内的中央、地方、行业和企业等各类年鉴的全文文献。目前年鉴总计 5 390 余种,4 万本,4 050 余万篇,实时更新,镜像版每月 10 日出版。内容覆盖基本国情、地理历史、政治军事外交、法律、经济、科学技术、教育、文化体育事业、医疗卫生、社会生活、人物、统计资料、文件标准与法律法规等各个领域。年鉴内容按国民经济行业分类可分为农、林、牧、渔业,采矿业,制造业等二十一类行业。地方年鉴按照行政区划分类,分为 34 个省级行政区域。

(六) 标准数据总库

标准数据总库由《国家标准全文数据库》《中国行业标准全文数据库》和《国内外标准题录数据库》组成。

1.《国家标准全文数据库》　该库收录了 1950 年至今由中国标准出版社出版的、国家标准化管理委员会发布的所有国家标准,占国家标准总量的 90% 以上,并实时更新。标准文献来源于中国标准出版社,标准相关的文献、专利、科技成果等信息来源于 CNKI 各大数据库。可以通过标准号、标准名称、发布单位、起草人、发布日期、实施日期、中国标准分类号、国际标准分类号等检索项进行检索。采用中国标准分类法(CCS 分类)、国际标准分类法(ICS 分类)和 CNKI 168 个专题分类。用户可以根据各级分类导航浏览。第一次打开标准全文时,需要先下载"标准阅读器"并按提示安装成功后方可阅读全文。

2.《中国行业标准全文数据库》　该库收录 1950 年至今的电子、轻工、黑色冶金、有色金属、稀土、中医药、卫生、医药、纺织、林业、煤炭、烟草等近 40 个行业的标准数据约 3 万项,并实时更新。包括现行、废止、被代替以及即将实施的行业标准,全部标准均获得权利人的合法授权。相关的链接文献、专利、科技成果等信息来源于 CNKI 各大数据库。可以通过全文、标准号、标准名称、起草单位、起草人、发布单位、发布日期、中国标准分类号、国际标准分类号等检索项进行检索。

3.《国内外标准题录数据库》　该库是国内数据量较大、收录相对完整的标准数据库,收录 1919 年至今的国内外标准 50 余万项,分为《中国标准题录数据库》(SCSD)和《国外标准题录数据库》(SOSD)。《中国标准题录数据库》(SCSD)收录了所有的中国国家标准(GB)、国家建设标准(GBJ)、中国行业标准的题录摘要数据,共计收录标准 10 万余项。《国外标准题录数据库》(SOSD)收录了世界范围内重要标准,如国际标准(ISO)、国际电工标准(IEC)、欧洲标准(EN)、德国标准(DIN)、英国标准(BS)、法国标准(NF)、日本工业标准(JIS)、美国标准(ANSI)、美国部分学 / 协会标准 [如美国材料实验协会(American Society of Testing Materials,ASTM)、电气电子工程师学会(Institute of Electrical and Electronics Engineers,IEEE)、美国机械工程师协会(American Society of Mechanical Engineers,ASME)] 等 18 个国家的标准题录摘要数据,共计收录标准 30 余万项。标准的内容来源于山东省标准化研究院,相关的文献、科技成果等信息来源于 CNKI 各大数据库。可以通过标准号、标准名称、关键词、发布单位、起草单位、发布日期等检索项进行检索。采用中国标准分类法(CCS 分类)、国际标准分类法(ICS 分类)和 CNKI 168 个专题分类。用户可以利用各级分类导航浏览。

(七)《中国科技项目创新成果鉴定意见数据库(知网版)》

该库主要收录 1978 年至今的正式登记的中国科技成果 100 万余项,实时更新,年更新约 4.8 万项,部分成果回溯至 1920 年。按行业、成果级别、学科领域分类。每条成果信息包含成果概况、立项、评价,知识产权状况及成果应用,成果完成单位、完成人等基本信息。核心数据为登记成果数据,具备正规的政府采集渠道,权威、准确。数据来源于中国化工信息中心,按照《中国图书资料分类法》和国家标准《学科分类与代码》(GB/T 13745—2009)进行学科分类。

三、检索方法

CNKI 提供文献检索、知识元检索、引文检索和出版物检索。

(一) 文献检索

CNKI 的文献检索可以选择初级检索、高级检索、专业检索、作者发文检索、句子检索、一框式检索等多种方式。可以选择跨库检索或单库检索,跨库检索是指同时在两个及以上的数据库中检索不同类型的文献,例如,一次可以选择同时检索学术期刊数据库、学位论文数据库、会议数据库,检出文献包括期刊论文、学位论文和会议论文三种类型;单库检索指的是只选择一个数据库,只检索某一种类型的文献,例如,当只选择专利数据库时,检出文献只有专利这一种类型。下面以《中国学术期刊(网络版)》为例,介绍 CNKI 的文献检索方法。

1. 初级检索　在该检索方式下,用户只需在检索框中输入检索词,然后点击检索按钮即可。检索步骤如下。

(1)选择检索字段,初级检索状态下,系统提供主题、篇名、关键词、作者等 20 个检索字段。

(2)输入检索词,可以输入一个或多个检索词,多个检索词可以用空格间隔或逻辑运算符连接,空格等同于逻辑与运算,多个检索词共用一个检索字段。例如,在篇名中检索高血压与心脏病关系的相关文献,有"高血压""心脏病"两个检索词,将检索词直接输入检索框,选择篇名字段,然后点击检索按钮即可检出文献。检出文献的篇名中必须同时含有"高血压""心脏病"才能作为命中文献,如图 4-1 所示。

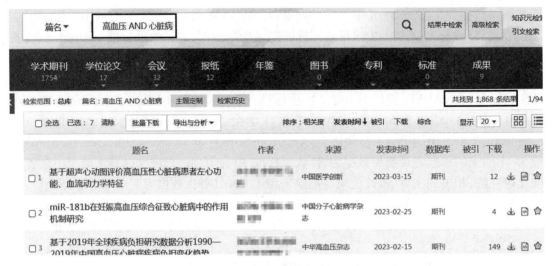

图 4-1　CNKI 初级检索

2. 高级检索

(1)每行的检索框为一个检索项,其内可以选择检索字段,输入的内容和方法与初级检索相同。用户可以点击"-""+"来减少或者增加检索框,各行的检索框之间用逻辑运算符连接。

(2)检索词可以选择精确匹配或模糊匹配。精确匹配检索是指输入的检索词与检索结果字序、字间间隔必须完全一致。模糊匹配检索是指输入的检索词在检索结果中出现即可,字序、字间间隔可以发生变化。例如,在"篇名"字段中输入检索词"更年期高血压"进行精确匹配检索时,检出文献的篇名中"更年期高血压"六个字是同时出现且未被拆开、顺序不变;而当在"篇名"字段中输入检索词"更年期高血压"进行模糊匹配检索时,检出文献的篇名中"更年期高血压"六个字可能是被拆开的,字序也可能会发生变化。一般地,精确匹配检索可以提高查准率,模糊匹配检索可以提高查全率,用户可以根据自己的检索要求选择相应的匹配类型。

(3)系统提供包含资讯、网络首发、增强出版、基金文献、中英文扩展、同义词扩展等多个选项,用户可以根据需要进行选择。

其中,网络首发是指为有效解决出版时滞问题,将论文先以网络形式出版。在网络首发出版模式下,作者的稿件一经编辑部审定录用后,无须确定其之后在纸质期刊出版的刊期、页码等,即可提交审核,稿件审核通过即可以网络首发方式正式出版。按照首发时的编辑状态可将稿件分为四种:录用定稿、排版定稿、整期定稿、印后上网。

增强出版是指将文本以及与之关联的其他数字资源进行组织和封装,使它们形成一个有内在联系的复合数字作品的数字出版方式。其作品称为增强出版论文,其中的根文本部分可以用印刷方式或数字方式刊出,但增强内容仅通过网络呈现。

中英文扩展检索是指使用该检索词对应的中文扩展词和英文扩展词进行检索,帮助用户查找更多更全的中英文文献。

(4)可以进行时间限定,但出版年和更新时间不能同时进行限定。其中,出版年可以选择1915 年至今的任何一年或任何一个时间段;更新时间选项有最近一周、最近一月、最近半年、最近一年、今年迄今、上一年度几个选项。更新时间选项可以帮助用户检索到近期入库的文献。

（5）期刊来源类别有全部期刊、科学引文索引（Science Citation Index，SCI）来源期刊、EI来源期刊、北大核心、CSSCI、CSCD，系统默认全部期刊，用户可以根据需要选择其中一种或几种来源类别。

注意事项：①高级检索支持使用运算符 *、+、−、' '、" "、( ) 进行同一检索项内多个检索词的组合运算，检索框内输入的内容不得超过 120 个字符。②输入运算符 AND（与）、OR（或）、NOT（非）时，前后要空一个字节。可以用英文半角括号改变运算的优先级。③若检索词本身含空格或 *、+、−、( )、/、%、= 等特殊符号，进行多词组合运算时，为避免歧义，须将检索词用英文半角单引号或英文半角双引号引括起来。

检索示例 4-1：检索贵州医科大学官 × × 教授发表在北大核心期刊上的受基金资助的文章。检索过程如图 4-2 所示。

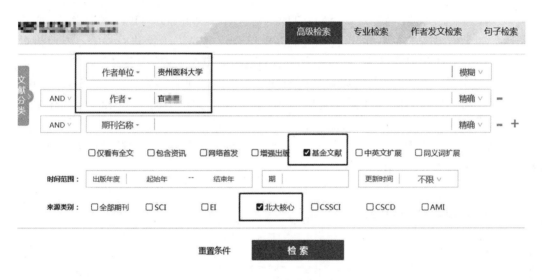

图 4-2　CNKI 高级检索

3. 专业检索　专业检索界面如图 4-3 所示，系统提供检索式输入框，用户可以根据系统语法构造检索式进行检索。可以通过网页右侧的"专业检索使用方法"查看如何构造专业检索式。在检索式输入框内输入检索式时，可以先按空格键选择字段、匹配类型和逻辑运算符，% 表示模糊匹配，= 为精确匹配，可以用 ( ) 来改变逻辑运算符 AND、OR、NOT 的运算顺序。CNKI 常用检索字段及其代码见表 4-1。

表 4-1　CNKI 常用检索字段及其代码

代码	字段名	代码	字段名
SU	主题	TKA	篇关摘
TI	篇名	KY	关键词
AB	摘要	FT	全文
AU	作者	FI	第一作者

续表

代码	字段名	代码	字段名
RP	通讯作者	AF	作者单位
JN	文献来源	RF	参考文献
YE	年	FU	基金
CLC	中图分类号	SN	ISSN
CN	CN	IB	ISBN
CF	被引频次		

注:以往称为"通讯作者",现在一般采用"通信作者";字段名 CN 即国内统一连续出版物号。

例如,要检索官××教授发表的篇名中含有阿尔茨海默病或者氟中毒的期刊论文,其检索式可以写为:AU% '官××' AND(TI% '阿尔茨海默病' OR TI% '氟中毒')。如图 4-3 所示。如果想提高查准率,可以把相应的匹配符"%"改成"="来进行检索。专业检索还提供以下功能:①提供包含资讯、网络首发、增强出版、基金文献、中英文扩展、同义词扩展选项;②提供时间范围选项,可以对出版时间和更新时间进行限定;③提供期刊来源类别限定,可以选择全部期刊、SCI 来源期刊、EI 来源期刊、北大核心期刊、CSSCI 期刊、CSCD 期刊。

注意事项:①所有符号和英文字母,都必须使用英文半角字符;②逻辑运算符 AND、OR、NOT,前后要空一个字节。

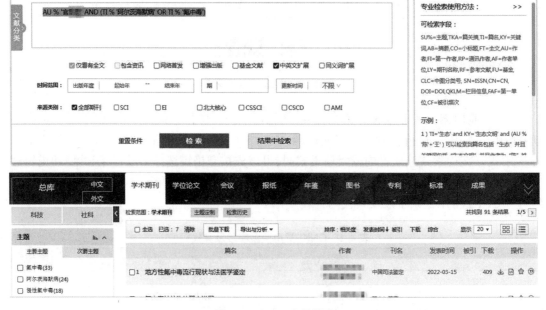

图 4-3　CNKI 专业检索

4. 作者发文检索　用户可以在检索框内输入作者的姓名和单位信息,检索该作者发表的全部文献。其中,作者类型有作者、第一作者和通信作者三种选项。作者检索还提供以下功能：①提供包含资讯、网络首发、增强出版、基金文献、中英文扩展、同义词扩展选项；②提供时间范围选项，可以对出版时间和更新时间进行限定；③提供期刊来源类别限定，可以选择全部期刊、SCI 来源期刊、EI 来源期刊、北大核心期刊、CSSCI 期刊、CSCD 期刊。

5. 句子检索　由于句子（段落）中包含了大量的事实信息，通过检索句子（段落）可以为用户提供有关事实问题的答案。句子检索是将两个及以上的检索词限定在全文的同一句或同一段话中进行检索，查找同时包含这几个检索词的句子或段落。其中，同一句是指两个标点符号之间，同一段是指 5 句以内。句子检索还提供以下功能：①提供包含资讯、网络首发、增强出版、基金文献、中英文扩展、同义词扩展选项；②提供时间范围选项，可以对出版时间和更新时间进行限定；③提供期刊来源类别限定，可以选择全部期刊、SCI 来源期刊、EI 来源期刊、北大核心期刊、CSSCI 期刊、CSCD 期刊。

（二）知识元检索

对文章段落中的中心思想词语进行标引后，可以通过知识元检索获得文献中部分段落章节的内容，进行快速学习。知识元检索的类型有知识问答、百科、词典、手册、工具书、图片、统计数据、指数、方法、概念、知网大学生百科，内容涵盖哲学、文学艺术、社会科学、文化教育、自然科学、工程技术、医学等各个领域，这些资源可以成为研究学习的辅助工具。知识元检索只能进行单库检索。

（三）引文检索

通过引文检索可以揭示各类型文献之间的相互引证关系，提供客观、准确、完整的引文索引数据，是一种有效的科研管理及统计分析工具。CNKI 引文检索有初级检索、高级检索和专业检索三种检索方式。

1. 初级检索　初级检索提供从被引题名、被引主题、被引关键词、被引摘要、被引作者、被引单位、被引文献来源七个途径检索文献。

2. 高级检索　高级检索系统默认有两个检索行，用户可以根据需求自行增加，同时，系统还提供来源文献范围和被引文献类型两个选项。与初级检索相比，高级检索多了"被引中图分类号""被引第一责任人""被引来源"和"被引基金"四个检索途径，此外，还可以选择是否进行扩展检索以及对被引文献的出版年和被引年进行限定。

3. 专业检索　专业检索需要用户根据系统语法构造检索式进行检索。检索式的构造原理与《中国学术期刊（网络版）》一致。

（四）出版物检索

出版物检索提供的检索途径有：来源名称、主办单位、出版者、ISSN、CN 和 ISBN 等。同时，也可以利用导航系统检索出版物，导航系统的类型有出版来源导航、期刊导航、学位辑刊导航、学位授予单位导航、会议导航、报纸导航、年鉴导航和工具书导航。每种导航的内容基本覆盖自然科学、工程技术、农业、医学、人文社会科学等各个领域，囊括基础研究、工程技术、行业指导、党政工作、文化生活、科学普及等各种层次。在导航界面的左侧是分类导航，选择不同的分类系统，分类导航的类型也不一样。例如，当选择"期刊导航"时，分类导航的类型有：学科导航、卓越期刊导航、数据库刊源导航、主办单位导航、出版周期导航、出版地导航、核心期刊导航。

下面以"期刊导航"为例介绍检索方法。

"期刊导航"可以通过刊名（曾用刊名）、主办单位、ISSN、CN 等几个字段来检索期刊。同时在下方提供全部期刊、学术期刊、网络首发期刊、独家授权期刊、世纪期刊、个刊发行几个选项,用户可以根据需要选择。"全部期刊"展现了《中国学术期刊(网络版)》收录的全部期刊,用户可以直接在期刊导航界面浏览各学科专业期刊,点击其中一个学科专辑就可以查看该学科专业的所有期刊,例如,点击"医药卫生科技"这一专辑,就可以查看医学卫生科技类的所有期刊。用户可以点击其中某个期刊查看该刊的主办单位、影响因子、总被引量等基本信息,还可以查看期刊历年刊载的文献。此外,用户也可以通过卓越期刊导航、数据库刊源导航、主办单位导航、出版周期导航、出版地导航、核心期刊导航等方法找到所需要的期刊。

四、检索结果的管理

用户在未登录状态下可以进行检索,并免费获取题录信息(包括篇名、作者、来源、关键词、作者单位等),登录后可正常下载全文。

(一)检索结果的显示和浏览

1. 检索结果的显示 检出文献有两种显示方法:"列表"和"详情"。系统默认以"列表"形式显示,用户可以点击"详情"按钮,以"详情"形式显示文献。每页可显示记录数有"10""20""50"三种选择,系统默认每页显示 20 条记录,用户可以根据自己的偏好选择相应的记录数。上述两种显示方法均提供每一篇文献的被引次数和下载次数。点击文献的被引次数,如图 4-4 所示,即可看到引用此文的文献题录。

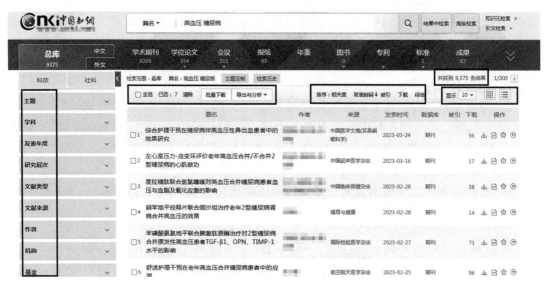

图 4-4 CNKI 检索结果的显示和浏览

2. 检索结果的浏览

(1)检索结果按分组浏览:检索结果可以按不同分组显示聚类结果,如图 4-4 所示。分组的类型包括:主题、学科、发表年度、研究层次、文献类型、文献来源、作者、机构和基金。用户可以根据自己的需求选择不同的分组类型,例如,想查看 2022 年发表的高血压与糖尿病方面的文献,可以先点击"发表年度",然后再点击 2022 年前面的复选框即可查看 2022 年发表的相关文献的题录信息。

（2）检索结果按排序浏览：检索结果还可以按"相关度""发表时间""被引""下载"和"综合"五种方式排序浏览。系统默认以"相关度"降序方式浏览，即根据检索结果与检索词的主题相关程度进行排序，相关性强的排在前面，如图4-4所示。如果希望最新发表的文章排在前面，可以选择"发表时间"来进行排序，"发表时间"默认按照由近及远的时间顺序排序，如果希望最早发表的文献排在前面，可以再点击一次"发表时间"，这时文献将按照由远及近的时间顺序排序。如果希望文献按照被引用或被下载次数的多少来排序，可以点击"被引"或"下载"按钮。"被引"和"下载"也可以按照升序或降序排序，系统默认按照降序排序。

（二）检索结果的导出

每篇检出文献的序号前都有复选框，用户可以对检出文献进行选择，也可以点击检索结果显示区上方的"全选"，将检索结果题录全部选择（只能选择每一页的全部题录，而非全部检出文献的题录）。选中文献之后，点击"导出与分析"后出现"导出文献"界面。然后再选择需要导出的文献格式，系统提供"GB/T 7714—2015 格式引文""知网研学（原 E-Study）""CAJ-CD 格式引文""MLA 格式引文""APA 格式引文""查新（引文格式）""查新（自定义引文格式）""Refworks""EndNote""NoteExpress""NoteFirst""自定义"这 12 种题录导出格式。不同导出格式适用于不同的文献管理需要，如"EndNote"导出格式适用于导入"EndNote"文献管理软件。最后，用户可以把这些文献的题录复制到剪贴板或打印，又或者以 txt/xls/doc 格式导出打开 / 保存到电脑上。导出文献题录信息还有一种方法，即点击检索结果页面的引用按钮，这种方法只能导出 1 篇文献的题录信息。此外，用户还可以点击"可视化分析"查看本次全部检索文献或已选文献的分析结果。

（三）全文下载及在线阅读

1. 全文下载　全文下载的方法有 2 种。

（1）方法一：如图4-4所示，在检索结果显示界面点击下载按钮，可以下载 CAJ 格式的原文。

（2）方法二：点击要下载文献的"篇名"，进入该文献的"文献知网节"页面，选择 CAJ 或 PDF 格式进行原文下载。

注意：CAJ 全文浏览器是中国知网的专用全文格式阅读器，用户可以在 CNKI 主页下方点击"CAJViewer 浏览器"图标下载该软件。

2. 全文在线阅读　全文在线阅读的方法有 2 种。

（1）方法一：点击检索结果页面的在线阅读按钮即可阅读超文本标记语言（hypertext markup language，HTML）格式的全文。

（2）方法二：点击要下载文献的"篇名"，进入该文献的"文献知网节"页面，点击"</>HTML 阅读"按钮，即可阅读 HTML 格式的全文。

第二节　维普资讯中文期刊服务平台

一、维普资讯中文期刊服务平台资源简介

维普资讯中文期刊服务平台是源自《中文科技期刊数据库》的期刊大数据服务平台。

该库是我国较大的中文科技期刊全文数据库之一,是中国科技文献保障系统的重要组成部分,数据每日更新。期刊总量 15 000 余种,现刊 9 000 余种,其中,收录《中文核心期刊要目总览:2020 年版》1 981 种期刊。平台独有期刊 3 900 余种,内刊达 1 000 余种。期刊回溯至 1989 年,部分期刊可回溯至 1933 年,文献总量 7 200 余万篇。内容涵盖医药卫生、农业科学、机械工程、自动化与计算机技术、化学工程、经济管理、政治法律、哲学宗教、文学艺术等 35 个学科大类。

维普资讯中文期刊服务平台是一个中文期刊资源一站式服务平台,提供在线阅读、PDF 全文下载、全文传递、OA 链接等多种全文获取方式,有效保障用户全文获取。维普资讯中文期刊服务平台以《中国图书馆分类法》(第五版)为标准进行数据标引,建立了 35 个一级学科,457 个二级学科的分类体系,能够满足全学科用户的中文期刊服务需要。服务从单纯的全文保障延伸到引文、情报等服务,旨在打造中文科技期刊资源深度整合服务新模式。

二、检索方法

维普资讯中文期刊服务平台提供的文献检索方式有初级检索、高级检索、检索式检索、期刊导航以及二次检索等。

(一) 初级检索

初级检索是维普资讯中文期刊服务平台的默认检索方式,其检索步骤如下。

1. 选择检索字段　系统默认在"所有字段"中检索,用户也可以自行选择系统提供的其他检索字段:题名或关键词、题名、关键词、摘要、作者、第一作者、机构、刊名、分类号、参考文献、作者简介、资金资助和栏目信息。初级检索一次只能选择一个字段。

2. 输入检索词　可以进行组配检索,采用逻辑运算符 AND 或 and 对多个检索词进行组配。例如选择某一相同的字段,输入"细菌病毒"或"细菌 AND 病毒"检出结果完全一致。

3. 获取文献　点击"检索"按钮获取文献。

(二) 高级检索

在高级检索模式下用户可以运用"与""或""非"的布尔逻辑关系将多个检索词进行组配检索。用户可以对每个检索词分别设定检索命中字段,并且通过时间范围限定、期刊范围限定、学科范围限定来调整检索的数据范围;还可以选择"精确"和"模糊"两种匹配方式,通过多种检索条件限定,获得最佳检索结果。总体而言,高级检索在初级检索的基础上,主要增加了以下功能。

1. 增加了检索框　高级检索一次可以输入多个检索词,各检索词可以分别限制在不同的字段中进行检索,检索词之间用"逻辑与""逻辑或""逻辑非"进行组配。系统默认显示 3 个检索框,用户可以根据需求增加检索框,最多可以增至 5 个。

2. 同义词扩展功能　当用户选择"题名或关键词""题名""关键词""摘要"这 4 个字段时,检索框后均会出现"同义词扩展 +"按钮,"同义词扩展"主要帮助用户查找与检索词相关的同义词、近义词、英文名称等。比如,选择"题名或关键词"字段,输入检索词"艾滋病",点击"同义词扩展 +"按钮,可以看到"艾滋病"的同义词有:人类免疫缺陷病毒、hiv、human immuno-deficiency virus、human immunodeficiency virus、human immunodeficiency viruses、人体免疫缺陷病毒、人类获得性免疫缺陷病毒、人免疫缺陷病毒、艾滋病毒、获得性免疫缺乏综合征、获得性免疫缺陷综合征、AIDS、Acquired Immune Deficiency Syndrome 等。如图 4-5 所示。然后选中全部同义词,点击"确定",可以把与艾滋病相关的同义词增加到检索框内。

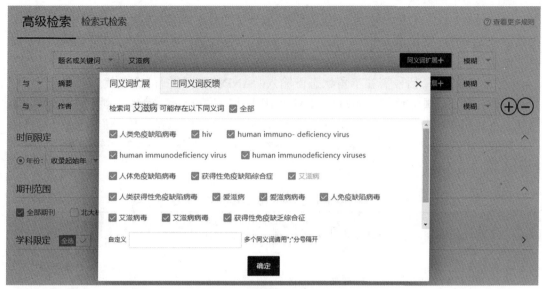

图 4-5　维普资讯中文期刊服务平台高级检索查看同义词功能

3. 增加了限定条件　用户可以从时间、期刊范围和学科三个方面对检索结果进行限定。

(1)时间限定:时间限定包含出版时间和更新时间,一次只能选择其中一种进行限定。系统默认的时间范围是收录起始年至今,用户可以自行选择 1989 至今的任一时间段,更新时间有一个月内、三个月内、半年内、一年内、当年内五个选项。

(2)期刊范围限定:系统默认的期刊范围是全部期刊,用户可以自行选择期刊来源类别,包括:北大核心期刊、EI 来源期刊、SCIE 期刊、美国化学学会化学文摘社(Chemical Abstracts Service of the American Chemical Society,CAS)来源期刊、CSCD 期刊、CSSCI 期刊。每次可以选择一种或多种来源期刊。

(3)学科限定:系统默认的学科是全部学科。学科范围分为 35 个一级学科,每个一级学科下又细分为若干个二级学科(比如一级学科医药卫生下面有公共卫生与预防医学、卫生毒理学、中医学、临床医学、基础医学等 77 个二级学科)。用户可以选择一级学科,也可以选择二级学科,一次可以选择多个学科。

高级检索注意事项:①检索框中可支持"并且"(AND/and/*)、"或者"(OR/or/+)、"非"(NOT/not/-)三种简单逻辑运算,一个检索框可以输入多个检索词,多个检索词之间共用一个字段。②逻辑运算符 AND/and、OR/or、NOT/not,前后须在英文半角状态下空一格。逻辑运算符优先级为:NOT(not)>AND(and)>OR(or),可通过括号"( )"提高优先级,改变运算顺序,括号需要在英文半角状态下输入。③检索表达式中,检索内容包含 AND/and、NOT/not、OR/or、*、-、+ 等运算符或特殊字符时,需加半角引号单独处理。如:"multi-display""C++"。④精确检索需要使用检索框后方的"精确"选项。

（三）检索式检索

检索式检索又称为专业检索,是在检索框中直接输入字段标识和逻辑运算符构造逻辑检索式进行检索。与高级检索一样,检索式检索也支持时间限定、期刊范围限定、学科限定,以控制检索命中的数据范围。

用户根据系统制订的检索规则构造逻辑检索式,把检索式直接输入检索框内进行检索。其检索式结构为:字段名 = 检索词□逻辑运算符□字段名 = 检索词□逻辑运算符□字段名 = 检索词[注:"□"表示空格(英文半角状态下空一格)]。运算顺序为从左到右,可以用( )来改变运算顺序,括号需在半角状态下输入。AND 代表"并且",OR 代表"或者",NOT代表"不包含",逻辑运算符 AND/OR/NOT 采用大小写均可,运算符前后须空一格(英文半角状态下);检索词前须加字段标识符,如"K= 心脏病"。同时该系统用"*"表示逻辑与,用"+"表示逻辑或,用"-"表示逻辑非。常用检索字段及其代码见表 4-2,逻辑运算符对照表见表 4-3。

表 4-2　维普资讯中文期刊服务平台检索字段及其代码

代码	字段名	代码	字段名
T	题名	A	作者
R	摘要	K	关键词
F	第一作者	M	题名或关键词
C	分类号	J	刊名
S	机构	U	任意字段

表 4-3　维普资讯中文期刊服务平台逻辑运算符对照表

逻辑关系	运算符
并且、与	AND/and/*
或者	OR/or/+
不包含、非	NOT/not/-

检索示例 4-2:检索 2020 年至 2022 年 CSCD 期刊上发表的关于腰肌劳损治疗方面的文献。

步骤:可以在检索框内输入检索式"M=(腰肌劳损 + 腰肌筋膜炎 + 功能性腰痛 + 腰背肌筋膜炎)AND T=(治疗 + 诊疗 + 医治)"。将年份限定为"2020—2022"并在期刊范围处勾选"CSCD 期刊",检索过程见图 4-6。

（四）期刊导航

期刊导航提供期刊查找和期刊浏览功能。

1. 期刊查找功能　提供从"刊名""任意字段""ISSN""CN""主办单位""主编""邮发代号"等途径来查找期刊。

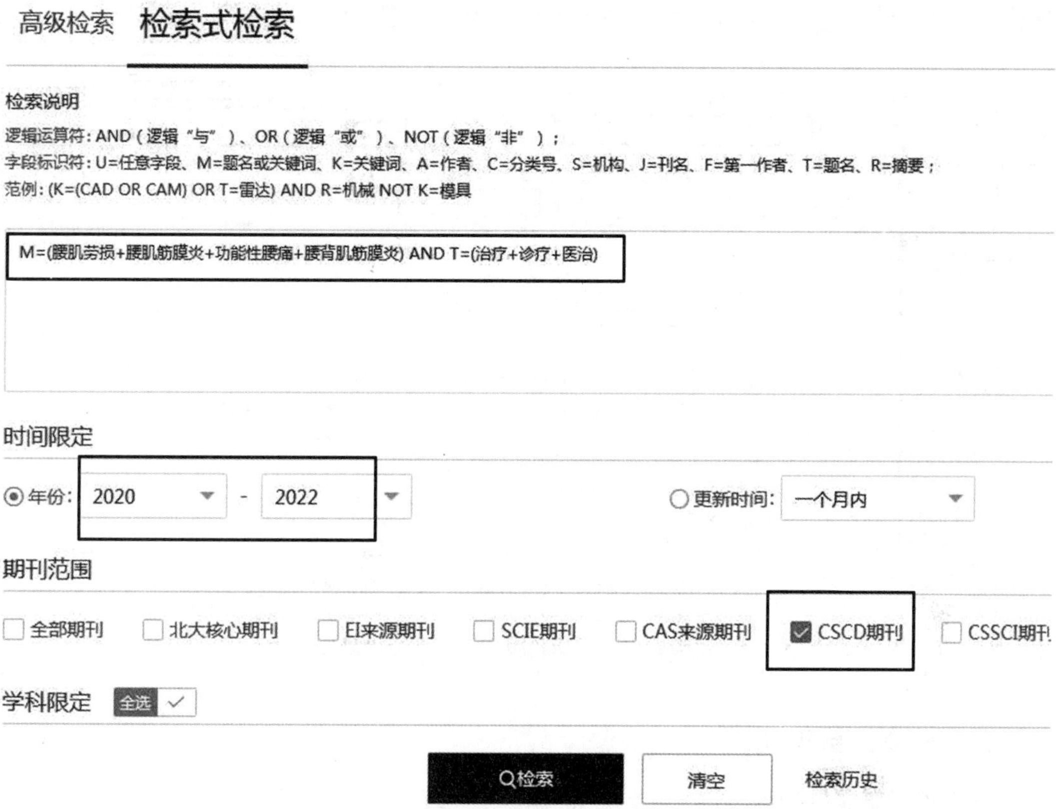

高级检索 **检索式检索**

检索说明

逻辑运算符: AND（逻辑"与"）、OR（逻辑"或"）、NOT（逻辑"非"）;
字段标识符: U=任意字段、M=题名或关键词、K=关键词、A=作者、C=分类号、S=机构、J=刊名、F=第一作者、T=题名、R=摘要;
范例: (K=(CAD OR CAM) OR T=雷达) AND R=机械 NOT K=模具

M=(腰肌劳损+腰肌筋膜炎+功能性腰痛+腰背肌筋膜炎) AND T=(治疗+诊疗+医治)

时间限定

◉ 年份: 2020 ▼ - 2022 ▼ ○ 更新时间: 一个月内 ▼

期刊范围

☐ 全部期刊 ☐ 北大核心期刊 ☐ EI来源期刊 ☐ SCIE期刊 ☐ CAS来源期刊 ☑ CSCD期刊 ☐ CSSCI期刊

学科限定 全选 ✓

Q检索 清空 检索历史

图 4-6 检索式检索示例

2. 期刊浏览功能 可以按字母顺序查找期刊,比如点击字母"A",系统会打开所有名称以拼音字母 A 开头的期刊的列表。也可以按学科分类导航浏览期刊,系统将期刊划分为经济管理、哲学宗教、生物学、天文地球、化学工程、矿业工程、石油与天然气工程、冶金工程、金属学及工艺、机械工程、动力工程及热物理、电子电信、电气工程、自动化与计算机技术、建筑科学、水利工程、轻工技术与工程、交通运输工程、航空宇航科学技术、环境科学与工程、核科学技术、医药卫生、农业科学、一般工业技术、社会学、政治法律、军事、文化科学、语言文字、文学、艺术、历史地理、自然科学总论、理学、兵器科学与技术共 35 个一级学科,一级学科下又分为若干个二级学科,点击相应学科即可查看该学科下的所有期刊。还可以通过页面左侧提供的核心期刊导航、国内外数据库收录导航和期刊地区分布导航、期刊主题导航等形式浏览期刊。

检索示例 4-3: 查找"公共卫生与预防医学"学科期刊中,被《中文核心期刊要目总览: 2020 年版》收录的期刊。

步骤: 首先点击系统左侧"核心期刊"下方的"北大核心期刊(2020 版)",然后点击系统右侧"医药卫生"下方的"公共卫生与预防医学",即可查看"公共卫生与预防医学"学科期刊中被《中文核心期刊要目总览: 2020 年版》收录的 21 种期刊。

(五) 二次检索

当用户执行检索后,在检索结果页面可以执行二次检索,如图 4-7 所示,二次检索包含

"在结果中检索"和"在结果中去除"两种,分别相当于"逻辑与""逻辑非"组配。

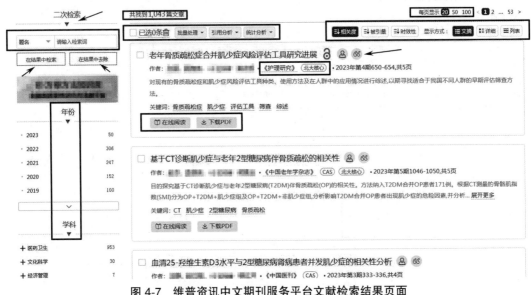

图4-7 维普资讯中文期刊服务平台文献检索结果页面

三、检索结果的管理

(一) 检索结果的显示

系统默认每页显示20条结果,用户也可以选择每页显示50条或100条,如图4-7所示。

1. 显示格式 检索结果默认以"文摘"格式显示,用户可以选择按照"详细"或"列表"格式进行显示。

2. 排序 排序方式有3种:相关度、被引量、时效性。系统默认按照相关度降序排列。注意:相关度、被引量、时效性均只能按照降序进行排序。

3. 分组浏览 左侧的分组浏览支持"年份""学科""期刊收录""主题""期刊""作者""机构"多类别层叠筛选,用户可以根据自己的检索需求不断选择过滤项筛选出满意的结果。

4. 点击文献篇名可以查看文献的完整中英文摘要、引文网络和相关文献 点击作者姓名可以查看维普数据库收录的该作者的所有文献,点击期刊名可以查看该刊基本信息及其每年刊载的文献。点击被引用次数可以查看该文献的所有引用文献。

(二) 检索结果的导出与分析

如图4-7所示,系统提供"批量处理""引用分析"和"统计分析"功能,用户可以对检索结果进行题录导出、引用分析或统计分析。

1. 题录导出 每篇文献的题录前方有选择框,一次可以选择一条或多条题录。(注意:"批量处理"前的选择框只能选择该页的全部题录,而非全部检索结果的题录。)

导出步骤:选择需要导出的文献,点击"批量处理",选择"导出题录",进入题录导出页面,题录导出页面提供多种导出格式,不同导出格式适用于不同的文献管理需要。如

"NoteExpress"导出格式适用于导入"NoteExpress"文献管理软件。用户选择需要的导出格式后,点击"导出"按钮,选择存盘路径后形成".txt"格式文件,命名后存盘即可。也可以点击"复制"按钮,直接复制题录信息。

2. 引用分析　可以对已选择文献的参考文献或引证文献进行分析。

3. 统计分析　可以对全部检出文献或已选择的文献进行统计分析,还可以保存检索报告,检索报告以 PDF 格式存档。系统主要从学术成果产出、主要发文人物、主要发文机构、文章涉及主要学科、主要期刊等方面进行分析。

(三) 全文下载与阅读

维普资讯中文期刊服务平台阅读和下载期刊文献的方法有三种。

1. 第一种方法:在检索结果页面中,每篇文献题名后面都有文献获取按钮,如为"在线阅读""下载 PDF"按钮,则系统收录了该文献的全文,用户点击"在线阅读"即可在网页上阅读这篇文献的全文,点击"下载 PDF"可以进入文献下载页面,将该文献下载到用户指定位置。由于数据库提供的是 PDF 格式的全文下载,因此用户需要下载并安装 PDF 文献阅读器。

如果文献题名后面是"原文传递"按钮,则系统未收录该文献的全文,用户可以点击"原文传递"按钮,进入图书馆参考咨询服务界面,用户在表单里面输入邮箱地址和验证码,点击"发送"按钮,该文献的全文会在几个工作日之内(最快在几分钟之内,一般在几个小时之内)发送到用户填写的邮箱。

2. 第二种方法:在文献检索结果页面点击文献题名,进入页面后点击"下载 PDF"按钮,即可将文献下载到指定位置;点击"在线阅读"按钮可以在网页上阅读 PDF 格式的文献全文。在线阅读界面也提供下载文献功能,点击"下载"即可下载保存文献。

3. 第三种方法:批量下载。选择需要下载的文献,点击"批量处理",选择"下载全文"即可实现同时下载多篇文献。

使用批量下载的注意事项包括:①批量下载单次可下载 20 篇;②部分文章因版权原因,无法提供全文下载服务,需要使用推荐的全文获取方式;③禁止恶意大批量下载。

第三节　万方数据知识服务平台(万方智搜)

一、万方数据知识服务平台(万方智搜)简介

万方数据知识服务平台(万方智搜)是以中国科学技术信息研究所(北京万方数据股份有限公司)的信息服务资源为依托建立起来的以科技信息为主,融经济、金融、社会、人文信息于一体的大型科技、商务信息服务系统。通过整合数亿条全球优质资源实现海量学术文献的统一发现。集成期刊、学位、会议、科技报告、专利、视频等十余种资源类型,内容涵盖自然科学、医药卫生、工程技术、农业科学、社会科学、科教文艺等多学科领域,支持多维度组合检索。

万方数据知识服务平台(万方智搜)与国家科技图书文献中心(NSTL)、国家科技报告服

务系统、中国科学院文献情报中心、中国社会科学院图书馆、英国皇家物理学会(IOP)、韩国科学技术信息研究院(KISTI)、日本科学技术信息集成系统(J-STAGE)、开放获取期刊目录(DOAJ)、医学文献检索服务系统(PubMed)、电子预印本文献数据库(arXiv)、Project MUSE等多家国内外著名学术机构、出版商、OA 出版 / 集成平台及预印本平台达成战略及数据合作,覆盖中外期刊论文、学位论文、会议论文、图书、报纸、标准、专利、科技成果、科技报告等各类学术资源,携手打造全球学术资源发现基地。

二、万方数据知识服务平台(万方智搜)资源概况

1. 期刊论文　期刊论文是万方数据知识服务平台的重要组成部分,期刊资源包括中文期刊和外文期刊,其中收录 1998 年以来的中文期刊约 11 000 种,包含北京大学、中国科学技术信息研究所、中国科学院文献情报中心、南京大学、中国社会科学院历年收录的核心期刊 3 300 余种,年增 300 万余篇,每日更新,涵盖自然科学、工程技术、医药卫生、农业科学、哲学政法、社会科学、科教文艺等各个学科;外文期刊主要来源于 NSTL 外文文献数据库和数十家著名学术出版机构,以及 DOAJ、PubMed 等知名开放获取平台,收录了世界各国出版的 40 000 余种重要学术期刊。

2. 学位论文　学位论文资源包括中文学位论文和外文学位论文,中文学位论文收录始于 1980 年,收录中文学位论文全文 420 万余篇,年增 35 万余篇,涵盖理学、工业技术、人文科学、社会科学、医药卫生、农业科学、交通运输、航空航天、环境科学等各学科领域;外文学位论文收录始于 1983 年,累计收藏 60 万余篇,年增约 6 万篇。

3. 会议论文　会议论文资源包括中文会议论文和外文会议论文,中文会议论文收录始于 1982 年,年收集约 2 000 个重要学术会议资源,年增约 20 万篇论文,每月更新。外文会议论文主要来源于 NSTL 外文文献数据库,收录了 1985 年以来世界各主要学会 / 协会、出版机构出版的学术会议论文共计约 900 万篇全文(部分文献有少量回溯),每年增加论文 20 万余篇,每月更新。会议论文资源的范围涵盖自然科学、工程技术、农林、医学等多个领域,是了解国内学术会议动态、科学技术水平、进行科学研究必不可少的工具。

4. 专利文献　专利文献来源于《中外专利数据库》(*Wanfang Patent Database*,WFPD),该库涵盖 1.3 亿余条国内外专利数据。其中,中国专利收录始于 1985 年,共收录 3 300 万余条专利全文,可本地下载专利说明书,数据与国家知识产权局保持同步,包含发明专利、实用新型和外观设计三种类型,准确地反映了中国专利的申请和授权状况,每月新增 30 万余条。国外专利 1 亿余条,均提供欧洲专利局网站的专利说明书全文链接,收录范围涉及中国、美国、日本、英国、德国、法国、瑞士、俄罗斯、韩国、加拿大、澳大利亚共 11 个国家,以及世界知识产权组织、欧洲专利局两个组织的数据,每年新增 300 万余条。

5. 科技报告　科技报告资源包括中文科技报告和外文科技报告。中文科技报告收录始于 1966 年,源于中华人民共和国科学技术部,共计 10 万余份。外文科技报告收录始于 1958 年,涵盖美国政府四大科技报告(AD、DE、NASA、PB),共计 110 万余份。

6. 科技成果　科技成果来源于《中国科技成果数据库》(*China Scientific & Technological Achievements Database*),该库收录了自 1978 年以来国家和地方主要科技计划、科技奖励成果,以及企业、高等院校和科研院所等单位的科技成果信息,涵盖新技术、新产品、新工艺、新材料、新设计等众多学科领域,共计 90 多万项。数据库每两个月更新一次,年新增数据 1 万条以上。

7. 标准文献　收录了所有中国国家标准(GB)、中国行业标准(HB)以及中外标准题录摘要数据,共计 200 余万条记录,综合了由浙江省标准化研究院等单位提供的标准数据。全文数据来源于相关标准出版单位,文摘数据来源于浙江省标准化研究院。国际标准来源于 Techstreet 国际标准数据库,涵盖国内及国外先进标准,包含超过 55 万件标准相关文档,覆盖各个行业。

8. 法律文献　收录始于 1949 年,涵盖国家法律法规、行政法规、地方性法规、国际条约及惯例、司法解释、合同范本等。每月更新,年新增量不低于 8 万条。

9. 地方志　地方志简称"方志",即按一定体例,全面记载某一时期某一地域的自然、社会、政治、经济、文化等方面情况或特定事项的书籍文献。通常按年代分为新方志、旧方志。新方志收录始于 1949 年,共计 5.5 万册,旧方志收录年代为新中国成立之前,共计 8 600 余种,10 万多卷。

10. 视频　万方视频是以科技、教育、文化为主要内容的学术视频知识服务系统。现已推出高校课程、学术讲座、学术会议报告、考试辅导、就业指导、医学实践、管理讲座、科普视频等精品视频共计 3 万余部,100 万余分钟。

三、检索方法

系统提供初级检索、高级检索、专业检索和作者发文检索四种检索方式。检索时可以单库检索,也可以跨库检索。

(一) 初级检索

初级检索是系统默认的检索方式,检索步骤如下。

1. 选择数据库　系统提供两种选择,一是系统默认的文献类型:"全部"。它包含了期刊论文、学位论文、会议论文等多种类型的文献。二是点击文献类型切换按钮,选择其中某一种类型的文献。

2. 选择字段　将鼠标移至检索框内单击鼠标左键即可显示可检索的字段,不同类型的文献系统提供的检索字段也不一样。比如,当选择文献类型为"全部"时,系统提供的检索字段有题名、作者、作者单位、关键词、摘要共五个字段;当选择的文献类型为"期刊"时,系统提供的检索字段有题名、作者、作者单位、关键词、摘要、刊名、基金、中图分类号共八个字段。用户可以单击检索字段进行字段限定检索,也可以不限定字段直接在检索框内输入检索词或检索式进行检索。

3. 输入检索词或检索式　用户可以在检索框内输入检索词或检索式进行检索。

万方数据知识服务平台(万方智搜)默认输入的检索词为模糊检索,用户可以利用双引号(英文半角状态输入)将其改变为精确检索。例如,用户想要检索"强直性脊柱炎"方面的文献,检索式为:强直性脊柱炎。即为模糊检索。而输入检索式:"强直性脊柱炎"。则为精确检索。

此外,用户也可以在检索框内使用 NOT/not、AND/and、OR/or 对检索词进行逻辑匹配检索。其中 AND/and 可以用英文半角状态下的空格代替,逻辑优先级关系为:NOT/not＞AND/and＞OR/or。

4. 点击检索按钮,检出相关文献　注意事项包括:①系统默认用户直接输入的检索词为模糊检索,可以通过双引号(英文半角状态下输入)来限定检索词为精确检索。例如要检索"胃食管反流病"方面的文献,当检索式为:胃食管反流病。即为模糊检索。当检索式为:"胃食管反流病"。则为精确检索。②用户可以在检索框内使用逻辑运算符 NOT/not、AND/and、OR/or 对检索词进行逻辑匹配检索,其中 AND/and 可以用英文半角状态下空格代替。比如检索"胃食管反流病"和"24h 食管阻抗 pH 监测"方面的文献,检索式为:(胃食管反流病 and 24h 食管阻抗 pH 监测)或(胃食管反流病 AND 24h 食管阻抗 pH 监测)或(胃食管反流病 24h 食管阻抗 pH 监测)。

检索示例 4-4:检索题名中包含"幽门螺杆菌的预防"方面的文献。

步骤:在检索框中输入检索式"题名:幽门螺杆菌 AND 题名:预防"。除此之外,用户还可以输入以下检索式进行检索:(标题:幽门螺杆菌 AND 标题:预防)、(题目:幽门螺杆菌 AND 题目:预防)、(题:幽门螺杆菌 AND 题:预防)、(篇名:幽门螺杆菌 AND 篇名:预防)、(t:幽门螺杆菌 AND t:预防)、(title:幽门螺杆菌 AND title:预防)。

(二)高级检索

高级检索支持多个检索词在不同检索字段中进行检索。高级检索方式下可以选择文献类型;系统默认显示 3 个检索框,可以根据需求添加或者减少检索框,最多可以增至 6 个;通过"与""或""非"进行逻辑组配,优先级为非>与>或;可以限定文献的发表时间。

高级检索提供精确检索和模糊检索两种匹配类型选项,满足用户查准和查全的需求,两个选项的按钮均位于检索框后,分别为"精确"和"模糊"。在精确检索状态下,系统不会对检索词进行拆分,例如,输入检索词"高血压合并脑卒中",检索仅包含"高血压合并脑卒中"的文献;在模糊检索状态下,系统会对检索词进行拆分,例如,输入"高血压合并脑卒中",检索不仅包含"高血压合并脑卒中"的文献,还包含"高血压合并缺血性脑卒中""高血压合并急性缺血性脑卒中"等方面的文献。

高级检索还提供智能检索方式,主要有中英文扩展检索和主题词扩展检索。中英文扩展检索可对检索词进行中文和英文的扩展检索,扩大检索范围;主题词扩展检索指的是基于主题词表,对检索词扩展同义词和下位词,帮助用户保证查准率的条件下,扩大检索范围,提升查全率。

高级检索步骤如下。

1. 选择文献类型:系统支持的文献类型有期刊论文、学位论文、会议论文、专利、中外标准、科技成果、法律法规、科技报告、地方志。系统默认选中期刊论文、学位论文和会议论文三种类型,用户可以根据检索需求选择相应的文献类型,一次可以选择一种或多种文献类型。

2. 选择检索字段:文献类型不同,提供的检索字段也有差别。系统提供主题、题名或关键词、题名、作者、作者单位、关键词、摘要、第一作者、中图分类号、期刊 - 刊名、期刊 ISSN/CN、学位 - 专业、学位 - 学位授予单位、学位 - 导师、会议名称、会议 - 主办单位、专利 - 发明 / 设计人、专利 - 申请 / 专利号、专利 - 申请 / 专利权人、专利 - 申请日、专利 - 公开日、专利 - 分类号、标准编号、标准 - 发布单位、科技成果 - 省市、科技成果 - 类别、科技成果 - 行业分类、科技成果 - 申报单位、法规 - 发文文号、法规 - 颁布部门、科技报告 - 项目名称、编纂人员、编纂单位等检索字段。

3. 输入检索词:一个检索框可以输入一个或多个检索词,多个检索词之间可以用逻辑运算符进行组配。

4. 选择匹配类型(模糊匹配或精确匹配)和逻辑运算符("与""或""非")。

5. 根据需要限定发表时间。

6. 根据需要选择是否执行"中英文扩展"或"主题词扩展"检索。

7. 点击"检索"按钮执行检索。

(三) 专业检索

专业检索界面如图4-8所示,用户根据系统支持的语法和检索规则构造逻辑检索式,将检索式输入检索框进行检索。系统用 AND/and 表示逻辑与、OR/or 表示逻辑或、NO/not 表示逻辑非,可检字段有主题、题名或关键词、题名、作者等,查看所有字段可以单击"展开"进行选择。

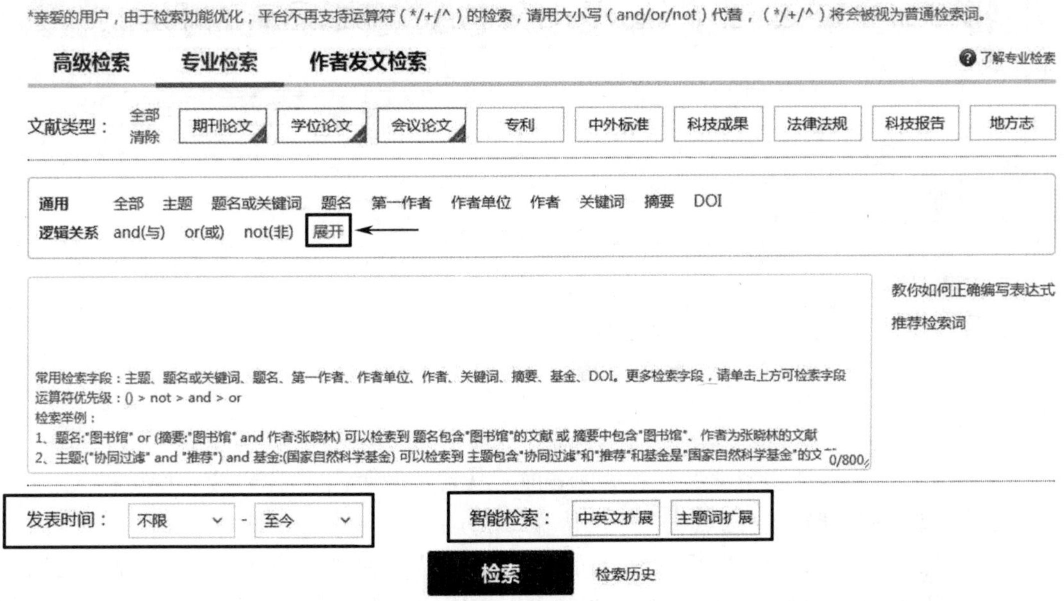

图 4-8 万方数据知识服务平台(万方智搜)专业检索界面

注意事项:①在进行专业检索之前可以点击相应的字段,然后在字段名后面的括号内输入检索词,接着选择逻辑运算符,再选择检索字段,输入检索词即可;②专业检索可以限定发表时间以及选择主题词和中英文的扩展检索。

检索示例4-5:检索杨 ×× 作为第一作者发表的题名或关键词反映念珠菌性食管炎方面信息的期刊论文或会议论文。

检索式如下。

第一作者:(杨 ××)and 题名或关键词:((假丝酵母菌 or Candida or 假丝酵母 or 念珠菌)and(食管炎 or esophagitis or phagitis or 食道炎))。

(四) 作者发文检索

作者发文检索主要用于检索某单位某作者发表的文献,一次可以检索一个作者发表的文献,也可以同时检索多位作者发表的文献,可以根据需要添加或者减少检索条件。检索步骤如下。

1. 选择文献类型。

2. 选择检索字段,输入检索词。多个检索字段之间通过"与""或""非"组配。

3. 选择匹配类型。

4. 点击检索按钮。

（五）二次检索

二次检索也称为结果中检索,万方数据知识服务平台(万方智搜)初级检索的检索结果页面提供二次检索功能,如图 4-9 所示。二次检索可以对检索词进行字段限定检索,检索字段根据不同类型的文献会有所不同,主要有题名、作者、关键词、起始年、结束年等。

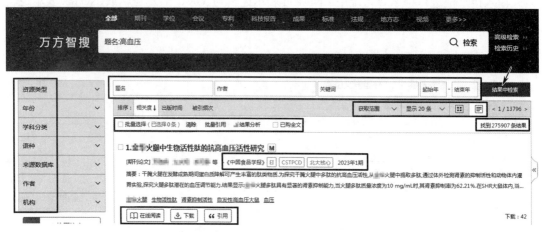

图 4-9　万方数据知识服务平台(万方智搜)二次检索界面

（六）资源导航

资源导航分为资源类型导航和数据库导航。从首页"数字图书馆"模块即可进入。

1. 资源类型导航　直接点击"资源导航"下方的各类型资源,即可进入相应的导航界面。比如点击"学术期刊"即可进入期刊导航界面。在该界面上方可以看见"本周更新期刊",左侧可以按学科对期刊进行限定,右侧可以按期刊首字母和期刊收录类别［全部、中国科技论文与引文数据库(CSTPCD)、北大核心、CSSCI、EI、SCI］进行限定。点击"更多选项"还可以从收录地区、出版周期、优先出版等方面对期刊进行限定。此外,用户还可以通过刊名、ISSN、CN 对期刊进行检索。系统默认的排序是综合排序,用户可以选择按照影响因子、创刊时间、被引频次进行排序。

2. 数据库导航　导航内容为万方自有及合作资源数据库。点击"特色资源"下方的"更多合作者资源→"即可进入数据库导航。数据库导航界面提供数据库来源和语种选项,用户根据检索需要自行选择。

四、检索结果的管理

（一）检索结果的显示和浏览

检索结果界面如图 4-9 所示,用户可根据需要自由选择每页显示 20、30 或 50 条。检索结果可按详情或列表两种方式进行显示,详情方式展示文献类型、题名、摘要、作者、关键词、来源、年 / 卷(期)等信息。列表方式只展示标题、作者、来源、时间等简要信息。系统默认按照相关度排序,用户可以选择按照出版时间、被引频次等排序。其中被引频次可以按升序和降序排,相关度和出版时间只能按照降序排。检索结果界面左侧为分组浏览,系统提供从资源类型、出版时间、语种、来源数据库、机构、作者等限定条件进一步缩小检索范围。

(二) 题录导出

题录导出有三种方法。

第一种方法:在检索结果界面点击需要导出文献下方的"引用"按钮,进入题录导出界面,选择导出格式即可立即导出题录信息,在该界面点击"添加到导出列表",也可以复制或导出不同格式的题录信息。

第二种方法:点击文献题名,进入界面以后,点击"引用"按钮,之后的操作步骤与第一种方法一致。

第三种方法:前两种一次只能导出一条题录信息。第三种是批量导出。用户事先选择需要导出的多篇文献,也可选中"批量选择"(可以一次性选中该页的所有题录),然后点击"批量引用",即可进入文献信息导出界面,最后选择题录格式导出即可。

(三) 检索结果的阅读和下载

点击检索结果界面(图 4-9)或文献详细信息界面的"在线阅读"可以在网页上阅读 PDF 格式的文献全文,在阅读页面点击下载按钮可以下载全文保存至电脑。

还有两种方法可以下载全文。第一种方法:在检索结果界面点击需要下载文献下方的"下载"按钮,即可完成下载。第二种方法:点击文献题名,进入界面后,点击题名下方的"下载"按钮也可完成下载。

第四节　中华医学期刊全文数据库

一、中华医学期刊全文数据库简介

《中华医学杂志》社有限责任公司(简称中华医学会杂志社)是以编辑出版中华医学会主办的各类医学期刊为主要任务的全国性医学期刊出版机构,也是中华医学会对其所主办的各类医学期刊实施管理的重要业务部门。中华医学期刊全文数据库就是由中华医学会杂志社编辑出版的、以中华医学会主办的各类医学期刊为主要内容的医学数字文献出版平台。

二、中华医学期刊全文数据库资源介绍

中华医学期刊全文数据库是中华医学会对外服务的全文型论文数据库,囊括了中华医学会期刊出版平台下的 160 余种期刊,学科领域涉及所有临床专业,包含国内外临床指南类文献、经过同行评议的经典和疑难病例文献、危急重症学文献、医学综合类文献、内外妇儿临床文献、基础医学文献、临床药学文献,以及护理、预防医学、中医药和医学人文等学科相关文献。

中华医学期刊全文数据库整合了中华医学会的优质期刊资源,内容包括国内临床指南和病例文献,通过严格的同行评审,并不断更新。论文规模超过 100 万篇,图表 40 余万张,近五年文献全部支持 HTML 阅读模式。

三、检索方法

中华医学期刊全文数据库支持初级检索、高级检索、精准检索、表达式检索和期刊列表检索五种检索方式。

(一) 初级检索

初级检索默认在全库中进行检索,支持输入文献的主题、文题、作者、作者单位、关键词等信息进行检索。

初级检索支持单库检索,可以选择在期刊库、指南库、病例库、图表库或专家库中进行检索。期刊检索时输入中英文期刊的名称进行检索;指南检索时支持输入主题、文题、制订者等信息进行检索;病例检索支持输入文题、作者、疾病名称等字段进行检索;图表检索支持输入主题和图题信息进行检索;专家检索支持输入专家姓名和研究领域进行检索。

(二) 高级检索

高级检索的字段限定选项有:主题、标题、关键词、第一作者、通信作者、第一/通信作者、所有作者、作者单位、刊名、基金、摘要或者全部字段。匹配类型分为"模糊匹配"和"精准匹配"两种,"精准匹配"不对检索内容进行拆分。

系统默认有2组检索词输入框,可以点击"+"增加检索词输入框,最多可增至5组。高级检索提供"文献分类"选项,可以对文献类型、研究类型和研究方法进行限定。同时支持出版日期限定。各限定条件之间用逻辑运算符进行组配,如图4-10所示。

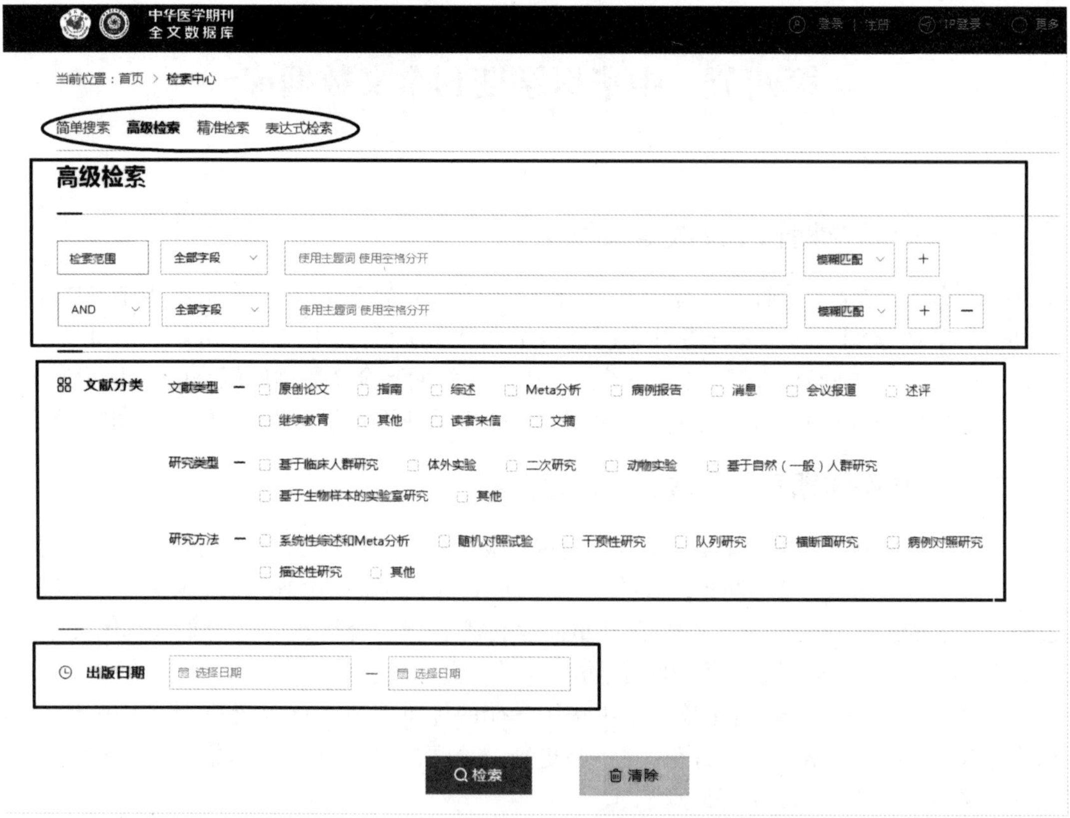

图 4-10　中华医学期刊全文数据库高级检索界面

（三）精准检索

精准检索支持输入文献的 DOI 进行检索，该检索要求输入完整的 DOI，否则无法返回文献的地址。

（四）表达式检索

可以利用运算符、检索字段和语法构造检索表达式进行检索。中华医学期刊全文数据库运算符、检索字段及其代码分别见表 4-4、表 4-5。

表 4-4　中华医学期刊全文数据库运算符

运算符	说明	用法实例	备注
=	指定字段查询指定条件	如"所有作者 = 李 ×× "，是检索作者字段中含有李 ×× 的文献	
?	单个任意字符的截词符	如"脑梗? "，是检索含有"脑梗"加一个任意字符	不能在检索词起始位置使用，如仅作为问号检索时，需作转义处理，在问号前加反斜杠，即"\ ? "
AND、&&	逻辑运算与	如检索艾滋病合并结核感染的相关文献，可以表示为"艾滋病 AND 结核感染"	
OR、||	逻辑运算或	如检索艾滋病的相关文献，可以表示为"艾滋病 OR AIDS"	

表 4-5　中华医学期刊全文数据库检索字段及其代码

代码	字段名	代码	字段名	代码	字段名
ALL	所有字段	TM	主题	TI	标题
KW	关键词	FA	第一作者	CA	通信作者
KA	第一 / 通信作者	AA	所有作者	AF	作者单位
JT	刊名	FU	基金	AB	摘要
PD	出版日期	DOI	DOI	AT	文献类型
ST	研究类型	SM	研究方法		

检索式构造的类型如下。

1. 单字段单条件查询　模糊查询，如:(标题 = 心脏病)。精确查询，如:(标题 =" 心脏病 ")。

2. 单字段多条件查询　如(标题 =(脑梗 AND 眩晕))。

3. 多字段查询　如(标题 = 脑梗 AND 标题 = 眩晕)。

检索示例 4-6:检索贵州医科大学的官 ×× 老师(第一 / 通信作者)发表的关键词中含有氟中毒的相关文献。

检索表达式为:(作者单位 = 贵州医科大学 AND 第一 / 通信作者 = 官 ×× AND 关键词 = 氟中毒)。

（五）期刊列表检索

期刊列表将数据库收录的期刊按照系列、学科、收录情况进行分类，用户可以根据相应的分类精确查找所需期刊。

四、检索结果的管理

（一）检索结果的显示和浏览

检索结果界面如图 4-11 所示，显示格式有简约版（系统默认）和专业版两种。检索结果可以按照相关性、发表时间、阅读次数、引用次数进行排序，系统默认按照相关性进行排序。用户可根据需要自由选择每页显示 10（系统默认）、20、30 或 40 条检索结果。检索结果界面左侧是分组浏览，用户可以从学科分类、发表年度、文献类型、数据库收录、期刊类型、研究类型、研究方法等方面对检索结果进行限定以缩小检索范围。检索结果界面右侧为年度分布与相关指南、相关病例和相关疾病等信息。检索结果界面支持"在结果中检索"功能。

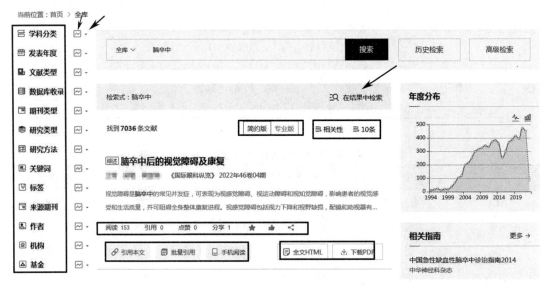

图 4-11　中华医学期刊全文数据库检索结果界面

（二）题录导出

题录导出有两种方法，第一种方法是点击文献题录下方的"引用本文"，进入界面后，系统默认按照"中华系列"格式显示题录信息，可以点击下拉三角形选择按照"GB/T 7714—2015"格式显示。可以点击"一键复制"将题录信息复制到剪贴板，也可以将题录信息导出至 NoteExpress、EndNote、RefWorks、NoteFirst 和医学文献王等文献管理软件。第二种方法是在图 4-11 所示的检索结果界面点击文献题名或点击文献题录信息下方的"全文 HTML"，进入界面后可以将参考文献导出至 EndNote、NoteExpress、RefWorks、NoteFirst 和医学文献王等文献管理软件。

（三）检索结果的阅读和下载

1. 在线阅读全文　在检索结果界面点击文献题名或点击文献题录信息下方的"全文 HTML"，进入界面后可以阅读 HTML 格式的文献全文。

2. 手机阅读全文　在检索结果界面点击"手机阅读",系统会弹出二维码,扫码阅读即可。阅读文献全文需下载中华医学期刊APP。

3. 全文下载　在检索结果界面点击文献题录信息下方的"下载PDF"即可将文献下载保存至电脑。

(汪其英　石东波)

第五章

外文全文型数据库

第一节　OvidSP 平台

一、OvidSP 平台简介

OvidSP 平台通过资源间的链接实现数据库、电子图书和期刊及其他资源在同一平台上的检索及浏览,内容涵盖医学、护理和卫生专业、行为科学、基础科学、人文与技术等,数据库数量已达到 300 多个。通过检索平台 OvidSP,可以检索临床各科专著及教科书(Books@Ovid)、EBM Reviews、MEDLINE、Embase、BIOSIS Preview、国际药学文摘(IPA)以及医学期刊全文数据库等资源。

二、OvidSP 平台部分资源介绍

1. 医学电子书库 Books@Ovid　医学电子书库 Books@Ovid 收录 LWW 出版的内科、外科、肿瘤、妇产科等各类英文医学权威图书约 1 000 种。

2. Ovid 电子期刊全文数据库　Ovid 电子期刊全文数据库(Journals@Ovid Full Text)收录了多家出版商和协会出版的 2 300 余种科技及医学期刊的全文。

3. Embase　Embase 是全球规模较大、比较权威的生物医学与药理学文摘数据库之一,在荷兰出版,其印刷本为《荷兰医学文摘》(*Excerpta Medica*)。Embase 包括 1974 年以来的累计超过 3 100 多万条生物医学记录。它囊括 70 多个国家/地区出版的 8 500 多种刊物和全球范围的医学会议,覆盖各种疾病和药物信息,涵盖了大量北美洲以外的(欧洲和亚洲)医学刊物,满足生物医学领域的用户对信息全面性的需求。Embase 数据库每天以超过 6 000 条记录更新,内容的年增长率超过 6%。Embase 纳入最新综合性循证内容与详细生物医学索引,确保搜索到的所有生物医学循证都是重要实时相关信息。

4. Ovid MEDLINE　MEDLINE 是美国国立医学图书馆(National Library of Medicine,NLM)编辑出版的国际性综合生物医学信息书目数据库。内容包括美国《医学索引》(*Index Medicus*,IM)的全部内容和《牙科文献索引》(*Index to Dental Literature*)、《国际护理索引》

(*International Nursing Index*)的部分内容,涵盖基础医学、临床医学、环境医学、营养卫生、职业病学、卫生管理、医疗保健、微生物、药学、社会医学等领域。该库收录了世界上 80 多个国家/地区出版的生物医学及其相关学科期刊 7 300 多种,涉及 43 个语种,其中 90% 左右为英文刊物,78% 有英文摘要,数据每日更新。可以帮助所有医学专业从业者、医科学生以及相关工作人员全面查询医学科研成果,跟踪最新医学发展,是医学领域工作和研究的必备文献工具。

5. BIOSIS Preview　BIOSIS Preview(BP)数据库是生命科学领域的文摘数据库,完整收录生物学和生物化学领域的研究文献,包括植物学、动物学、微生物学等传统生物学范畴,也包括实验、临床和兽医、生物技术、环境研究、农业等研究领域,并涉及生物化学、生物物理学、生物工程等交叉学科。文献来自 6 500 多种期刊的研究论文、会议论文、综述、技术信件和注释、会议报告、软件和图书等。

6. LWW 电子期刊　LWW 出版公司是一家医学出版社,也是优质医疗、护理、健康领域专业人员及相关协会的合作伙伴。Ovid 为 LWW 出版公司出版约 300 种医学、护理及综合医疗保健杂志,并提供在线服务,是其唯一的在线提供商。LWW 电子期刊以全文刊载的形式出版同行评审的循证期刊,其中许多期刊都从属于著名的学会社团。LWW 电子期刊在业内享有较高的声誉,覆盖众多专业,如麻醉学、心脏病学、护理学和外科学等领域。《LWW 全文期刊数据库》是 OvidSP 平台上所提供的 LWW 电子期刊合集。约 66% 的期刊具有影响因子,LWW 超过 50% 的期刊被 SCI 收录,部分期刊在其各自的专业领域中排名靠前。

7. 循证医学评论数据库(Evidence-Based Medicine Reviews,EBMR)　收录了医学研发中具有临床实证基础的资料,汇集重要的循证医学文献,供临床医生和研究者作为临床决策、研究基础使用,可节省大量医学文献报告的阅读时间。它包含了以下八个模块。

(1) Cochrane Database of Systematic Reviews

(2) Cochrane Central Register of Controlled Trials

(3) Cochrane Methodology Register

(4) ACP Journal Club

(5) Database of Abstracts of Reviews of Effects

(6) Health Technology Assessment

(7) NHS Economic Evaluation Database

(8) Cochrane Clinical Answers

循证医学评论数据库是循证医学研究必检数据库之一,特别是其中的 Cochrane Database of Systematic Reviews 和 Cochrane Central Register of Controlled Trials,是循证医学研究必查的两个内容。

8. Global Health 文摘库　作为基本健康科学数据库,Global Health 文摘库很大比例的内容都来自公共卫生领域,信息采集自 7 300 多种系列丛书、书籍、报告、公报、新闻通讯、会议文献、专利、论文、电子出版物以及其他重要的难以找到的"灰色文献"等。每年新建记录超过 100 000 条,数据内容每周更新。

三、检索方法

在浏览器地址栏输入 OvidSP 平台的网址进入登录界面,个人用户需要输入用户名

（User ID）和密码（Password）才能登录，机构／团体用户主要是通过 IP 进行限定访问，只要在规定的 IP 范围内就可以直接点击"Login"按钮，进入数据库选择界面，选择数据库以后点击"确认"按钮，进入 OvidSP 平台。OvidSP 平台提供基本检索、常用字段检索、检索工具、字段检索、高级检索和多个字段检索六种检索方式，还提供期刊浏览功能。检索界面语言可以选择英语、法语、意大利语、德语、日语、繁体中文、西班牙语、简体中文或者韩语。

（一）基本检索

基本检索（Basic Search）是系统默认的检索方式，可用于初步查找某个科研课题或问题，快速地获取最新的文献信息。基本检索提供自然语言检索，不用考虑检索语言和语法规则。用户可以在检索框内输入单词、词组或布尔逻辑检索式进行检索，也可以将检索词限定在单个或多个字段中进行检索，限定检索的符号为".."（需在英文半角状态下输入）。多个字段限定检索时，字段代码之间用逗号隔开，常用检索字段及代码见表 5-1。字段限定检索的格式为："检索词. 字段名."或者"检索词. 字段名, 字段名, 字段名."。比如要检索《科学》杂志上发表的文献，检索式为：Science.JN.。检索标题或摘要中含有 NK 细胞的文献，检索式为：(natural killer cell OR NK cell).TI,AB.。

1. 基本检索有以下 3 个选项供用户选择以提高检索效率。

（1）系统默认"包含相关词汇"检索：可以将检索词的各种变异词形、同义词、近义词、缩写形式等进行扩展检索，提高查全率。需要注意的是当用户进行字段限定检索时，系统会自动关闭"包含相关词汇"检索。

（2）系统提供"▶ Limits"选项：可以对文献的更新时间、全文、摘要、文献类型、研究对象等进行限定，以缩小检索范围。如果"▶ Limits"选项不能满足需求，还可以点击"Edit Limits"按钮，对限定选项进行编辑，增加选项内容，比如增加临床查询（Clinical Queries）、细菌类型（Bacteria）、星级排序（Star Ranking）等选项。"Additional Limits"是针对已执行的检索策略进行限定，未执行检索之前，该选项为灰色，不能操作。

（3）系统提供"Include Multimedia"选项：该功能主要用于检索与检索词相关的多媒体资源。

表 5-1　OvidSP 平台常用检索字段及其代码

代码	字段名	代码	字段名	代码	字段名
LG	语种	HW	标题词	JX	期刊单词
AB	文摘	KW	作者关键词	KF	关键字标题词
AU	作者	PG	页码	TI	题名
RF	参考文献	JN	期刊名	DT	文档类型
IN	机构名称	CP	出版国	PT	出版物类型
YR	出版年	DP	出版日期	TX	全文
TW[①]	文本词	CT	图表说明		

注：① TW 表示在 TI、AB、CT、TX 四个字段中进行检索。

2. 注意以下字段的区别。

(1)出版年(YR)字段表示该文献的印刷期刊出版的年份。

(2)出版日期(DP)字段包含出版的季节(season)、季度(quarter)、月份(month)、日期(day)和年份(year)等信息。如要查找9月发表的文章,需要输入"sep"并使用索引选择所有相关变体。用户可以将季节或月份与年份和期刊名称结合起来以缩小检索范围。

(3)关键字标题词(KF)索引允许用户检索作者指定的每个关键字标题,其中包括特定的单词。通过在关键字标题词(KF)字段中搜索单个词来执行此操作。

(4)作者关键词(KW)字段包含描述文献作者指定的术语。该字段仅存在于作者已指定关键字的文献。

(5)标题词(HW)用于检索包含特定单词或短语的每个主题字段。标题词索引包括以下字段:化学品和生物化学(CB)、概念代码(CC)、疾病(DS)、地缘政治位置(GE)、基因名称(GN)、主要概念(MC)、杂项描述符(MI)、方法和设备(MQ)、有机体(OR)、有机体结构和系统(PS)、登记号(RN)、序列数据(SQ)、超级分类(ST)、时间(TM)和分类注释(TN),以及工具中的所有有效条款。

(6)期刊名(JN)字段包含发表文章的期刊的全名。JN索引中包含诸如"of"之类的停用词,但是当"the"是期刊的第一个词时,它已被剥离。单词"and"是布尔逻辑运算符和大多数字段中的停用词,可以使用与号("&")在"期刊名"字段中进行搜索。

(7)出版物类型(PT)字段在大类中描述了文献的整体形式和内容。这些出版物类型由Ovid公司分配,以统一各种期刊出版商使用的不同文献类型。输入所需出版物类型的前几个字母,或输入字母"a"以查看并从完整的出版物类型列表中选择。

(8)文档类型(DT)字段通过提供额外的、更具体的文档形式和内容描述来补充出版物类型(PT)字段。该字段通常包含特定期刊出版物的专栏标题或常规特征。输入所需文档类型的前几个字母,或输入字母"a"以查看文档类型的完整列表和作为文档类型的一部分出现的单词并从中选择。

(二)常用字段检索

常用字段检索(Find Citation)通过常用检索字段定位某篇或某几篇文献。提供从文献题名(Article Title)、期刊名(Journal Name)、作者姓名(Author Surname)、出版年(Publication Year)、卷(Volume)、期(Issue)、文献起始页码(Article First Page)、出版者(Publisher)、期刊唯一标识符(Unique Identifier)和数字对象标识符(DOI)10个字段来查找文献。

使用常用字段检索需要注意以下问题。

1. 系统默认对期刊名和作者姓名进行截词检索,如果不希望进行截词检索,需要将复选框中的√去除。截词检索分为有限截词和无限截词,无限截词的运算符采用"*"或"$"来表示,如viru$可以检索出virus、viruses。有限截词的运算符采用"?"或"#"来表示,其中"#"在单词中必须代表一个字母,而"?"可以代表一个字母也可缺省,如"m#n"可以检索出"man"和"men","book?"可以检索出"book"和"books"。

2. 作者姓名的输入格式为姓全称在前,名全称或名首字母在后。如果将名放在姓的前面则会漏检相关文献。

(三)检索工具

检索工具(Search Tools)主要针对主题词表(叙词表)进行检索,只有包含主题词表(叙词表)的数据库［如 BIOSIS Preview、Ovid MEDLINE（R）］才可以使用。工具类型主要有5 种,分别是树形图(Tree)、轮排索引(Permuted Index)、范畴注释(Scope Note)、扩展检索(Explode)和副标题(Subheadings)。检索工具主要用于帮助用户查找检索词的相关主题词,了解主题词的内涵、用法、适用范围等,还可以进行下位词的扩展检索。

1. **树形图**　主要用于查找检索词的主题词以及对主题词进行扩展检索。当用户输入单词或词组后,OvidSP 平台直接匹配至主题词表中对应的主题词,直接揭示该主题词在主题词表中所在的等级位置。不能输入句子或使用布尔逻辑运算符。主题词表由经过规范化的主题词组成,根据各自概念涵盖范围大小,形成等级层次,有机地结合在一起。

(1)树中的术语从更一般(左)到更具体(右)。

(2)树在第一个上下文中显示检索词,它出现在完整主题树中。

(3)系统默认所选术语是用户选择查看的术语。

(4)要查看其他术语的树,需要单击术语左侧的加号。

(5)用户可以通过单击扩展术语旁边的减号来折叠树的部分。

(6)要将术语添加到检索框中,需要通过单击术语前面的复选框,然后再单击"Continue"来选择一个或多个术语。

(7)如果选择多个术语,可以使用布尔运算符(AND 或 OR)将它们组合起来。

(8)如果希望使用所选术语及其所有更具体的术语检索结果,需要选择展开框。

(9)如果希望将检索范围限制在主题词作为文章主要观点或焦点的那些文献中,需要选择"Focus"下面的复选框。

2. **轮排索引**　用于查找或检索某一检索词相关的所有名词术语,其特点如下。

(1)不进行主题词匹配。

(2)仅检索主题词表中包含所输入检索词的主题词。

(3)不能输入句子或使用布尔逻辑运算符。

3. **范畴注释**　其作用是查看主题词的使用范围,并提供相关检索词作为参考。

4. **副标题检索(副主题词检索)**　可用来精准指示检索方向,通过勾选一个或多个符合需求的副主题词来筛选出适合的检索结果。可以使用 AND 运行合并检索两个或更多副主题的交集结果。使用 or 执行合并检索两个或更多副主题的并集结果。若无须用副主题词来筛选,直接勾选包含所有副主题即可完成检索。点击副主题前的图标可以获得该副主题的更多信息。

(四)字段检索

字段检索(Search Fields)可以浏览或检索单个、多个或所有字段,更加精准地限定检索部位。检索方法为:在检索框内输入检索词,然后再选择字段来进行检索。字段检索提供"All Fields"和"My Fields"两种类型,见图 5-1。"All Fields"包括摘要、作者邮箱、作者关键词、出版状态、刊名、ISSN、统一资源定位器(uniform resource locator,URL)等 155 个字段,"My Fields"系统自动选中摘要、题名、全文等 16 个字段,用户可以从"All Fields"中添加字段到"My Fields"。系统默认在所有字段中进行检索,用户可以根据检索要求选择需要的字段,一次可以选择单个或多个字段,当选择多个字段时,表示检索词出现在任一字段即为命中记录。此外,点击字段名可以查看字段注释。

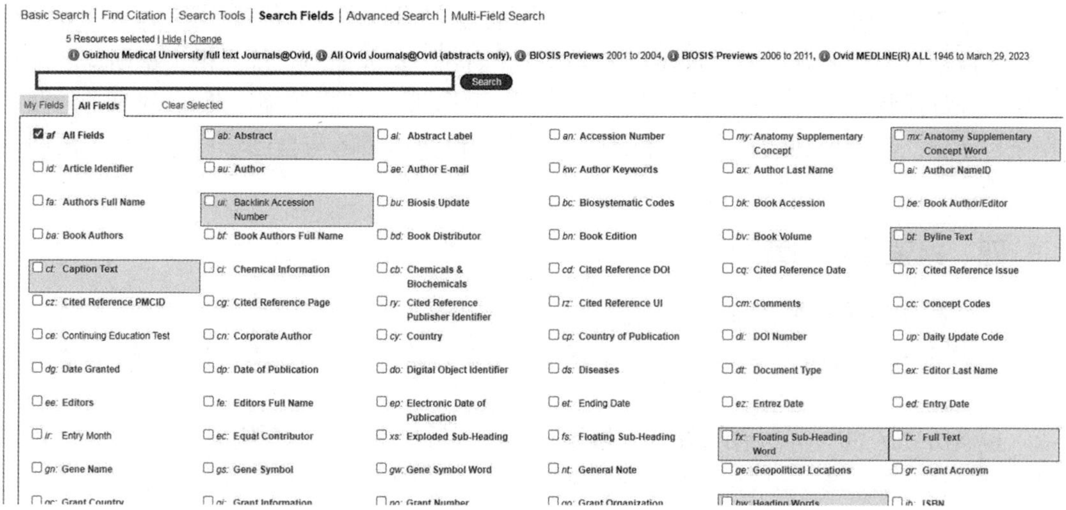

Basic Search | Find Citation | Search Tools | **Search Fields** | Advanced Search | Multi-Field Search

5 Resources selected | Hide | Change
ⓘ Guizhou Medical University full text Journals@Ovid, ⓘ All Ovid Journals@Ovid (abstracts only), ⓘ BIOSIS Previews 2001 to 2004, ⓘ BIOSIS Previews 2006 to 2011, ⓘ Ovid MEDLINE(R) ALL 1946 to March 29, 2023

[_____] [Search]

My Fields | **All Fields** | Clear Selected

☑ af: All Fields	☐ ab: Abstract	☐ al: Abstract Label	☐ an: Accession Number	☐ my: Anatomy Supplementary Concept	☐ mx: Anatomy Supplementary Concept Word
☐ id: Article Identifier	☐ au: Author	☐ ae: Author E-mail	☐ kw: Author Keywords	☐ ax: Author Last Name	☐ ai: Author NameID
☐ fa: Authors Full Name	☐ ui: Backlink Accession Number	☐ bu: Biosis Update	☐ bc: Biosystematic Codes	☐ bk: Book Accession	☐ be: Book Author/Editor
☐ ba: Book Authors	☐ bf: Book Authors Full Name	☐ bd: Book Distributor	☐ bn: Book Edition	☐ bv: Book Volume	☐ bt: Byline Text
☐ ct: Caption Text	☐ cb: Chemical Information	☐ cl: Chemicals & Biochemicals	☐ cd: Cited Reference DOI	☐ cq: Cited Reference Date	☐ rp: Cited Reference Issue
☐ cz: Cited Reference PMCID	☐ cg: Cited Reference Page	☐ ry: Cited Reference Publisher Identifier	☐ rz: Cited Reference UI	☐ cm: Comments	☐ cc: Concept Codes
☐ ce: Continuing Education Test	☐ cn: Corporate Author	☐ cy: Country	☐ cp: Country of Publication	☐ di: DOI Number	☐ up: Daily Update Code
☐ dg: Date Granted	☐ dp: Date of Publication	☐ do: Digital Object Identifier	☐ ds: Diseases	☐ dt: Document Type	☐ ex: Editor Last Name
☐ ee: Editors	☐ fe: Editors Full Name	☐ ep: Electronic Date of Publication	☐ et: Ending Date	☐ ez: Entrez Date	☐ ed: Entry Date
☐ ir: Entry Month	☐ ec: Equal Contributor	☐ xs: Exploded Sub-Heading	☐ fs: Floating Sub-Heading	☐ fx: Floating Sub-Heading Word	☐ tx: Full Text
☐ gn: Gene Name	☐ gs: Gene Symbol	☐ gw: Gene Symbol Word	☐ nt: General Note	☐ ge: Geopolitical Locations	☐ gr: Grant Acronym
☐ gc: Grant Country	☐ gi: Grant Information	☐ go: Grant Organization		☐ hw: Heading Words	☐ ib: ISBN

图 5-1　OvidSP 平台字段检索界面

（五）高级检索

高级检索（Advanced Search）可以更加全面和精准地查找所有符合条件的结果。高级检索提供关键词（keyword）、作者（author）、标题（title）和期刊（journal）四种检索途径，同时提供"常用限制""更多限制""编辑常用限制"三个功能，用法与基本检索相同。

1. 关键词检索　在检索框内输入关键字或词组（可以使用截词符、字段限定符）进行检索，也可以输入布尔逻辑检索式进行检索，比如"CAR-T.TI.AND Smith J.AU."。

关键词检索的特点：要求输入单词或词组；对输入的检索词进行精确匹配，不进行同义词、近义词、单复数、不同拼写形式等相关词汇的自动匹配；利用截词符 \$ 或 * 替代 0~n 个字符、# 替代 1 个字符、? 替代 0 或 1 个字符。

2. 作者检索　主要用于检索某一作者发表的文献，在检索框内输入作者姓名时，姓在前名在后，姓必须是全称，名字可用全称也可以用首字母缩写，姓和名之间用空格隔开，可以使用截词检索。采用作者检索时系统自动识别到作者字段进行检索。

3. 标题检索　在检索框内输入标题中的单词或词组进行检索，可以使用截词检索。

4. 期刊检索　在检索框内输入刊名全称进行检索，不能用缩写的刊名进行检索，如果不知道刊名全称，可以用"*"或"\$"进行截词检索，如 Epidemio*。

注意：如果仅选择"Ovid MEDLINE（R）ALL"数据库进行检索，其高级检索界面与选择"所有资源"有所不同，增加了"主题词自动匹配"（Map Term to Subject Heading）功能。当用户在高级检索方式下选择关键词检索途径，选中"主题词自动匹配"前的复选框，系统将查找与检索词匹配的主题词，并可用该主题词检索相关文献。

（六）多个字段检索

多个字段检索（Multi-Field Search）提供便捷的多字段组合检索，可以建立较为复杂的检索策略，提高检索效率。系统默认提供 3 个检索框，用户可以点击"Add New Row"添加检索框。多个检索词之间用"AND""OR""NOT"进行逻辑组配。多个字段检索时，限定选项默认是关闭的，可以点击"Limits（expand）"把限定选项展开。

(七) 期刊浏览

在检索页面最上方点击"Journals"可以打开期刊浏览界面。系统提供根据期刊名称查找期刊、依订阅状态筛选期刊、依刊名字顺（A~Z）筛选期刊、依主题筛选期刊、我喜爱的期刊收藏自己感兴趣的期刊。其中，依主题筛选期刊可以快速了解与自己学科专业相关的期刊有哪些。

四、检索结果的管理

(一) 检索结果的显示和浏览

检索结果界面从上至下分为三个区域，分别为检索历史区、检索区和检索结果显示区。

检索历史区如图 5-2 所示，在该区域用户可以查看检索式以及相应的检索结果数；可以对多条已执行的检索式进行"与""或"的组合检索；一次可以保存或移除单条或多条检索式；可以去掉重复记录。

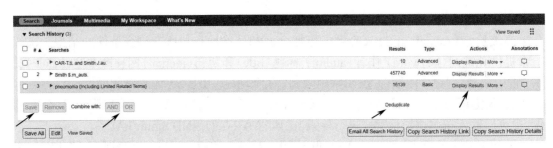

图 5-2　OvidSP 平台检索历史区

在检索区可以选择检索方式，包括基本检索、常用字段检索、检索工具、字段检索、高级检索、多个字段检索；可以设置限定条件，包括常用限制、更多限制、编辑常用限制。

检索结果显示区如图 5-3 所示，系统默认按照题录形式显示文献信息，用户可以选择按照标题形式或者摘要形式显示文献信息。检索结果界面左侧是检索信息和过滤方式（年代、主题、作者、期刊、资源、出版类型等）。右侧为文献相关信息，点击"Abstract Reference"可以查看文献完整的摘要，点击"Table of Contents"可以查看该篇文献所发表的期刊目录。OvidSP 平台每页显示结果数的选项有 5、10、25、50 和 100 五个选项。

(二) 检索结果的输出

首先选择需要输出的文献（选中题录序号前面的复选框即可，如果不选，系统默认输出该页的全部题录信息），输出形式可以选择打印、电子邮件或输出。选择输出形式之后，可以对选项进行设置，最后点击"Export"即可将选中文献的 Word 格式题录信息保存至电脑。

(三) 在线阅读和下载全文

点击文献题名或检索结果界面文献题录下方的"Article as PDF"或检索结果界面题录右侧的"Ovid Full Text"进入界面后可以阅读 PDF 格式的文献全文。点击右上方的箭头按钮，可以下载 PDF 格式的文献全文至电脑。

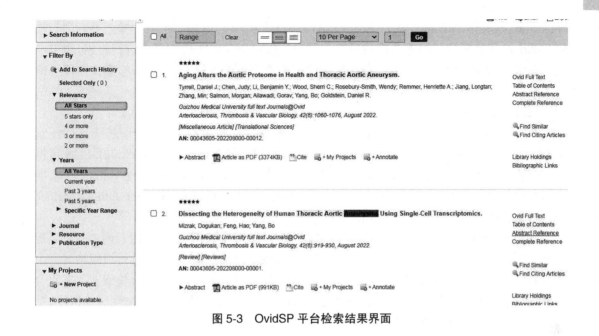

图 5-3　OvidSP 平台检索结果界面

第二节　ScienceDirect 数据库

一、ScienceDirect 数据库简介

爱思唯尔(Elsevier)是一家荷兰的国际化多媒体出版集团,主要为科学家、研究人员、学生、医学以及信息处理的专业人士提供信息产品和革新性工具。ScienceDirect 数据库(简称 SD 数据库)作为 Elsevier 的核心数据库,是全球著名的科技、医学全文数据库之一,其使用界面直观友好,研究人员可以迅速链接到 Elsevier 丰富的电子资源,包括期刊全文、单行本电子书、参考工具书、手册以及图书系列等。除提供先进的搜索和检索工具外,ScienceDirect 数据库还集成了多种外部资源的内容,包括音频、视频和数据集等。

二、ScienceDirect 数据库资源介绍

ScienceDirect 数据库自 1999 年开始向用户提供电子出版物全文在线服务,包括 Elsevier 出版集团所属的 4 600 余种期刊(包括《柳叶刀》和《细胞》)和 1 000 多万篇学术论文全文,43 000 多种图书及参考书(如《格氏解剖学》等)。每年发表经同行评审的科研文章约 42 万篇。ScienceDirect 数据库上的约 140 万篇文章是开放获取的。发表开放获取的文章须经过同行评审,并根据文章上显示的用户许可免费供所有人阅读、下载和重复使用。

三、检索方法

(一)初级检索

初级检索提供关键词检索(Keywords)、作者检索(Author name)、出版物检索(Journal/

book title)以及卷(Volume)、期(Issue)、页码(Page)检索。注意：卷、期、页码检索要和期刊检索(Journal title)配合使用才有检索意义。用户一次可以在单个检索框中进行检索，也可以同时在多个检索框中进行检索。在相应字段的检索框中输入检索词，点击检索按钮即可检出文献。

(二) 高级检索

与初级检索相比，高级检索增加了多个检索框。在高级检索方式下，系统支持任意词检索(Find articles with these terms)、出版物检索(In this journal or book title)、出版年检索[Year(s)]、作者检索[Author(s)]、作者单位检索(Author affiliation)、卷[Volume(s)]、期[Issue(s)]、页码[Page(s)]检索，标题、摘要、关键词检索(Title,abstract,or author-specified keywords)、标题检索(Title)、参考文献检索(References)、ISSN 或 ISBN 检索等。

在检索框内可以输入一个检索词，也可以同时输入多个检索词，多个检索词之间可以运用布尔逻辑运算符"AND"(逻辑与)、"OR"(逻辑或)、"NOT"(逻辑非)进行组配构成一个逻辑检索式。在一个检索式中，可同时使用多个逻辑运算符，构成一个复合检索式。在复合检索式中，三者间的优先级顺序为：NOT>AND>OR。并可用括号"( )"改变运算次序，括号内优先运算。AND、OR、NOT 大小写均可。

此外，系统还支持精确检索功能。检索词以符号""(双引号需要在英文半角状态下输入)引括可进行精确检索，避免自动词语匹配时将短语拆分可能造成的误检，提高查准率。ScienceDirect 数据库高级检索字段说明见表5-2。

表 5-2　ScienceDirect 数据库高级检索字段说明

字段	检索说明
Find articles with these terms (查找包含这些术语的文章)	ScienceDirect 将检索文献中除参考文献外的所有部分以查找该术语出现的位置
In this journal or book title (在刊名或书名中检索)	键入期刊或图书名称，ScienceDirect 即会显示一个推荐标题列表供用户选择 注意： (1)选择自动推荐以将检索范围限制为该特定出版物 (2)在字段中输入一个术语以检索标题中包含该术语的所有出版物，例如，输入柳叶刀以检索出版物名称中出现柳叶刀的所有出版物
Year(s) (年份)	ScienceDirect 将检索输入的年份或年份范围的文档 所有年份必须是四位数，如 1975 或 1985—2018
Author(s) (作者)	ScienceDirect 将仅在文献中作者姓名的段落检索作者姓名
Author affiliation (作者隶属机构)	ScienceDirect 将在文献中作者隶属机构部分进行检索
Volume(s)/Issue(s)/Page(s) (卷/期/页)	(1)在卷/期字段中，仅可输入数值 (2)可以使用连字符来检索范围，如 1-35 (3)用户也可以使用"页"字段来检索文章 (4)使用页数时，仅使用第一页或最后一页的页数，或定义整个页数范围

续表

字段	检索说明
Title, abstract, or author-specified keywords(标题、摘要或作者指定的关键词)	ScienceDirect 将仅在文献的相应部分搜索检索词(点击"显示更多"即可显示此字段)
Title (标题)	ScienceDirect 将搜索标题中包含检索词的文献(点击"显示更多"即可显示此字段)
References (参考文献)	ScienceDirect 将搜索文献末尾的参考书目(点击"显示更多"即可显示此字段)
ISBN 或 ISSN	ScienceDirect 将仅在文献的相应部分进行搜索(点击"显示更多"即可显示此字段)

(三) 学科浏览检索

ScienceDirect 数据库将学科分为物理科学与工程、生命科学、健康科学、社会科学与人文共四个大类,各个大类下又细分为若干个小类。用户可以通过点击学科名称检索该学科下的出版物。出版物的类型有图书、期刊、教科书、手册、参考资料和丛书,也可以在检索时限定出版物的类型。

Physical Sciences and Engineering 物理科学与工程

  Chemical Engineering 化学工程

  Chemistry 化学

  Computer Science 计算机科学

  Earth and Planetary Sciences 地球和行星科学

  Energy 能量学

  Engineering 工程学

  Materials Science 材料科学

  Mathematics 数学

  Physics and Astronomy 物理学、天文学

Life Sciences 生命科学

  Agricultural and Biological Sciences 农业与生物科学

  Biochemistry, Genetics and Molecular Biology 生物化学、遗传学和分子生物学

  Environmental Science 环境科学

  Immunology and Microbiology 免疫学与微生物学

  Neuroscience 神经科学

Health Sciences 健康科学

  Medicine and Dentistry 医学和牙科学

  Nursing and Health Professions 护理和健康专业

  Pharmacology, Toxicology and Pharmaceutical Science 药理学、毒理学和制药科学

Veterinary Science and Veterinary Medicine 兽医科学与兽医医学

Social Sciences and Humanities 社会科学与人文
  Arts and Humanities 艺术与人文
  Business，Management and Accounting 商业、管理和会计
  Decision Sciences 决策科学
  Economics，Econometrics and Finance 经济学、计量经济学和金融学
  Psychology 心理学
  Social Sciences 社会科学

四、检索结果的管理

（一）检索结果的显示和浏览

检索结果界面如图 5-4 所示，检索结果可以按照相关性（relevance）或日期（date）进行排序，系统默认按照相关性进行排序。检索结果界面左侧是分组浏览，用户可以从年份、文献类型、卷、学科领域、访问类型等方面对检索结果进行限定以缩小检索范围。

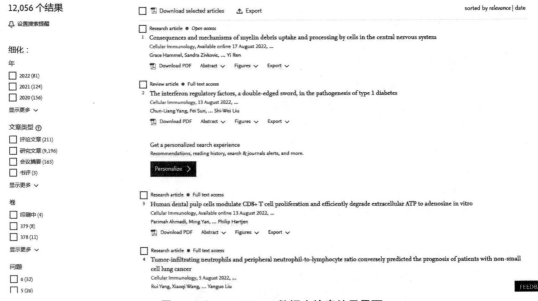

图 5-4 ScienceDirect 数据库检索结果界面

（二）题录导出

1. 多篇题录导出 有两种方法，第一种方法是先选中需要导出的文献前的复选框，第二种方法是在检索结果页面上方点击复选框"Download selected articles"，此操作可以选中该页所有文献。然后点击"Export"，选择导出类型即可导出题录。

2. 单篇题录导出 有两种方法，第一种方法是点击需要导出文献下方的"Export"，选择导出文献类型即可导出题录。第二种方法是点击文献题名，进入界面后，点击"Cite"按钮，选择导出类型即可导出题录。

（三）检索结果的阅读和下载

1. 检索结果的在线阅读

（1）点击文献题名，进入界面后即可在网页上阅读 HTML 格式的文献全文。在文献信息界面左侧可以看见文献的目录，点击相应的章节即可完成内容的跳转。

（2）点击文献题名，进入页面后点击页面上方的"View PDF"按钮，可以在线阅读 PDF 格式的全文。

（3）在检索结果界面，点击文献下方的"Download PDF"，可以在线阅读 PDF 格式的全文。

2. 全文下载

（1）在检索结果界面，点击文献下方的"Download PDF"，进入页面后点击右上角下载按钮，可以保存 PDF 格式的全文至电脑。

（2）点击文献题名进入文献信息界面，点击该界面上方的"View PDF"按钮，进入页面后点击右上角的下载按钮，可以将 HTML 格式的部分文献内容保存至电脑。

第三节　EBSCO 学术资源检索平台

一、EBSCO 及 EBSCOhost 平台简介

EBSCO 是一家专门经营印刷型期刊、电子期刊发行和电子文献数据库出版发行业务的集团公司，也是全球较早推出全文在线数据库检索系统的公司之一。其主要服务对象是研究型大学、科研院所、政府部门、大型医疗机构以及公司等。该公司于 1994 年开始在因特网上提供在线服务。EBSCOhost 平台是 EBSCO 公司专为全文数据库开发的检索平台，主要有两个数据库：EBSCO 学术资源检索平台（Academic Search Premier，ASP）和商业资源数据库（Business Source Premier，BSP）。ASP 为综合学科参考类全文数据库，BSP 为商管财经类全文数据库。

二、EBSCO 学术资源检索平台资源介绍

EBSCO 学术资源检索平台（Academic Search Premier，ASP）是一个多学科全文数据库，提供众多极具价值的学术性全文期刊，涵盖物理、化学、航空、天文、工程技术、教育、法律、医学、语言学、农学、人文、信息科技、通信传播、生物科学、公共管理、社会科学、历史学、计算机、军事、文化、健康卫生医疗、艺术、心理学、哲学、国际关系、各国文学等多学科领域专业文献信息资源，最早回溯至 1887 年。收录资源包括 17 900 多种刊物的索引摘要，4 700 多种全文期刊，其中 3 900 余种为同行评审（peer-reviewed）期刊，还有 370 多种非期刊类全文出版物，如书籍、专著、报告和会议论文等。此外，ASP 有近 1 800 种全文期刊同时被 Web of Science 收录，2 800 多种全文期刊同时被 SCOPUS 收录。

三、检索方法

EBSCO 学术资源检索平台的访问用户分为机构 / 团体用户和个人用户。其中，机构 /

团体用户主要通过 IP 限定访问。系统提供的检索方式有基本检索、高级检索、主题词检索、出版物检索、图像检索等。

(一) 基本检索

系统默认的检索方式是基本检索,并对其检索模式和扩展条件、限制结果、特殊限制条件等作了默认设定,例如,系统默认的检索模式是布尔逻辑检索,默认检索有全文的文献。如要改变这些设置,需点击展开"检索选项",可对不同类型的选项重新设置。基本检索支持布尔逻辑检索(AND/OR/NOT)、截词检索(*/？)、位置检索(N/W)、精确检索("")和字段限定检索。

在位置检索中,"N"表示两词相邻,顺序可以颠倒,"W"表示两词相邻,但顺序不能改变;使用 N 和 W 时,都可以用数字表示两个检索词中间相隔的单词数量。

精确检索又称为短语检索、强制检索,用于检索固定短语,使检索词不被拆分。

字段限定检索是将检索词限定在某一字段中进行检索,检索步骤为:先键入字段代码,然后输入检索式。一次可以使用多种计算机检索技术构造检索式,如 TI food N2 safety,该检索式同时运用了字段限定检索和位置检索;作者字段限定检索可使用"姓 + 名"格式或"名 + 姓"格式,姓是全称,名可以用全称也可以用缩写形式,建议采用"姓全称 + 名全称",这种书写形式可以提高查准率。EBSCO 学术资源检索平台常用检索字段及其代码见表 5-3。

表 5-3　EBSCO 学术资源检索平台常用检索字段及其代码

代码	字段名	代码	字段名	代码	字段名
TX	所有文本	AU	作者	TI	标题
SU	主题词	SO	来源	AB	摘要
IS	ISSN	IB	ISBN		

(二) 高级检索

高级检索的检索规则和方法与基本检索基本一致,只是需要利用下拉菜单的方式将字段标识和组配的布尔逻辑运算符列出来,更方便使用,检索结果更为精确。系统默认的检索框只有三组,可以点击"+"增加检索框。高级检索的"检索选项"默认是展开的,可利用全文、刊名、出版日期、同行评审期刊、出版物类型、图像、封面报道和检索相关词等对检索结果进行限制或扩展。

(三) 主题词检索

MEDLINE 数据库是医学领域利用率较高的数据库之一,涉及医学所有领域,包括临床医学、实验医学、牙科学、护理、保健服务管理、营养学及其他学科。EBSCO 学术资源检索平台提供 MEDLINE 数据库的主题词检索,在基本检索或高级检索页面点击左上角"科目"(英文界面为"Subjects",也可翻译为"主题"或"学科"),然后选择"MEDLINE—MeSH"即可进入检索界面,检出结果可以按照词语的首字母、词语包含、相关性进行排序,系统默认按照相关性排序。

在检索框中输入检索词点击"浏览"即可查看与检索词相关的主题词。如输入"lung cancer"点击浏览,进入图 5-5 所示界面,系统会自动为用户将"lung cancer"的主题词"lung neoplasms"选中,此外,系统还列举了相关的主题概念,用户可以根据需求自行选择。选择主题词前面的复选框以后,系统会弹出与该主题词相关的副主题词(副标题),一次可以选择一个或多个副主题词限制检索范围,如果不选,系统默认包括全部副主题词。选择好副主题词以后,点击右上方"搜索数据库"即可检出相关文献。

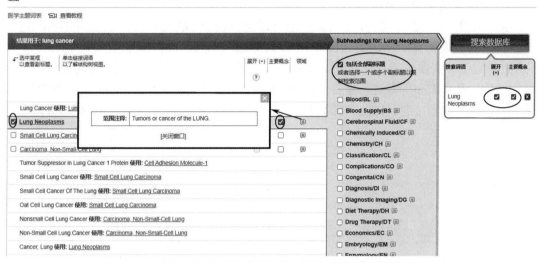

图 5-5　EBSCO 学术资源检索平台主题词和副主题词选择界面

(四) 出版物检索

EBSCO 学术资源检索平台的出版物检索类型有:学术资源检索平台出版物检索(Academic Search Premier-Publications),商管财经(非刊类)信息检索平台出版物检索(国家/产业报告、市场分析等)(Academic Search Premier-Publications),绿色文档出版物检索(GreenFILE-Publications),图书馆、信息科学与技术文摘出版物检索(Library, Information Science & Technology Abstracts-Publications),MEDLINE 出版物检索(MEDLINE-Publications),报纸来源出版物检索(Newspaper Source-Publications),区域商业新闻出版物检索(Regional Business News-Publications)。

以 MEDLINE 出版物检索为例讲解其使用方法。点击左上角"出版物",选择"MEDLINE-Publications"即可进入出版物检索界面,系统默认按照音序(A~Z)对所有出版物进行排序,如果用户想搜索某一出版物,可以直接在检索框中输入出版物名称进行检索(如不清楚出版物全称,可以用 * 进行截词检索)。检出结果可以按照字母顺序、主题和说明、匹配任意关键字进行排序,系统默认按照字顺排序,为了提高查准率可以选择按照主题和说明进行排序。在出版物详细信息界面可以看到出版物的标题、标题缩写、ISSN、出版日期、出版物类型等信息,还可以通过点击右侧的出版时间查看某一年出版的相关文献信息。

(五) 图像检索

EBSCO 学术资源检索平台图像检索的类型有图像集(Image Collection)和图像快速查看集合(Image Quick View Collection)两种。图像检索的入口在左上角,点击"图像"选择图像检索类型,即可进入图像检索界面。

以"图像集"检索为例,检索获得诺贝尔生理学或医学奖的人物图像。先点击"Image Collection"进入图像检索界面,然后在检索框中输入检索词"Nobel Prize in Physiology or Medicine",即可检出相关人物图像。

四、检索结果的管理

(一)检索结果的显示和浏览

检索结果默认按照"相关性"排序,也可以选择按照"最近日期"或"最早日期"进行排序。检索结果的显示格式有:"标准""仅限标题""简介"和"详细"四种。默认按"简介"格式显示。图像快速查看功能默认为开启,可以选择关闭。此外,用户还可以对每页显示文献数量及页面布局等进行设置。左侧为限定选项,提供全文、参考文献("有参考")、学术(同行评审)期刊、出版日期、来源类型、主题、出版者、出版物、语言、年龄、数据库等限定选项,如图 5-6 所示。

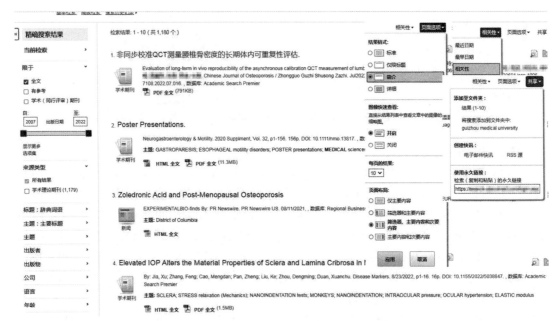

图 5-6　EBSCO 学术资源检索平台检索结果界面

(二)检索结果的引用和导出

在检索结果界面,点击文献题名进入文献详细信息页面,或者点击文献题录下方的"HTML 全文",或者点击题录下面的"PDF 全文",3 种方式进入的界面的右侧都有引用功能和导出功能。点击引用按钮即可查看文献的引文格式,可以选择"ABNT""AMA""APA""Chicago""MLA"等 9 种引文格式,引文信息可以复制到剪贴板,也可以导出至文献目录管理软件。点击导出按钮即可选择导出格式,点击"保存"即可。

(三)在线阅读和下载全文

在检索结果界面,点击文献题名,或者点击文献题录下方的"HTML 全文",或者点击题录下面的"PDF 全文",以上 3 种方式进入的界面均可以阅读 HTML 格式或 PDF 格式的全文。

在检索结果界面点击"PDF 全文",或者在文献详细记录界面、文献 HTML 全文界面点击"PDF 全文"均可在线阅读 PDF 格式的文献全文,在该页面点击右上角的下载按钮即可下载 PDF 格式的全文至电脑。

第四节 Wiley Online Library

一、Wiley Online Library 简介

约翰威立国际出版公司(John Wiley & Sons)是有 200 多年历史的国际知名专业出版机构,在化学、生命科学、医学以及工程技术等领域学术文献的出版方面颇具权威性,2007 年 2 月与 Blackwell 出版社合并,将两个出版社出版的期刊整合到同一平台上提供服务。Wiley Online Library 是该公司于 2010 年推出的一个多学科在线资源平台,该平台以先进的功能、创新且高影响力的期刊满足研究人员、作者、图书馆及学会、协会的多种复杂需求。

二、Wiley Online Library 资源介绍

Wiley Online Library 资源涵盖了期刊图书及参考工具书等资源类型。Wiley 期刊涵盖学科范围广泛,包括化学、物理学、工程学、农学、兽医学、食品科学、医学、护理学、生命科学、心理学、商业、经济学、社会科学、艺术、人类学等多个学科的大约 2 000 多种期刊,以及其他重要的跨学科领域的多种期刊。除期刊外,Wiley Online Library 还收录了 25 000 余本图书及 260 余种参考工具书。

三、检索途径与方法

(一) 主页

Wiley Online Library 主页主要由快速检索框、高级检索(Advanced Search)、资源类型(Journals、Reference Works、Online Books)、资 源(Resources,包 括 Researchers、Librarians、Societies、Authors)以及学科类目(Subjects)几部分组成,如图 5-7 所示。

(二) 快速检索

在主页的检索框可直接输入出版物名称、题名、关键词等,点击搜索图标,即可跳转到检索结果页面。如输入"AIDS",点击搜索按钮,即可检索出与艾滋病相关的期刊文献、图书以及参考工具书等信息。

(三) 高级检索

点击主页"Advanced Search"即可进入 Wiley 期刊数据的高级检索页面。高级检索由"ADVANCED SEARCH"(高级检索)及"CITATION SEARCH"(引文检索)两部分构成。

1. 高级检索 在"ADVANCED SEARCH"(高级检索)页面,可通过字段、布尔逻辑运算符、出版物题名、发表时间限定来检索文献(图 5-8)。可检索字段包括任何字段(Anywhere)、题名(Title)、作者(Author)、关键词(Keywords)、摘要(Abstract)、作者机构(Author Affiliation)及基金机构(Funding Agency)等字段。

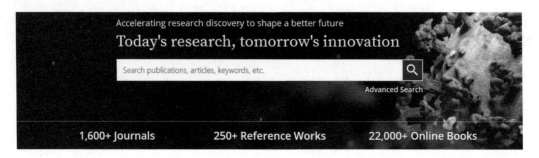

图 5-7　Wiley Online Library 主页

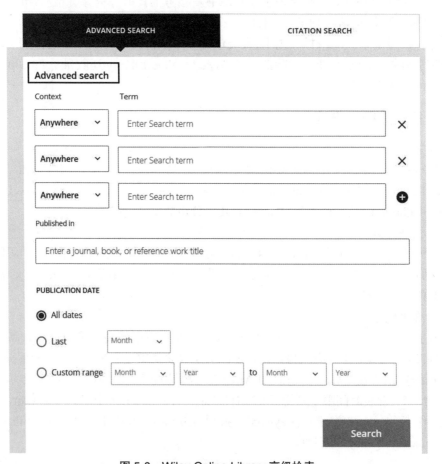

图 5-8　Wiley Online Library 高级检索

高级检索时,可以在字段中使用布尔运算符 AND(&)、OR(+)和 NOT(−)进行检索,还支持使用单个截词符"?"及无限截词符"*"进行检索。在搜索作者时,作者姓名可以全名或姓的全称加名的首字母进行查找。将作者姓名放在引号中以查找特定名称及其变体。例如,输入"John Smith",可查找 John Smith、John K. Smith 和 John Colby-Smith 的文章,而输入"J Smith",可查找 J Smith、J. R. Smith、John Smith 和 Julie Smith 的文章。

检索示例 5-1:查找贵州医科大学(Guizhou Medical University)作者发表的关于氟中毒(fluorosis)的文献。

步骤:在高级检索框中选择"Abstract"及"Author Affiliation"字段,分别输入"fluor* OR darmous"及"Guizhou Medical University OR Guiyang Medical College",点击"Search",即可跳转到检索结果页面。

2. 引文检索　点击"CITATION SEARCH"可进入引文检索页面,通过输入刊名及年、卷、期、页、被引等信息检索该期刊文献的被引用信息。

(四) 按出版物类型浏览

1. 期刊浏览　点击主页"Journals",可进入期刊浏览页面。在该页面,可通过字顺(Alphanumeric)浏览期刊,还可通过限定期刊学科类别(Subjects)来浏览期刊。如在"Subjects"下方选择"CHEMICAL & BIOCHEMICAL ENGINEERING",即可筛选出化学与生物化学工程相关的期刊共计 45 种。

在期刊浏览页点击具体期刊名称,可进入该期刊的详览页,在该页面可查看该期刊的出版商、ISSN 号等详细信息,以及该期刊所收录的文献情况。还可进行收藏、创建跟踪等操作。

2. 参考工具书浏览　点击主页"Reference Works",可进入参考工具书浏览页面。可通过字顺(Alphanumeric)浏览参考工具书,还可通过限定学科类别(Subjects)来浏览参考工具书,点击具体参考工具书名称可进入该参考工具书的详览页。

3. 图书浏览　点击主页"Online Books",可进入图书浏览页面。同期刊浏览和参考工具书浏览一样,可通过字顺(Alphanumeric)浏览图书,还可通过限定学科类别(Subjects)来浏览图书,点击具体书名可进入该图书详览页。

(五) 按学科类目浏览期刊

在主页"Subjects"的下方列出了按学科浏览的一级学科,点击一级学科(如"Medicine")后方的下拉三角,可呈现出该学科的二级学科。

点击二级学科名称(如"Pharmacology & Pharmaceutical Medicine"),即可进入该二级学科的期刊浏览页面,可进一步根据主题(Topics)筛选期刊,也可查看该学科相关的文章信息。

四、结果显示与处理

(一) 检索结果显示

在结果显示页面,可查看检索结果及条件,并显示目标文献的标题、期刊、出版时间、来源、摘要等信息,可按相关度及出版时间对检索结果进行排序。点击双引号图标及"Export Citations"可查看结果相关文献的被引用情况,点击 PDF 图标及"Download PDF"可下载相关文献。此外,还可在该页面对检索结果进行保存、订阅等操作。

（二）检索结果过滤

在检索结果页面的左侧，可对结果进行进一步过滤，包括出版物类型（Publication Type）、出版日期（Publication Date）、获取状态（Access Status）、学科（Subjects）、发行类型（Published in）、作者（Author）等项目。

（三）自定义检索

点击结果页面中的"Refine Search"，可通过精炼结果（Refine Search），对检索条件进行修改、进一步限定等操作；点击"Search History"，查看检索历史；点击"Saved Searches"，保存检索式。

（汪其英　强　威　熊元付）

第六章

专 利 检 索

第一节　专利检索基础

一、专利与专利文献

(一) 专利

1. 专利的概念与含义　对于"专利"的概念,尚无统一的定义,其中较为人们接受并被我国专利教科书所普遍采用的一种说法是:专利是专利权的简称。它是由专利机构依据发明申请所颁发的一种文件。这种文件叙述发明的内容,并且产生一种法律状态,即该获得专利的发明在一般情况下只有得到专利所有人的许可才能利用(包括制造、使用、销售和进口等)。

在我国,专利的含义有如下两种。

(1)第一种,在口语中使用,仅仅指的是"独自占有"。例如"这是我的专利"。

(2)第二种,在知识产权中有三重意思,具体如下。

1)一是专利权,指专利权人享有的专利权,即国家依法在一定时期内授予专利权人或者其权利继受者独占使用其发明创造的权利,这里强调的是权利。专利权是一种专有权,这种权利具有独占的排他性。非专利权人要想使用他人的专利技术,必须依法征得专利权人的授权或许可。

2)二是指受到专利法保护的发明创造,即专利技术,是受国家认可并在公开的基础上进行法律保护的专有技术(所谓专有技术,是享有专有权的技术,这是更大的概念,包括专利技术和技术秘密。某些不属于专利技术和技术秘密的专业技术,只有在某些技术服务合同中才有意义)。"专利"在这里具体指的是受国家法律保护的技术或者方案。专利是受法律规范保护的发明创造,且专利申请人需要定时缴纳年费来维持这种保护状态。

3)三是指国家知识产权局颁发的确认申请人对其发明创造享有的专利权的专利证书,或指记载发明创造内容的专利文献,指的是具体的物质文件。

值得注意的是,要把"专利"和"专利申请"两个概念区分清楚,比如有些人在其专利申请尚未授权的时候即声称自己有专利。其实,专利申请在获得授权前,只能称为专利申请,如果专利申请能最终获得授权,则可以称为专利,并且专利申请人对其所请求保护的技术范围拥有独占实施权。如果专利申请最终未能获得专利授权,则永远没有成为专利的机会了,也就是说,专利申请人虽然递交了专利申请,但并未就其所请求保护的技术范围获得独占实施权。

2. 专利的起源与沿革 专利(patent)一词来源于拉丁语 Litterae patentes,意为公开的信件或公共文献,是中世纪的君主用来颁布某种特权的证明,后来指英国国王亲自签署的独占权利证书。在现代,专利一般是由政府机关或者代表若干国家的区域性组织根据申请而颁发的一种文件,这种文件记载了发明创造的内容,并且在一定时期内产生的一种法律状态,即获得专利的发明创造在一般情况下他人只有经专利权人许可才能予以实施。

3. 专利的基本特征 以公开换保护是专利制度的基础。专利的两个最基本的特征是"独占"与"公开",以"公开"换取"独占"是专利制度最基本的核心,这分别代表了权利与义务的两面。"独占"是指法律授予技术发明人在一段时间内享有排他性的独占权利;"公开"是指技术发明人作为对法律授予其独占权的回报而将其技术公之于众,使社会公众可以通过正常的渠道获得有关专利技术的信息。

4. 专利的分类

(1)专利按持有人所有权分为发明专利、实用新型专利、外观设计专利,它们有不同的审查制度,具体如下。

1)发明专利:大多数国家和组织[包括专利合作条约(PCT)和巴黎公约]采用早期公开、延迟审查制度。而我国则为:如未特别提出提前公开申请,申请文件在申请日起 18 个月即行公开,3 年内可提出实质审查,缴费后进入实质审查阶段。只向美国提交的申请,可以请求不公开,在授权后再公开。

2)实用新型专利:据世界知识产权组织的统计,实用新型专利在 59 个国家、地区可以获得保护,我国在其中。

3)外观设计专利:我国对外观设计专利仅开展初步审查,美国、意大利等国家对外观设计专利需要进行实质性审查。

(2)专利按其法律状态分为有效专利和失效专利。

1)有效专利:通常所说的有效专利是指专利申请被授权后,仍处于有效状态的专利。要使专利处于有效状态,首先,该专利权还处在法定保护期限内,其次,专利权人需要按规定缴纳年费。

2)失效专利:专利申请被授权后,因为已经超过法定保护期限或因为专利权人未及时缴纳专利年费而丧失了专利权,或被任意个人或者单位请求宣布专利无效后经专利复审委员会认定并宣布无效而丧失专利权之后,称为失效专利。失效专利对所涉及的技术的使用不再有约束力。

(3)职务发明创造与非职务发明创造:《中华人民共和国专利法》第六条有如下规定。

"执行本单位的任务或者主要是利用本单位的物质技术条件所完成的发明创造为职务发明创造。职务发明创造申请专利的权利属于该单位,申请被批准后,该单位为专利权人。该单位可以依法处置其职务发明创造申请专利的权利和专利权,促进相关发明创造的实施和运用。

"非职务发明创造,申请专利的权利属于发明人或者设计人;申请被批准后,该发明人或者设计人为专利权人。

"利用本单位的物质技术条件所完成的发明创造,单位与发明人或者设计人订有合同,对申请专利的权利和专利权的归属作出约定的,从其约定。"

《中华人民共和国专利法》第六条所称执行本单位的任务所完成的职务发明创造,包括:在本职工作中作出的发明创造;履行本单位交付的本职工作之外的任务所作出的发明创造;退休、调离原单位后或者劳动、人事关系终止后1年内作出的,与其在原单位承担的本职工作或者原单位分配的任务有关的发明创造。

《中华人民共和国专利法》第六条所称本单位,包括临时工作单位;《中华人民共和国专利法》第六条所称本单位的物质技术条件,是指本单位的资金、设备、零部件、原材料或者不对外公开的技术信息和资料等。

专利权人、受让人、发明人(设计人)可能会不一致。

5. 专利的保护 专利除具备排他性外,还具备区域性和时间性,专利的保护有时间和地域的限制。

(1)区域性:是指专利权是一种有区域范围限制的权利,它只有在法律管辖区域内有效。除了在有些情况下,依据保护知识产权的国际公约,以及个别国家承认另一国批准的专利权有效以外,技术发明在哪个国家申请专利,就由哪个国家授予专利权,而且只在专利授予国的范围内有效,而对其他国家则不具有法律的约束力,其他国家不承担任何保护义务。但是,同一发明可以同时在两个或两个以上的国家申请专利,获得批准后其发明便可以在所有申请国获得法律保护。

(2)时间性:时间性是指专利只有在法律规定的期限内才有效。专利权的有效保护期限结束以后,专利权人所享有的专利权便自动丧失,一般不能续展。发明便随着保护期限的结束而成为社会公有的财富,其他人便可以自由地使用该发明来创造产品。世界各国的专利法对专利的保护期限规定不一,保护期限的长短由有关国家的专利法或有关国际公约规定。

(二)专利文件的构成

1. 发明专利、实用新型专利文件的构成 发明专利、实用新型专利文件包括:权利要求书、说明书正文和说明书摘要。

(1)权利要求书:权利要求书是法律文件,用于确定专利权的保护范围。

(2)说明书正文:一般包括技术领域、背景技术、发明内容、附图说明、具体实施方法、实施范例及附图。各国的要求大同小异,美国的临时申请稍有差别,临时申请提交1年内必须提交正式申请,否则作废;欧洲专利局和世界知识产权组织(World Intellectual Property Organization,WIPO)公开的专利合作条约(patent cooperation treaty,PCT)申请文件中还包括检索报告。

(3)说明书摘要:用于专利情报筛查,通过快速浏览,可确定是否需进一步查阅全文。摘要包括:专利名称、技术领域、主要解决的技术问题、技术方案的主要技术特征及效果等,并附最有代表性的附图或化学式。

德温特世界专利索引说明书摘要:德温特世界专利索引由德温特(Derwent)各领域专业技术专家根据专利全文内容,特别是权利要求项,用普通技术词改写摘要,进行深度加工,详细反映了内容、应用、新颖性、优点等信息。

2. 外观设计专利文件的构成 我国的外观设计专利文件包括照片(图片)及简要说明。照片(图片)应清楚显示产品的外观设计,通常包括产品的六面视图,甚至立体图;简要说明包括产品的名称、用途、设计要点,并指定一幅代表图。

美国的外观设计专利因需作实质性审查,其文件包括权利要求书、图片、图片说明。

(三) 专利文献

专利文献包括已经申请并被确认为发明、实用新型和工业品外观设计的研究、设计、开发和试验成果的有关资料,以及保护发明人、专利所有人及工业品外观设计和实用新型注册证书持有人权利的有关资料的已出版或未出版的文件(或摘要)。

1. 专利文献的分类 按内容和加工层次分为一次专利文献、二次专利文献、专利分类资料。

(1)一次专利文献:包括专利说明书、审查过程中的中间文件(检索报告、审查员审查意见、申请人对审查意见的回复和修改)。

(2)二次专利文献:为刊载专利文摘、题录、索引的各种出版物,如专利公报、年度索引等。

(3)专利分类资料:是按发明创造的技术主题管理和检索专利说明书的工具书,如专利分类表、分类定义、分类表索引等。另外还有复审和无效审查的决定、同族专利信息、法律状态信息等。

大部分国家的专利文件已实现网上公开,在专利检索和情报分析过程中,需将上述专利文献结合使用。

不同的用途有不同的信息需求。对于寻找开发灵感,通过查看申请公开文本或授权公开文本,关注说明书中具体实施方式和附图即可;对于专利预警、规避设计、宣告专利无效、侵权抗辩等,需要多种专利文献的结合运用,如比较发明专利的申请公开文本、授权公开文本,可以明确授权文本,特别是权利要求的修改之处,结合审查过程文件,就可更准确地判断专利权的真正保护范围,为规避设计、侵权抗辩提供帮助;对于较为宏观的专利检索和文献分析,如行业技术趋势分析、热点分析、功效矩阵分析,就需使用更多的信息,特别是分类信息和引证分析。

2. 专利文献的特点 世界上95%的发明创造可通过专利文献查到,且80%的发明创造只在专利文献记载。专利文献有以下特点。

(1)集技术、法律和经济信息于一体,属战略性信息资源,对其进行分析,可了解行业发展动态、监控跟踪竞争对手的技术发展。

(2)传播最新技术信息,有助于寻找新产品研发方向、获得灵感,通过预警分析以规避已有专利。

(3)格式统一规范,有国际范围的统一分类体系,便于检索,附图详细,利于跨语言检索。

(4)技术方案详尽、细致。

(5)同族专利多,重复公开量很大。

(6)比较单一,方案碎片化严重。

(7)文献量大,公开不完全,会产生误导。

3. 专利文献信息分析的目的和作用 专利文献信息分析有利于提升创新能力、规避法律风险,其目的和作用具体有以下几方面。

（1）为新技术、新产品研发提供启示。

（2）帮助完善申请文件,合理确定专利保护范围、提高授权可能性、提升专利质量。

（3）帮助收集竞争对手研发动向和全球发展规划,找出业内活跃发明人以利于引进人才。

（4）明确待引进技术的专利价值和行业地位,以利于谈判。

（5）确定出口及出口国家和地区,规避侵权风险。

（6）在有专利诉讼风险时,及时提起无效或现有技术抗辩。

（7）研究行业研发总体趋势,通过专利信息分析准确定位,制订专利战略目标和实施办法。

（8）研究热点行业专利布局,为科技发展规划提供支持。

二、专利文献的专有概念

（一）专利著录项目

专利著录项目指专利文献的各组成特征的外在形式信息,一般出现在专利公开文件的扉页,见图 6-1。

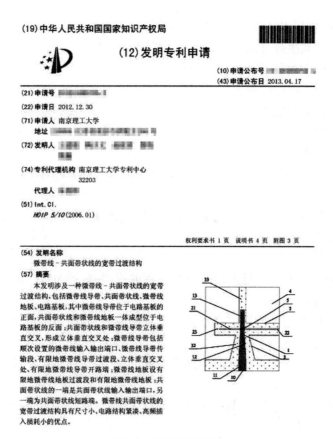

图 6-1 专利著录项目

1. 国际认可的（著录项目）数据识别代码：WIPO 的国际认可的（著录项目）数据识别代

码(internationally agreed numbers for the identification of data, INID)是国际通用的数据识别代码,由圆圈或括号中加两位阿拉伯数字表示。适用于发明、实用新型专利文献的著录项目标准 WIPO ST.9《关于专利及补充保护证书的著录数据的建议》(2004 年 2 月版),适用于外观设计专利文献的著录项目标准 WIPO ST.80《关于工业品外观设计著录项目数据的建议》(2004 年 2 月版)。

2. WIPO ST.9《关于专利及补充保护证书的著录数据的建议》中各标识所代表的内容(但不是所有的代码都会出现在公开专利文献的扉页上)如下。

(10)专利、补充保护证书或专利文献的标识。

(11)专利、补充保护证书或专利文献号。

(12)文献种类的文字释义。

(13)WIPO 标准 ST.16 规定的文献类型识别代码。

(15)专利修正信息。

(19)WIPO 标准 3 规定的代码,或公布文献的局及组织的其他标识。

(20)专利或补充保护证书申请数据。

(21)申请号。

(22)申请日期。

(23)其他日期,包括临时说明书提出之后完整说明书受理日期和展览优先权日期。

(24)工业产权权利生效日期。

(25)原始申请公布时的语种。

(26)国际申请公布时的语种。

(30)巴黎公约优先权数据。

(31)优先申请号。

(32)优先申请日期。

(33)优先申请国家或组织代码:对于根据 PCT 程序提交的国际申请,应使用代码"WO"。

(34)依地区或国际协定提交的优先申请中的国家代码,至少有一个地区或国际申请提交的国家是巴黎联盟成员国。

(40)公布或公告日期。

(41)未经审查并在此日或日前尚未批准专利的说明书,通过提供阅览或经请求提供复制的方式使公众获悉的日期。

(42)经过审查但在此日或日前尚未批准专利的说明书,通过提供阅览或经请求提供复制的方式使公众获悉的日期。

(43)未经审查并在此日或日前尚未批准专利的说明书,通过印刷或类似方法使公众获悉的日期。

(44)经过审查但在此日或日前尚未批准或仅为临时授权专利的说明书,通过印刷或类似方法使公众获悉的日期。

(45)此日或日前已经授权的专利文献,通过印刷或类似方法使公众获悉的日期。

(46)仅使公众获悉专利文献权利要求的日期。

(47)此日或日前已经授权的专利文献,通过提供阅览,或经请求提供复制的方式使公众获悉的日期。

(48)修正的专利文献出版日期。

(50)技术信息。

(51)国际专利分类,对于工业品外观设计专利而言为工业品外观设计国际分类。

(52)本国专利分类号或内部分类。

(54)发明名称。

(55)关键词。

(56)已发表过的有关技术水平的文献。

(57)文摘或权利要求。

(58)审查时所需检索学科的范围。

(60)其他法定的有关国内专利文献(国内专利文献或国内前专利文献,包括其未公布的申请)的参考项目,如:美国的临时申请。

(61)增补专利/较早申请的提出日期及申请号,或较早公布的文献号,或较早授权的专利号,发明人证书号、实用新型号或当前文献作为补充文献的文献号。

(62)分案申请/原申请的申请号及申请日。

(63)继续申请/较早申请的申请号及申请日,当前的专利文献为其继续申请。

(64)再公告专利/较早公布的文献号,该文献是其再版。

(65)与该申请有关的早期公布的专利文献号。

(66)由当前的专利文献所取代的较早申请的申请日及申请号,即就同一发明而言,在放弃较早的申请/申请驳回之后,提出的新申请。

(67)专利申请号及申请日,或授权专利号,以此为基础提交的当前实用新型申请或注册的实用新型(或类似工业产权,如实用证书或实用创新)。

(68)就补充保护证书而言,基本专利号和/或专利文献公布号。

(70)与专利或补充保护证书有关的当事人标识。

(71)申请人名称或姓名。

(72)发明人姓名,如果是已知的。

(73)权利人、持有者、受让人或权利所有人名称或姓名。

(74)律师或代理人姓名。

(75)发明人兼申请人的姓名。

(76)发明人兼申请人和权利人的姓名。

(80)~(89)为国际组织有关项目/国际公约(不包括巴黎公约)的数据识别,以及与补充保护证书法律有关的数据标识,包括如下信息。

(81)依据专利合作条约的指定国。

(82)选定国。

(83)微生物保存信息,例如根据《国际承认用于专利程序的微生物保存布达佩斯条约》。

(84)依据地区专利条约的缔约国/指定协议国。

(85)按照 PCT 第 23 条(1)或第 40 条(1)进入国家阶段的日期。

(86)PCT 国际申请的申请数据,即国际申请日、国际申请号,以及最初受理的国际申请的公布语言或者对于工业品外观设计专利而言,海牙协定下的国际申请注册数据,即国际注册数据和国际注册号。

(87) PCT 国际申请公布数据,即国际公布日期、国际公布号及国际申请公布语言。

(88) 检索报告的延迟公布日期 / 欧洲检索报告的出版日期。

(89) 相互承认保护文件协约的起源国别及文件号。

(91) 根据 PCT 提出的国际申请,在该日期由于未进入国家或地区阶段而在一个或几个指定国或选定国失效,或者该申请不能进入国家或地区阶段的确定日期。

(92) 第一次国家批准以药品形式将产品投放市场的日期及号码(用于补充保护证书)。

(93) 第一次批准以药品形式将产品投放地区经济共同体市场的号码、日期,以及原产国(用于补充保护证书)。

(94) 补充保护证书的届满计算日期,或者补充保护证书的有效期。

(95) 受基本专利保护并申请了补充保护证书,或已授予补充保护证书的产品名称。

(96) 地区申请数据,即申请日、申请号,还可以包括提交的原始申请公布的语种。

(97) 地区申请(或已经授权的地区专利)的公布数据,即公布日、公布号,还有公布语种。

(二) 专利分类

1. 发明和实用新型专利分类 早期,各国分别建立了分类法,1971 年,巴黎公约成员国通过了《国际专利分类斯特拉斯堡协定》,该协定的分类标准为国际专利分类(international patent class,IPC)。

(1) 国际专利分类(IPC)

1) 完整的 IPC 分类号为五级:部(1 个字母)、大类(2 个数字)、小类(1 个字母)、大组(1~3 个数字)、小组(至少 2 位数字)。

2) 部共分为八个:A 部指人类生活必需(农、轻、医);B 部指作业、运输;C 部指化学、冶金;D 部指纺织、造纸;E 部指固定建筑物(建筑、采矿);F 部指机械工程;G 部指物理;H 部指电学。

3) 每一个部被细分成若干大类,大类是分类表的第二等级。每一个大类的类号在部号后加两位数字组成。每一个大类的类名表明该大类包括的内容。例如:A61 指"医学或兽医学;卫生学"。某些大类有一个索引,给出该大类内容的总括的信息性概要。

4) 小类是分类表的第三等级,每一个大类包括一个或多个小类,小类类号在大类的类号后加一个大写字母组成。小类的类名尽可能确切地表明该小类的内容,大多数小类都有附注和一个索引,附注解释了小类中术语的含义,索引则给出该小类内容的总括的信息性概要。示例如下。

A61N

电疗;磁疗;放射疗;超声波疗(生物电流的测定入 A61B;将非机械能转入或转出人体的外科器械、装置或方法入 A61B18/00;一般麻醉用器械入 A61M;白炽灯入 H01K;红外加热辐照器入 H05B)

附注

本小类中,下列术语的含义为:

"治疗"意味着处理,其目的是在健康细胞的生命限度内,消灭有病的或不正常的细胞,不希望它对健康细胞产生损害,与此相反的器械、装置或方法包含在 A61B18/00 组。

小类索引

　　电疗 1/00

　　磁疗 2/00

　　放射疗 5/00

　　超声波疗 7/00

　　5）大组是分类表的第四等级。每一个小类被细分为组。每一个大组的类号是在小类类号后加上 1~3 位数字、斜线及 00 构成的。大组的类名确切地限定在小类范围内的一个技术主题领域。示例如下。

　　A61N1/00 电疗法；其所用的线路（A61N2/00 优先；用于治疗或体内测试的导电药剂入 A61K50/00）

　　6）小组是大组的细分类，是分类表的第五等级。每一个小组的类号是在大组类号后加除 00 以外的至少 2 位数字构成的。如下所示。

　　A61N1/378 电源

　　A61N1/38 用于产生休克效应的

　　小组 A61N1/38 的类名应该读作"用于产生休克效应的电疗法"。

　　再如，以"二级浓度控制方式麻醉药物蒸发装置"发明专利（CN2010105372337）的分类号 A61M16/18 为例，来显示小组的更细分类。

　　A 人类生活必需

　　A61 医学或兽医学；卫生学

　　A61M 将介质输入人体内或输到人体上的器械

　　A61M16/00 以气体处理法影响患者呼吸系统的器械，如口对口呼吸；气管用插管

　　A61M16/10 呼吸气体或蒸气的制备

　　A61M16/14 以不同流体混合，其中之一为液相的 A61M16/18 麻醉剂的气化装置

　　我国的专利分类号由国家知识产权局的分类人员作分类标注，同一专利文献可有多个分类号，多向成族，第一个号为主分类号。如："医用设备带、联排设备带和呼吸供氧设备的氧量控制系统"，其 IPC 分类号为：A61G12/00、A61M16/00、A61M16/20、A61M1/00、F21V33/00。

　　则主分类号为 A61G12/00，其中，A 为部号，A61 为大类号，A61G 为小类号，A61G12/00 为大组号，本例无小组号。

　　（2）美国专利分类：美国专利分类（United States patent classifications，USPC）建立于 1830 年，创建早、使用时间长，每月更新；完全采用功能分类，与 IPC 的区别较大；仅对美国专利文献进行分类。美国专利分类分大类（class）和小类（subclass）两个级别，一个完整的美国专利分类号由大类和小类组成，大类描述不同的技术主题，小类描述大类所含技术主题的工艺过程、结构特征和功能特征，大类和小类之间用斜线隔开。例如分类号"433/215"表示大类 433（牙科学）中的小类 215（用于测试、治疗、修复或去除天然牙齿的方法或材料）。

　　美国专利分类体系中，共有 400 多个大类。每个大类有一个类名，用来描述该大类分类的技术主题；每个大类有 1~3 个识别该大类的唯一字符标识符。植物大类的标识符为 PLT；发明专利分类的标识符为 1~3 位整数数字（如 002、714）；外观设计专利用后面缀有 1~2 位整数数字的"D"标识（如 D02、D13）。所有小类都有指明小类技术主题类型的描述性类名；

小类(不包括字母小类)和交叉参考技术文献小类用定义进一步限定所包含的技术主题。

美国专利分类的类型包括原始分类和交叉参考分类,而与美国授权前公开文献相关的是主分类和副分类。依据 USPC 分类的其他美国专利文献(美国依法发明登记、美国防卫性公告、再版美国专利和再审查美国专利等)只有交叉参考分类。

1)原始分类:所有美国授权专利必须有而且只有一个最主要的强制性分类,即原始分类(original classifications,OR)。OR 分类的大类与专利中的控制权利要求的大类相同;如果控制权利要求有一个以上的分类,则 OR 分类是这些分类中的最上位大类。

2)交叉参考分类:文献可能有一个以上的小类,但文献不能重复分类到同一小类。如果一件美国专利有一个以上的分类,那么除了 OR 分类以外的所有分类将被指定为交叉参考分类(cross-reference classifications,XR)。除外国小类(FOR)以外的小类,都可以指定为 XR 分类。以发明信息为依据的 XR 分类是强制性分类,而以其他信息为依据的 XR 分类是非强制性分类。所有外国专利文献和非专利文献被指定为 XR 分类。

3)主分类:用 USPC 分类的美国授权前公开文献具有唯一的主要强制性分类,即主分类(primary classifications,PR)。美国授权前公开文献的 PR 分类必须是一个主小类。PR 分类以权利要求为指导从整体上表述发明理念。

4)副分类:美国授权前公开文献 PR 分类以外的分类为副分类(secondary classifications,SR)。美国授权前公开文献中所公开的、从 PR 分类分离出的、可分类的独立发明信息,被指定为强制性副分类。其他具有特殊检索价值的非发明信息,被分类人员指定为非强制性 SR 分类。需要注意的是,对于发明专利,美国专利分类的检索时间范围是 1790 年至 2014 年年底。从 2015 年开始,发明专利开始使用联合专利分类体系进行分类。美国设计专利和植物专利目前没有使用联合专利分类体系,依旧使用美国专利分类体系。

(3)欧洲专利分类:欧洲专利分类(European classifications,ECLA)是欧洲专利局曾经使用的内部分类体系,从 2013 年 1 月起被新的分类体系即联合专利分类体系替代。ECLA 是基于 IPC 分类体系下细分的分类体系,以 IPC 分类体系为骨架,在此基础上进行更加细分的分类。ECLA 与 IPC 分类的区别有以下四点。

1)分类条目细分程度不同:IPC 的分类条目较宽,在某些很活跃的技术领域中包括过多的文献。ECLA 会对 IPC 分类条目进一步细分,从而使得各分类号下包含的文献量适中,通过分类号限定更加合适的技术范围,分类主题更加明确,可以提高检索效率。

2)分类表与数据库的更新联动情况不同:在 IPC 分类体系中,专利数据库与分类表分离,分类表的变化独立于数据库中的专利文献,专利文献不会随着 IPC 分类表修订版本的变化而重新进行分类。对于同一技术主题的专利文献,使用新版的分类号进行检索,可能会因分类号变化导致对仍使用以前版本进行分类的专利文献的漏检。ECLA 分类体系下,已分类的文献会随着分类表的更新而进行更新,可以提高专利文献的查全率。

3)分类表的更新速度不同:相比于 IPC 分类体系,ECLA 分类体系更新速度更快,ECLA 分类表伴随技术的发展实时修改,平均 1~2 周修订一次。

4)但 ECLA 未对所有专利进行分类,需要与其他分类体系联合使用。

(4)日本专利分类(FI 和 F-term 分类):日本专利分类法是日本专利局的内部分类体系。审查员用其对专利申请分类或检索,也将其分类号公布在日本的专利文献上。日本专利分类法分为 FI(file index)分类和 F-term(file forming term)分类。FI 分类和 F-term 分类分别从 1978 年和 1984 年在日本专利局内部开始实施,FI 分类每半年修订一次,F-term 分类每年修订一次。

1)FI 分类:FI 分类是日本专利局基于 IPC 细分和扩展后形成的分类体系,用于扩展 IPC 在某些技术领域的功能。FI 分类号采用了类似 IPC 分类号的层次递降的等级结构对技术整体进行分割,使得在某一小组下的上千或上万的文献在细分 / 扩展之后,其文献量限制在几百篇甚至几十篇文献之内,从而提高了检索效率。FI 分类的完整结构形式为:IPC 分类号 +FI 细分号 + 文件识别码。FI 细分号(extension symbol)为 3 位数字,是对 IPC 小组细分的分类号。文件识别码(file discrimination symbol)为 1 位字母,是对某些 IPC 小组或对细分号再次细分的分类号,采用从 "A" 到 "Z" 的 1 位字母表示。例如 A61M16/00 370 Z,其中: "A61M16/00" 是 IPC 分类号,为 "以气体处理法影响病人呼吸系统的器械,如口对口呼吸;气管用插管"。"370" 为 FI 细分号,为呼吸器监控 / 报警[FT: 4C103]。"Z" 为文件识别码,意为其他。

2)F-term 分类:F-term 分类是日本专利局为适应计算机检索而建立的多面分类体系,也称 FT 分类。F-term 分类体系的建立源于映射 FI 分类体系到大约 2 500 个 F-term 分类的主题上。F-term 分类从技术的多个侧面,如从发明目的、用途、结构、技能、材料、控制手段等方面进一步细分或重分某个特定的 IPC 技术领域,从而构成了对一项专利技术的 "立体分类";F-term 分类的标引主要是基于对权利要求的拆解来进行的,权利要求中的任何技术内容都可能成为技术条目,同时还可能根据说明书甚至附图的内容进行分类。F-term 分类号由主题码 + 视点符 + 位符构成,主题码(theme code)代表一个技术领域,由 5 位数字和字母组成。视点符(view point)对主题进行分析(如用途、材料、目的、结构、制作方法、装置、使用方法、类型等方面),由 2 位字母组成。位符(figure)对视点符进行细分,由 2 位数字组成。例如 4C103AB01,其中, "4C103" 为主题码(医用喷雾器、吸入器和呼吸器); "AB" 为视点符, "01" 为位符,不同范围的主题码,其视点符、位符的含义不同。F-term 分类的特点是针对一篇专利文献通常会具有多个分类号,有时甚至多达四五十个,从尽可能多的角度给出分类号。对文献标引的冗余特性大大加强了检出文献的可能。多角度标引也能适应对文献不同角度的需求。其不仅从文献的整体考虑给出分类号,而且根据文献的细节也给出分类号。用某些分类号来代替关键词,从而避免了关键词的不足,减少漏检。

(5)联合专利分类:联合专利分类(cooperative patent classification,CPC,亦称合作专利分类)是欧洲专利局(EPO)与美国专利商标局(USPTO)联合开发的专利分类体系,该分类体系大部分以欧洲专利分类体系(ECLA)为基础,结合了美国专利分类(USPC),并可兼容现有的国际专利分类(IPC)。其目标是为专利公开文献制订一个统一通用的分类体系。

联合专利分类起始于 2010 年 10 月 25 日欧洲专利局与美国专利商标局所签署的联合声明:为了协同国际并行的分类体系和增强检索效率,为了推动五局共同混合分类系统,USPTO 和 EPO 将共同推动基于 ECLA 的共同分类体系。

联合专利分类已经于 2013 年 1 月 1 日实施。欧洲专利局的审查员自该日起只使用联合专利分类对专利以及部分非专利文献进行分类,同时停止欧洲专利分类体系的更新和维护。美国专利商标局的审查员自该日期起也开始使用联合专利分类与美国专利分类并行分类。两年过渡期后,即 2015 年 1 月 1 日起,美国专利商标局的审查员只使用联合专利分类。

目前另外有 4 个国家局使用联合专利分类体系,分别是韩国知识产权局、中国国家知识产权局、俄罗斯专利局和巴西国家工业产权局。2013 年 6 月 5 日,韩国知识产权局宣布实施联合专利分类体系分类试点项目。中国国家知识产权局自 2016 年 1 月对所有技术领域的专利文献使用联合专利分类。

1)联合专利分类体系的组成:联合专利分类体系大体上沿用了 IPC 的分类规则,采用了与 IPC 相同的分层结构,包括 5 个主要层级,从高到低分别是部、大类、小类、大组、小组。共有 9 个部,其中 A 部至 H 部与 IPC 的 8 个部相对应,新增了 Y 部,主要为新兴技术领域,示例如下。

Y02B:减缓气候变化的建筑相关的技术,包括住房和电器或相关的终端应用。

Y02C:捕捉、储存、封存技术或温室气体的排放技术。

Y02E:与能源产生、输送或分配相关的温室气体减排技术。

Y02T:与运输相关的减缓气候变化的技术。

Y04:与电网运行相关的系统集成技术,改善电力产生、输送、分配、管理或使用的通信或信息技术,如智能电网。

Y10S:USPC 已有的跨领域交叉引用技术集合和文摘(cross-reference art collections and digests)。

Y10T:USPC 已有的技术主题(如 USPC 的 16、24、29、70、74、82、83 等大类下的部分)。

Y02W:与废水处理或垃圾管理相关的减缓气候变化的技术。

Y02P:产品生产或加工过程中减缓气候变化的技术。

有些类名用大括号"{ }"括起来,表示 CPC 组别的内容在 IPC 分类中不存在,或表示在 IPC 基础上增加了新的内容。

2)与 USPC 和 IPC 的结构差别:联合专利分类对于技术的定义划分得更加详细,包括了数量更多的大组和小组,因此对专利技术的描述更加清晰,同时,减少了每个小组的专利文献量。这些分类内容也可以看作一些文献中的"符号"或"标记"。

(6)德温特分类:除了国际和各国官方分类号之外,在采用德温特商业数据库检索时,还会用到德温特分类表(Derwent class code)和德温特手工代码(Derwent manual code)。

1)德温特分类表:德温特分类表将所有技术领域划分为三个部分,即化学(Chemical)(A~M)、一般与机械(General and Mechanical)(P~Q)、电气(Electronic and Electrical)(S~X),共 20 个大类,具体如下。

A:聚合物、塑料(Polymers and Plastics)

B:药物(Pharmaceuticals)

C:农业(Agricultural Chemicals)

D:食品、洗涤剂、水处理、生物技术(Food,Detergents,Water Treatment and Biotechnology)

E:一般化学(General Chemicals)

F:纺织和造纸(Textiles and Paper-making)

G:印刷、涂料、照相(Printing,Coating and Photographic)

H:石油(Petroleum)

J:化学工程(Chemical Engineering)

K:核子能、爆破、防护(Nucleonics,Explosives and Protection)

L:耐火材料、陶瓷、水泥、电化学〔Refractories,Ceramics,Cement and Electro(in)organics〕

M：冶金（Metallurgy）

P：一般（General）

Q：机械工程（Mechanical Engineering）

S：仪器、测量、测试（Instrumentation，Measuring and Testing）

T：信息处理和控制（Computing and Control）

U：半导体和电路（Semiconductors and Electronic Circuitry）

V：电子元件（Electronic Components）

W：通信（Communications）

X：电力工程（Electric Power Engineering）

这 20 个大类被进一步细分成若干更小的类别。每个类别包括大类的分类代码随后跟随两位数字。例如，P26 是 "Chairs，Sofas，Beds"（椅子、沙发、床）的分类代码；Q21 是 "Railways"（铁路）的分类代码。

2) 德温特手工代码：在德温特分类表的基础上形成了进一步细化的德温特手工代码，德温特的专业人员将其用于专利标引。利用手工代码检索可显著改进专利检索的速度和准确性。例如德温特手工代码 P26-A10A 含义如表 6-1。

P26：Chairs，Sofas，Beds（椅子、沙发、床）

P26-A：Chairs and Benches（椅子和长凳）

P26-A10：Constructional details of chairs and benches（椅子和长凳的结构细节）

表 6-1　德温特手工代码含义（P26-A10A）

项目	内容
CODE（代码）	P26-A10A
TITLE（题名）	Seats，armrests，headrests and backrests（座椅、扶手、头枕和靠背）
STATUS（状态）	Current（当前 / 在用）
DATE（日期）	2015—（2015 年至今）
SCOPE NOTES（代码适用范围）	Includes details of folding and reclining arrangements，and seat padding.Footrests are coded under P26-A10B only（包括折叠和倾斜装置以及座椅衬垫的细节。脚踏仅在 P26-A10B 编码）
SEARCH TERMS（检索词 / 搜索项）	Frame，cushion，back support（框架、座垫、背部支撑）

2. 外观设计分类　外观设计分类法主要包括国际外观设计分类法、欧洲共同体外观设计分类法、美国外观设计分类法与日本外观设计分类法。

（1）国际外观设计分类法：国际外观设计分类法又称洛迦诺分类法，是基于 1968 年通过的《建立工业品外观设计国际分类协定》[也称《洛迦诺协定》（*Locarno Classification*）] 建立的，是国际上公认的外观设计分类法。除了洛迦诺分类法的协约国，非洲知识产权组织、非洲地区知识产权组织、比荷卢知识产权局、欧盟知识产权局和世界知识产权组织国际局在外观设计注册及公告中也都使用洛迦诺分类法，协约国可自由采用洛迦诺分类法作为工业品外观设计分类法，也可以仍然维持本国已有的关于工业品外观设计的分类法，而把洛迦诺分类法作为辅助分类法，一起记载在外观设计文献上。我国于 1996 年加入《洛迦诺协定》。

2021年1月1日,洛迦诺分类法的第13版开始实施。

(2)国际外观设计分类表:国际外观设计分类表又称洛迦诺分类表,用"CI."标示,洛迦诺分类表包括大类表、小类表和注释说明,分类表按照包含外观设计的工业品类别进行分类,每一个大类包括若干个小类。示例如下。

01类食品

注:①包括人类食品,动物食品和食疗食品;②不包括包装(09类)。

01-01 烘制食品、饼干、点心、通心粉及其他谷类食品、巧克力、糖果类、冰冻食品

01-02 水果和蔬菜

01-03 奶酪、黄油和黄油代用品、其他奶制品

01-04 肉制品(包括猪肉制品)、鱼

01-05 〔空缺〕

01-06 动物食品

01-99 其他杂项

洛迦诺分类号由洛迦诺分类版本号、大类号和小类号组成。图6-2为某打片机外观设计的扉页中的著录项目。

(19)中华人民共和国国家知识产权局

 (12)外观设计专利

(10)授权公告号 ▯▯ ▯▯▯▯▯▯▯ ▯
(45)授权公告日 2021.06.15

(21)申请号 ▯▯▯▯▯▯▯▯▯

(22)申请日 2021.02.01

(73)专利权人 ▯▯▯▯▯▯▯▯▯▯▯▯▯▯
▯

地址 ▯▯▯▯ ▯▯▯▯▯▯▯▯▯▯▯▯▯▯
▯▯▯▯

(72)设计人 ▯▯▯ ▯▯▯▯

(51)LOC(13)CI.
15-09

图片或照片 7 幅 简要说明 1 页

(54)使用外观设计的产品名称
打片机(N95口罩)

图6-2 外观设计专利扉页中的著录项目

其中,"LOC(13)CI.15-09"即该外观设计专利的洛迦诺分类号码。"LOC"表示"Locarno","(13)"表示洛迦诺分类第13版,"CI."表示"Classification","15"是大类号,"09"是小类号。

(3)其他外观设计分类法

1)欧洲共同体外观设计分类法:欧洲共同体外观设计分类法是欧盟内部市场协调局(Office for Harmonization in the Internal Market,OHIM)主管的外观设计体系采用的分类法,是在洛迦诺分类法基础上形成的,不改变其分类结构只是扩展了洛迦诺分类表中的产品名称。自2016年3月23日起,欧盟内部市场协调局更名为欧盟知识产权局(EUIPO),"欧共体商标"(CTM)也更名为"欧盟商标"(EUTM)。

2)美国与日本均有自己的外观设计分类法,但美国和日本分别自1997年和1998年起同时采用洛迦诺分类号与本国的分类号。

(三)专利优先权与专利族

1. 专利优先权与专利族的含义 由于专利的地域性,专利申请人要想使自己的发明创造获得多个国家或地区的保护,就要在多个国家(地区)进行专利申请。专利优先权(patent priority)是指根据《保护工业产权巴黎公约》的规定,巴黎联盟各成员国给予本联盟任一国家的专利申请人的一种优惠权,即联盟内某国的专利申请人已在某成员国第一次正式就一项发明创造申请专利,当申请人就该发明创造在规定的时间内向本联盟其他国家申请专利时,申请人有权要求首次申请的日期为申请日期,该申请日期为优先权。发明和实用新型的优先权期限为12个月,外观设计的优先权期限为6个月。在后申请的成员国内出版专利文献时,应在专利文献著录项目中列出国际优先权项,以表明两者之间的关系。这些具有共同优先权的在不同国家或国际专利组织多次申请、多次公布或批准的内容相同或基本相同的一组专利文献,称为专利族(patent family)。同一专利族中的每件专利文献被称作专利族成员(patent family members),最早优先权(最先申请)的专利文献称为基本专利,同一专利族中每件专利互为同族专利。

同族专利的联系媒介是优先权。优先权包括优先权日、优先权国家和优先权号。按照优先权的归属可以将优先权划分为:外国优先权和本国优先权。申请人就相同主题的发明或者实用新型在外国第一次提出专利申请之日起12个月内,或者就相同主题的外观设计在外国第一次提出专利申请之日起6个月内,又在中国提出申请的,依照该国同中国签订的协议或者共同参加的国际条约,或者依照相互承认优先权的原则,可以享有优先权。这种优先权称为外国优先权。

申请人就相同主题的发明或者实用新型在中国第一次提出专利申请之日起12个月内,又以该发明专利申请为基础向国家知识产权局提出发明专利申请或者实用新型专利申请的,或者又以该实用新型专利申请为基础向国家知识产权局提出实用新型专利申请或者发明专利申请的,可以享有优先权。这种优先权称为本国优先权。

2. 专利族的分类 世界知识产权组织《工业产权信息与文献手册》(*Handbook on Industrial Property Information and Documentation*)将专利族分为以下6类。

(1)简单专利族(simple patent family):针对同一件发明,并且所有专利族成员拥有完全相同的优先权。

(2)复杂专利族(complex patent family):针对同一件发明或者拥有相同方面的多件发

明,专利族成员共同拥有至少一个优先权。

(3)扩展专利族(extended patent family):针对一件或多件发明,每个专利族成员与该专利族中的至少一个其他专利族成员共同拥有至少一个优先权。

(4)本国专利族(national patent family):针对一件或多件发明的同一专利机构公布的专利文献,专利族成员共同拥有至少一个优先权,此专利族中至少有两件专利是由于继续、分案申请等原因产生的。

(5)内部专利族(domestic patent family):是指同一个专利机构公布的同一专利申请的不同公布级的专利文献。

(6)人工专利族(artificial patent family):是指不同专利机构公布的专利文献,至少其中某些专利没有共同的优先权,但内容相同或基本相同,通过人工智能归类而成。

3. 专利族内容存在不一致性 专利族内容存在不一致性的主要原因有以下几点。

(1)任何一项专利申请必须满足所要申请保护的国家的专利法要求:不同的国家有不同的专利制度,专利制度的差异使得一项发明在不同国家申请专利时,申请人要根据不同国家的专利法对其专利说明书等申请文件作一些适应性修改。

(2)发明创造是一个动态过程:申请人在提出第一份专利申请后,可能又对发明进行改进或补充。因此,较后的专利申请说明书中所阐述的技术内容与第一份专利申请相比有所不同。

(3)在一些同族专利检索系统中,把专利族的范围划分得很宽泛,致使专利族中每一份专利申请说明书或专利说明书的内容具有较大差异。例如,仿专利族及国内专利族。没有共同的国际优先权,但内容相同或基本相同,通过智能调查归类组成的由不同国家出版的一组专利文献,构成仿专利族;继续、分案申请等原因产生的一组由同一个国家公布的专利文献,构成国内专利族。

4. 专利族的作用 专利族的作用体现在以下 4 个方面。

(1)可以了解一件专利在不同国家申请专利的情况,以及这些专利在各国的审批情况和法律状态信息,掌握其占领市场的动态信息:专利申请人在专利申请中指定的国家范围,通常就是其意欲投资或销售专利产品的市场范围。

(2)可以提供有关该相同发明主题的最新技术发展:越是重要的发明创造,申请的国家越多,技术发展也越活跃。就相同的发明创造在不同国家申请专利的过程中,因为不同国家的专利制度以及专利审批速度的差异,不同国家的专利申请和审查进度并不一致,专利申请人会不断地修改和更新申请的专利,会将最新的研发成果反映在最近的专利申请中。

(3)可以帮助阅读者克服语言障碍:当专利检索人员读不懂某种语言版本的专利说明书时,可以通过同族专利检索,在同族专利中查找母语或自己最熟悉语言版本的专利说明书,这样可以克服语言障碍,加快检索或阅读专利的速度。

(4)为专利机构审批专利提供参考:由于专利族中的同族专利通常是同一项发明创造,所以不同国家的专利审查机构在对同一项发明创造进行专利检索和审查时,后审批的专利审查机构可以将前面审查和审批的专利审查机构的专利检索报告和审查结果作为参考,提高审查审批效率。

（四）文献类型识别代码

专利文献类型识别代码是指为标识不同种类的专利文献而规定使用的字母代码，或者字母与数字的组合代码。专利文献类型识别代码是以一个大写英文字母，或者以一个大写英文字母与一位阿拉伯数字的组合表示，单纯数字不能作为专利文献类型识别代码使用。大写英文字母表示相应专利文献的公布或公告，阿拉伯数字用来区别公布或公告阶段中不同的专利文献种类。

为了完整、准确地标识不同种类的专利文献，应当将国家、地区和政府间组织代码，专利文献号，专利文献类型识别代码联合使用。排列顺序应为：国家、地区和政府间组织代码，专利文献号，专利文献类型识别代码。

例如：CN*******A。

专利文献类型识别代码有推荐的国际标准，现行的是由 WIPO 负责制订的 ST.16《用以标识不同种类专利文献的推荐标准代码》。但由于各国或地区对于专利文献的公布内容并不相同，如有的公布专利检索报告，有的不公布等，以及历史上标识混乱的原因，各国或地区的专利文献类型识别代码仍有必要分别识别。

专利文献类型识别代码在检索中的作用在于快速识别该文献的级别，例如识别是哪种类型的专利，是授权文件还是申请文件、是否带有检索报告等。

以下列出常见国家、地区和政府间组织目前最常用的文献类型识别代码。

1. 中国国家知识产权局2004年后使用的文献类型识别代码　中国国家知识产权局2004 年后使用的文献类型识别代码如表 6-2 所示。

表 6-2　中国国家知识产权局文献类型识别代码

文献类型识别代码	文献类型
A	发明专利申请公布
B	发明专利授权公告
U	实用新型专利授权公告
S	外观设计专利授权公告

需要注意的是，我国专利经无效宣告之后的专利文献目前并不进行单独公布，但可以查询到无效宣告决定，从中查找到无效宣告后权利要求的范围。

2. 美国专利商标局文献类型识别代码　美国专利商标局（USPTO）文献类型识别代码如表 6-3、表 6-4 所示。

表 6-3　USPTO 2001 年 1 月 2 日之前使用的文献类型识别代码

文献类型识别代码	文献类型	说明
A	发明专利	授权后公开
P	植物专利	授权后公开
B1、B2、B3	再审查证书	分别代表授权后第一次、第二次、第三次再审查后的公开

表 6-4　USPTO 2001 年 1 月 2 日之后使用的文献类型识别代码

文献类型识别代码	文献类型	说明
A1	发明专利申请公开	授权前公开
A2	发明专利申请公开（再公开）	授权前公开
A9	发明专利申请公开（修正）	授权前公开
B1	发明专利授权	授权前未曾公开
B2	发明专利授权	授权前曾公开
C1、C2、C3	再审查证书	分别代表授权后第一、二、三次再审查后的公开
E	再版专利	无变化
H	依法登记的发明	无变化
P1	植物专利申请公开	授权前公开
P2	植物专利授权	授权前未曾公开
P3	植物专利授权	授权前曾公开
P4	植物专利申请公开（再公开）	授权前公开
P9	植物专利申请公开（修正）	授权前公开
S	设计专利	无变化

根据 1999 年《美国发明人保护法案》（*American Inventors Protection Act*, AIPA），美国改变了专利文件授权后方公开的制度，采用了美国式的早期公开制度（对于本土申请人仅申请美国的专利仍采用授权后才公开 B1，但对于本土申请人申请多个国家的专利或外国申请人申请进入美国的专利则采用 18 个月即行公开的制度［A1、B2］）。USPTO 于 2000 年 4 月公布关于执行专利申请 18 个月公开的通知，同年 9 月出台正式规章，并自 2001 年 3 月 15 日开始正式按照 AIPA 的规定出版发明专利申请公开说明书。体现在专利文献号标识方面，即 2001 年 1 月 2 日之前标识为 A 的公开文献均为专利授权文献，此日期之后，标识为 A 的文件则改为代表申请公开文件。

E 再版专利又译为再公告专利，1838 年开始出版并单独编号。这是美国的一种特殊制度。在发明专利授权后 2 年之内，发明人发现说明书或附图由于非欺骗性失误，或权利要求过宽或过窄而影响原专利的完全或部分有效性，这时美国专利商标局可根据发明人提交的再版专利申请，对上述问题进行修正，授予再版专利。再版专利的专利号前冠有 "Re"，扉页上也有原来专利的有关信息；可以修改权利要求，但不允许加入新的实质性内容；凡是原说明书内容删掉的部分要用方头括号 "【 】" 注明，新增加的部分用斜体字印刷以示区别。

C1、C2、C3 再审查证书是美国专利商标局对专利进行单方再审（ex parte reexamination）之后颁发的证书。1981 年 7 月 1 日起，美国实行再审查制，在专利授权后，任何人在其有效期内引证现有技术并对该专利提出疑问，美国专利商标局对此专利进行单方再审之后，颁发单方再审查证书（reexamination certification），并出版再审之后的专利说明书；再审查证书仍沿用原专利号，只是在原专利号后加上 C1、C2 或 C3（原为 B1、B2 或 B3）。说明书扉页中有 "再审查申请"（"Reexamination Request."）和 "再审查证书与原专利有关事项"（"Reexamination Certificate for:"）等有关项目。经过再审查仍维持原结论时，扉页后注明

"该专利无修正"("No amendments have been made to the patent");经再审查后内容有所修正时,扉页后将注明"该专利修正如下"("The patent is hereby amended as indicated below")。除了单方再审程序外,美国专利商标局之前还有双方再审程序(inter parte reexamination)。2011年9月实施的《美国发明法案》(America Invents Act,AA)以双方复审程序(inter partes review)替代了双方再审程序,并增加了授权后复审程序(post grant review),依据这些程序均可审查专利的有效性,经过这些程序后颁布的证书也都以C1、C2、C3等标识。

H 依法登记的发明(statutory invention registration)的前身是防卫性公告(defensive publication),1985年更名为依法登记的发明。依法登记的发明不是专利,它具有专利的防卫性特征,而不具有专利的实施性特征。当发明人认为自己的发明不值得或发明人不愿意申请正式专利,但又怕别人以同样的发明申请专利,对自己不利时,在这种情况下,依法登记的发明是一种选择。这样可使相同的发明丧失新颖性,从而保护了发明人的利益。随着《美国发明法案》(AA)的实施,2013年3月16日之后,依法登记的发明已被废除。

3. 欧洲专利局使用的文献类型识别代码 欧洲专利局(EPO)使用的文献类型识别代码如表6-5所示。

表6-5 EPO文献类型识别代码

文献类型识别代码	文献类型
A1	未经实审,尚未授予专利权的带检索报告的说明书
A2	未经实审,尚未授予专利权的不带检索报告的说明书
A3	未经实审,尚未授予专利权的说明书的检索报告
A4	未经实审,尚未授予专利权的说明书的补充检索报告
B1	经实审授予专利权的说明书

4. 世界知识产权组织使用的文献类型识别代码 世界知识产权组织(WIPO)使用的文献类型识别代码如表6-6所示。

表6-6 WIPO文献类型识别代码

文献类型识别代码	文献类型
A1	国际专利申请(带国际检索报告)
A2	国际专利申请(不带国际检索报告)
A3	稍后公布的国际检索报告(带修订后的A1首页)
A4	稍后公布的修改权利要求/声明和扉页
A8	国际申请扉页和有关著录项目信息的更正版
A9	国际申请或国际检索报告的更正版、变更或补充文件

5. 日本专利局(JPO)使用的文献类型识别代码 由于法律的修订,日本专利文献号的含义较为混乱,按阶段划分如下。

(1)1971年以前

1)B 专利公报(特许公报):发明专利申请经过实质性审查后,进行异议公告程序,但尚未授予专利权,出版的专利公告单行本。

2)C 专利说明书(特许明细书):公告之日起 2 个月内为发明专利申请异议期,期满无异议或异议理由不成立,即授予专利权,此时出版的专利单行本称为专利说明书(特许明细书)。此种单行本 1950 年停止出版,此后改为授予专利权时,只按排专利号,不再出版这种专利单行本。

3)Y 实用新型公报(实用新案公报):实用新型注册申请经过实质性审查后,进行异议公告程序,但尚未授予注册证书,出版的实用新型公告单行本。

4)Z 注册实用新型说明书(登录实用新案明细书):实用新型注册申请公告之日起 2 个月内为异议期,期满无异议或异议理由不成立,即授予专利权,授予注册证书时出版的注册实用新型单行本 1950 年停止出版,此后改为授予注册证书时只按排注册号,不再出版这种注册实用新型单行本。

(2)1971—1996 年 3 月 29 日期间的发明专利文献:B2 特许公报(经过实质性审查,尚未授予专利权的专利公告说明书)。

(3)1996 年 3 月 29 日以后的发明专利文献:B2 特许公报(专利说明书,已授权)。

(4)1994 年 1 月 1 日以后的实用新型文献

1)U 登录实用新案公报(注册实用新型说明书)

2)Y2 实用新案登录公报(过渡期,注册实用新型说明书)外观设计文献

3)S 意匠公报(外观设计公报)

三、专利检索及基本方法

(一)专利检索及效果评价指标

专利检索是指根据检索者设定的检索条件或检索指令,从已有的专利数据库中查找搜索符合检索条件或检索指令的专利文献或信息的过程。专利检索的效果评价指标为查全率和查准率。

(二)专利检索工作现状

专利制度的目的在于保护和激励技术创新活动,全世界每年有数以百万计的专利申请、审查和授权,汇集成海量的专利信息资源,蕴藏着丰富的技术信息及法律信息、市场信息,并可在各国专利局网站免费检索和下载。但利用好这些信息并非易事,直接检索、阅读以及分析原始专利文献面临多重困难,主要有以下几点。

1. 信息数量大、重复公开,造成阅读量巨大 专利保护具有地域性,为了使一项发明获得全球保护,申请人需要在不同国家进行申请,造成专利文献公开重复。

2. 语言障碍 不同国家专利文献的语种不同,检索和阅读时存在语言障碍,增加了翻译的费用。

3. 文字难读难懂 专利文献属于技术与法律结合的文件,撰写时通常会使用晦涩难懂的法律用语或非本领域词汇描述技术特征以扩大保护范围,导致其文字难读难懂。

4. 信息复杂 即使具备相关专业技术背景,读懂和提炼出一项专利的技术创新点、先进性和用途,也较费时耗力。做一个竞争情报分析会涉及公司名称不同拼写和子公司专利的合并、专利族的合并(同一项发明在多国申请专利形成专利族),若不做好这些工作,得出的分析可能误导决策。

5. 检索结果过多 检索分析人员面对成千上万的检索结果无从下手。

(三) 专利检索的类型

1. 可专利性检索 可专利性检索也称新颖性检索,是指专利审查员、专利申请人或专利代理人为确定申请专利的发明创造是否具有新颖性,从发明创造的主题出发,对包括专利文献在内的全世界范围内的各种公开出版物上刊载的有关现有技术进行的检索,从而找出一两件可进行新颖性对比的文献。目的是找出可进行新颖性对比的文献,为判断新颖性提供依据。从理论上说,可专利性检索的检索范围包括专利申请日之前的所有专利文献和非专利文献。根据 PCT 最低文献量规定,检索者应检索 1920 年以来七国两组织(美国、日本、英国、德国、法国、瑞士、中国、欧洲专利局和世界知识产权组织)的专利文献,以及近 5 年的169 种科技期刊,在中国还应加上中国专利文献及中国的科技期刊。

2. 侵权检索 侵权检索是一种与专利技术的应用有关的检索种类。在一般情况下是指为找出可能受到某项工业活动侵害的专利而进行的检索。侵权检索包括防止侵权检索和被动侵权检索两种。

(1)防止侵权检索:指在一项新的工业生产活动(如准备生产一种新产品,或准备在某一生产过程中采用一种新方法或新工艺)开始之前,为防止该项新的工业生产活动侵犯别人的专利权,以免发生专利纠纷,而主动进行的专利检索。防止侵权检索是指为避免发生专利纠纷而主动对某一新技术、新产品进行的专利检索,目的是找出可能受到其侵害的专利,防止侵权。因为只有有效专利才会被侵权,因此防止侵权检索的对象为处于有效期的专利。防止侵权检索的时间范围依各国专利保护期限而定,而检索的国家范围则依生产、销售产品的国家而定。

(2)被动侵权检索:指当侵权人不知道其生产的某项新产品或采用的某项新工艺、新方法是他人的有效专利而被指控侵权时,为了保护自己的利益反诉专利无效时要进行被动侵权检索,目的是找出对受到侵害的专利提出无效诉讼的依据。

3. 专利法律状态检索 专利法律状态检索是指对某一项专利或专利申请当前所处的状态进行检索,查找专利何时申请、何时公开、何时授权,授权专利是否仍然有效,以及驳回、放弃、撤销、期满、专利权人变更等专利法律状态所包含的各项事务处理的结果。目的是了解专利申请是否授权,授权专利是否有效,专利权人是否变更等。

专利法律状态主要有:专利权有效、专利权有效期届满、专利申请尚未授权、专利申请撤回、专利申请被驳回、专利权终止、专利权无效、专利权转移、专利权的视为放弃等。

4. 同族专利检索 同族专利检索是从一个号码入手,对一项专利或专利申请在哪些国家申请了专利,并对公布、授权等有关情况进行的检索。目的是找出该专利或专利申请在其他国家公布的文献(专利)号。同族专利检索是由欧洲专利局数据库提供的检索方式,可以在欧洲专利局网站的数据库中通过查看"INPADOC patent family"的方式寻找同族专利。目前,中国国家知识产权局专利数据库也提供同族专利的链接。

(四) 专利检索的步骤

1. 分析检索项目 根据检索者或检索委托人的检索项目的具体情况展开分析,明确检索目的、检索类型、检索时间段以及检索的国家或地区范围。

2. 选择检索数据库 根据检索要求和条件,按不同检索数据库的收录范围、检索途径等特点,在公共的、免费的以及商业的数据库中选择可能会满足检索要求的、合适的数据库。

3. 选择合适的检索字段 选定数据库后,要根据检索要求,选择合适的检索字段,如检索某公司拥有专利的情况,要选择专利申请人或专利权人字段;检索某技术的研发人员信息,则要选择专利发明人字段;了解某个领域的专利申请情况,可以利用主题词或专利分类号信息,选择专利名称、摘要、说明书、权利要求书、全文或专利分类号字段。

4. 编写专利检索式进行检索 按照选定数据库的检索规则,将合适的检索字段和输入的检索标识,利用检索算符,编写具有一定逻辑关系的专利检索式进行检索。

5. 分析检索结果,获取专利文献或信息 分析检索结果,并根据需要下载选中的专利文献或者专利数据。如果结果不理想或不精确,则需要重复上述步骤3和步骤4,直到获取满意的专利文献或专利信息为止。

(五) 检索方法以及检索算符

编写检索式进行检索是专业检索的必备技能,检索算符是编写检索式的必要元素。检索算符主要包括布尔逻辑运算符、通配符、位置运算符等类型。

1. 布尔逻辑检索 布尔逻辑检索采用"或""与""非"等逻辑运算符将两个以上的检索要素进行逻辑组配,组成逻辑检索式在专利数据库中实施检索。专利检索时查全很重要,但如果只注意查全,会使得检索量过大,筛选效率太低,因此,要适当地结合"或""与""非"布尔逻辑运算符,在尽量保证查全的情况下,有效缩小进一步筛选阅读的范围。

2. 截词检索 是指在检索标识内用"截词符"代替某一检索标识中的任意字符,构成检索式,在专利数据库中实施检索。截词检索有助于扩大检索范围,提高查全率和查准率,特别是在使用英文检索词时。不同数据库的截词符的标识和使用规则有所差异。

1) "*":代表任意数量的字符,在一个检索词中只能出现一个"*"。

2) "#":代表1个字符,在一个检索词中可以使用一个以上的"#"。例如:"infect###"包含了 infection、infective、infecting、infectant 等词。

3) "?":代表0~1个字符,在一个检索词中可以使用一个以上的"?"。例如"colo?r",包含了 color、colour 两个词。

3. 位置检索 或称邻词检索和共存检索,主要表明两个检索词之间的位置关系,所使用的运算符包括邻近算符和同在算符,是针对摘要、主题词或关键词检索而设置的,相比布尔逻辑"与"检索更精确,能有效减少噪声,适当使用可以提高查准率。

1) 邻近算符:如,"W"代表两词前后顺序固定;"nW"代表两词前后顺序固定,且中间可以插入0到n个词,n预先设定,"fluorine 1W poisoning"可以匹配"fluorine poisoning""fluorine and poisoning""fluorine compound poisoning""fluorine compounds poisoning"等;"=nW"代表两词前后位置固定,且中间插入n个词,n预先设定,"fluorine=1W poisoning"只能匹配"fluorine compound poisoning""fluorine compounds poisoning""fluorine and poisoning"。

又如,"D"代表两词前后位置不固定;"nD"代表两词前后位置不固定且中间可以插入0到n个词,n预先设定,"fluorine 1D poisoning"除可以匹配"fluorine poisoning""fluorine and poisoning""fluorine compound poisoning""fluorine compounds poisoning"外,还可以匹配"poisoning of fluorine""poisoning and fluorine"等;"=nD"代表两词前后位置不固定,且中间插入n个词,n预先设定,"fluorine=1D poisoning"只可以匹配"fluorine and poisoning""fluorine compound poisoning""fluorine compounds poisoning""poisoning of fluorine""poisoning and fluorine"等。

2)同在算符：是将其连接的检索标识限定于一个范围内，如，"F"表示把两个检索标识限定在一个字段里，如同时限定于"发明人或设计人"字段；"P"表示把两个检索标识词限定在同一个段落里；"S"表示把两个检索标识限定于同一个句子里。

注意：通常情况下，能使用邻近算符，就不用同在算符；能使用同在算符，就不用"AND"算符，以达到有效减少噪声的目的。不同数据库中邻近算符和同在算符的表达规则有所差异。

第二节 各国专利局和专利组织信息资源检索平台

目前，主要通过专利数据库查找专利文献。专利数据库可以分为网络免费数据库和商用收费数据库，一般情况下，免费数据库即可满足检索和筛选的需求，但也存在以下问题：通常不允许大批量下载；虽然提供文件夹、导航或专题数据库功能，但绝大部分不支持专题专利数据库的分类、标引；分析功能十分有限，难以满足机构建立自身的专题数据库以加快检索和筛选速度、进一步进行信息分析的需要等。因而，在费用允许的情况下，购买商用数据库是更好的选择。目前提供商用数据库的公司有许多，除了国际上知名的公司之外，近年来，我国也有多家公司开发了商用数据库，部分商用数据库允许一定程度的免费检索和下载。采用数据库进行检索，一般可以分为简单模糊识别检索、高级表格检索和编写检索式检索。本章介绍免费的专利信息检索资源。

一、中国国家知识产权局专利检索及分析数据库

中国国家知识产权局提供专利检索及分析平台供免费检索，其网络数据库收录了103个国家、地区和组织的专利数据，以及引文、同族、法律状态等数据信息，其中涵盖了中国、美国、日本、韩国、英国、法国、德国、瑞士、俄罗斯、欧洲专利局和世界知识产权组织等。中国专利数据每周更新两次，国外专利数据和同族、法律状态数据是每周更新，引文数据是每月更新。该数据库提供了常规检索、表格检索、药物专题检索、检索历史、检索结果浏览、文献浏览和批量下载等功能。

可以从贵州医科大学图书馆网站主页点击链接进入，免费注册后登录。

（一）检索方式

平台提供常规检索、高级检索、命令行检索、药物检索、导航检索。如图6-3所示，下拉"检索"菜单，可选择相应的检索方式。

1. 常规检索 要对检索范围及检索入口/字段等进行选择。

首先，选择数据库的范围。可以选择一个或多个数据库，包括中国、主要国家/地区/组织、其他国家/地区/组织三个选项。

其次，选择检索入口/字段。常规检索提供了自动识别、检索要素、申请号、公开（公告）号、申请（专利权）人、发明人、发明名称共7个入口/字段选项。可以在输入框中输入检索词或1个检索式（检索式可为关键词、日期或号码）。

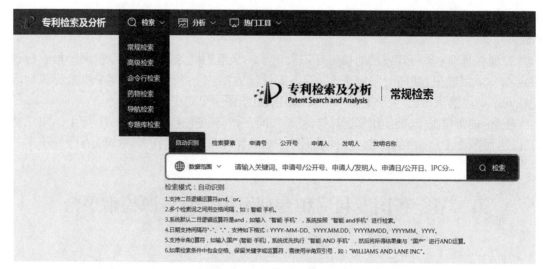

图 6-3　检索方式的选择

系统默认入口为"自动识别",并自动识别检索式的特点,根据其特点与系统中的专利数据,如关键词、申请号/公开号、申请人/发明人、申请日期/公开日期、发明名称、IPC 分类号等进行匹配。"自动 识别"支持逻辑运算符 and、or,默认为 and;多个检索词之间用空格间隔,如"智能 手机",按照"智能 and 手机"进行检索;日期支持间隔符"-""."支持格式包括 YYYY-MM-DD、YYYY.MM.DD、YYYYMMDD、YYYYMM、YYYY;支持半角"( )"算符,如输入"国产(智能 手机)",系统优先执行"智能 and 手机",然后将所得结果集与"国产"进行 and 运算;如果检索条件中包含空格、保留关键字或运算符,需使用半角双引号,如"Guizhou Medical University"。如输入检索词"N95口罩机",系统会自动识别该检索式的特点,与系统中的关键词、发明名称等专利数据进行匹配,所得结果显示如图 6-4 所示。

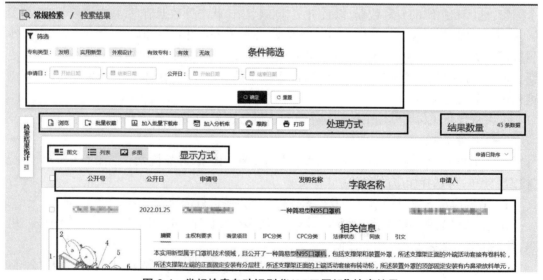

图 6-4　常规检索自动识别"N95口罩机"检索结果

如选择"检索要素"入口,则在标题、摘要、权利要求和分类号中同时检索。该入口可用逻辑运算符 and、or、not;如果一个检索词中包含空格,则需加英文双引号,如"石油 输送设备",否则系统将按照"石油 OR 输送设备"检索。同样输入检索词"N95口罩机",系统在标题、摘要、权利要求和分类号中同时检索,所得结果为 205 条(截止到 2022 年)。

2. 高级检索 高级检索页面分为数据范围选择区、分栏式检索区和检索式编辑区,如图 6-5 所示。

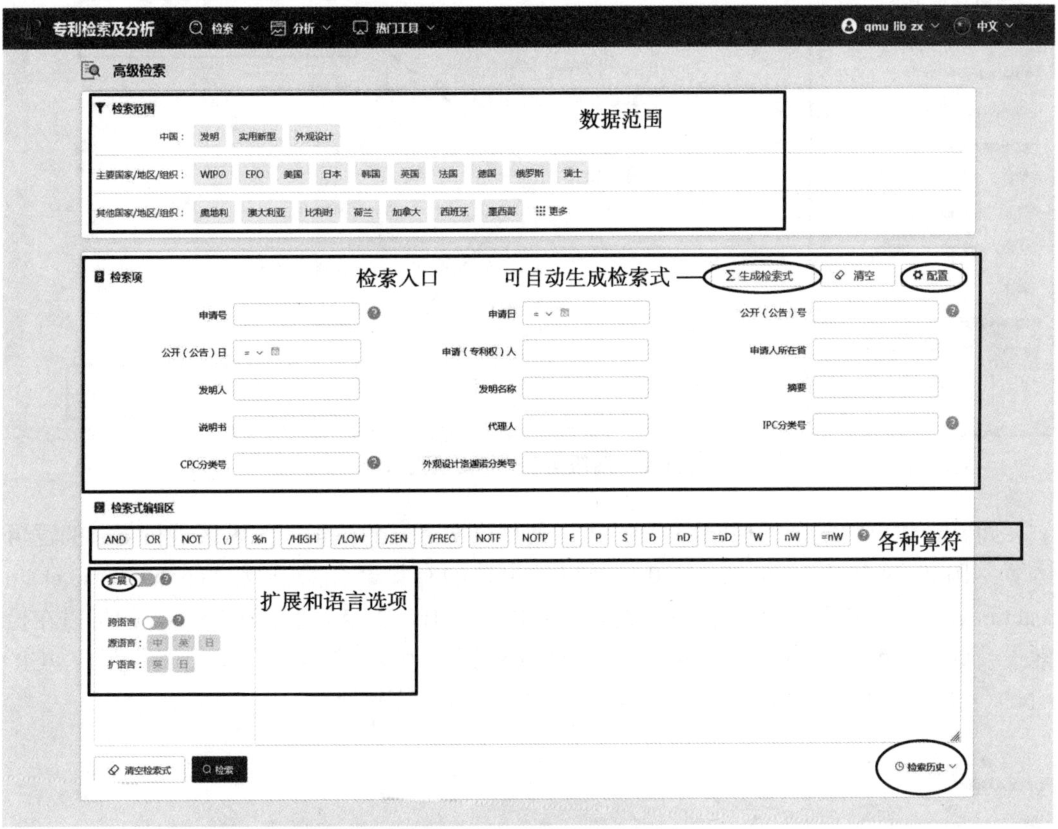

图 6-5 高级检索页面

可以同时选择多个数据范围的数据库、多个检索字段,当用户考虑的检索字段未在页面默认显示之内时,可以通过分栏式检索区右上方的"配置"按钮选择和改变检索字段的显示情况,并可保存设置为自己的常用检索字段。

分栏式检索时,如在多个检索字段输入相应的检索内容,系统默认逻辑运算符为"AND",即各检索字段之间全部为"逻辑与"运算。如果一个检索框中包含空格,则需加英文双引号。例如,查找 2019 年 10 月 31 日及以后申请的有关 N95口罩机的专利文献,如果输入"N95 口罩机",系统将按照"N95 OR 口罩机"检索,要表达"生产 N95口罩的口罩机"的需求,应在关键词输入框内输入"N95 AND 口罩机",再根据"2019 年 10 月 31 日及以后申请"这一筛选条件,在申请日输入框内选择">=2019-10-31",如图 6-6 所示。

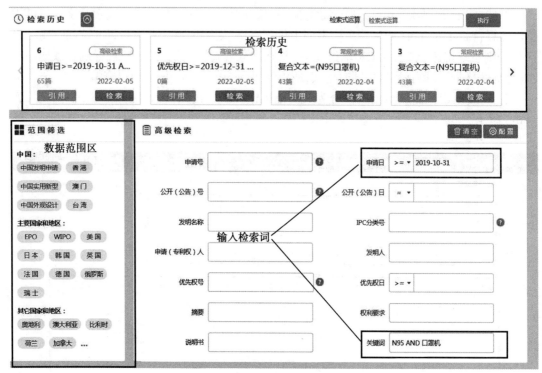

图 6-6 高级检索分栏式检索举例

如要表达更为复杂的检索内容时,可以使用页面下方的检索式编辑区进行复杂的逻辑运算。例如,查找 2019 年 12 月 30 日及以后申请的有关聚合酶链反应(polymerase chain reaction,PCR)法检测乙型肝炎病毒脱氧核糖核酸(HBV-DNA)的专利文献,我们可以在检索式编辑区输入"申请日>=2019-12-30 AND 关键词=((多聚酶链反应 聚合酶链反应 PCR)AND(乙肝病毒DNA 乙型肝炎病毒DNA HBV-DNA))"进行检索,如图 6-7 所示。

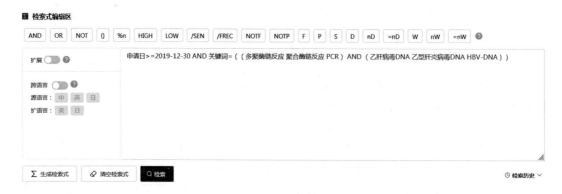

图 6-7 高级检索编辑检索式举例

3. 导航检索 导航检索提供 IPC、CPC 和国民经济分类导航的检索,可以输入分类号查找含义,也可输入关键词查找分类号。

IPC 分类导航检索可以在限定分类号的基础上,进行分类号的检索,提供了 8 个部的代码和名称。点击任意一个部的代码和名称,将展开或收起其下的大类;再点击任意一个类组代码前的"V"或">",将逐级展开或收起小类、大组、小组名和代码;可用分类号查询类名,点击任意一个类组名称前的"V"或">",系统会逐级列出该分类号对应的中英德文类名,可查看该类目的中国专利或世界专利。

CPC 分类导航检索提供了 9 个部的代码和名称,与 IPC 分类导航相比,E 部改为固定结构,新增了 Y 部——"新技术发展的通用标签";涉及 IPC 多个部的代表性技术的通用标签;包含在美国专利分类的交叉参考技术文献小类[XRACs]和暂时性分类标记的科技主题;仅列出中英文分类名。其余同 IPC。

国民经济分类导航检索提供了 20 个领域的代码和名称。如图 6-8 所示。

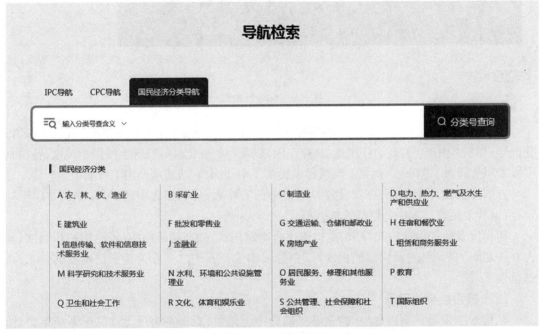

图 6-8 导航检索——国民经济分类导航

4. 命令行检索 命令行检索主要用于专业检索。以"查找 2019 年贵州省申请人申请的专利"为例,需要注意以下几点:一是首先要选择操作命令并写在检索式的最前方,选择前,需将鼠标移至各命令处查看其用途和用法,本例选择"SS"(检索);二是准确选择和使用算符,如不清楚,点击算符区末尾的"?"查看帮助;三是"配置"仅能改变编辑区的背景和格式;四是可通过展开或收起检索字段查找可用字段并应用于构建检索式;五是利用批处理可对多个检索式进行处理。本例在命令编辑区采用点选或输入的方式构建"APD=(2019)AND PROV=(贵州)"的命令,回车或批处理后进行检索。如图 6-9 所示。

5. 药物检索 药物检索支持方剂检索(适用于中药)、结构式检索(例如 CAS 登记号)和治疗应用检索,在检索页面上提供了高级检索、方剂检索和结构式检索三个标签,对于进行药物领域的专利检索更为合适,系统默认为高级检索。

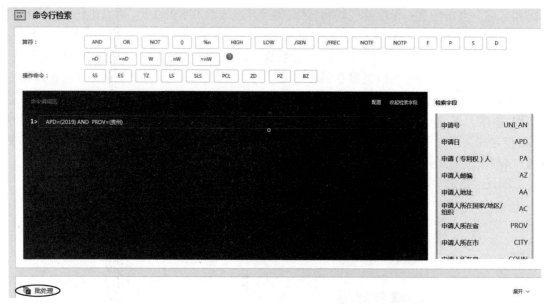

图 6-9　命令行检索

高级检索除提供普通高级检索的字段外,还提供方剂检索(方剂组成)、结构式检索(CAS登记号)、治疗应用检索(新治疗用途、治疗作用)以及药物登记号等特殊字段用于检索,各检索字段之间全部为"逻辑与"运算。高级检索提供了中药词典、西药词典用于帮助检索。

方剂检索适用于中药,可以设置方剂中中药的味数范围、必含中药、可选中药并用于检索,可以从常见药材表中选取插入输入框。

药物检索还提供结构式检索,需构建化合物结构式,并在精确结构、子结构和相似性(输入 0~1 之间的数字,表示相似的程度)三个选项中选择其中之一作为检索精确度的要求,再进行检索。

(二) 检索结果的显示

在检索结果显示页面,显示检索结果的命中记录数,点击左边缘上方的检索结果统计,可对申请人、发明人、分类、法律状态、申请日和公开日等的频次作统计。在显示选项右侧可按申请日或公开日排序。

1. **显示方式**　页面上方提供了图文式、列表式和多图式三种结果显示方式,默认为图文式。图文式显示发明的名称、申请(公开)号、申请(公开)日、申请人等信息和一幅附图。通过查看更多著录项目查看摘要等更加详细的信息,如图 6-10 所示。列表式仅显示发明的名称、公开号、公开日、申请号、申请人等信息。多图式除显示发明的名称、公开号、公开日、申请号、申请人等信息外,主要以附图的方式呈现检索结果。

2. **详览**　数据库提供检索结果详览功能,在图文式显示时,每一条检索结果下均可查看其他信息,如图 6-10 所示。

在图文式、列表式和多图式显示时,可勾选表头的全选框或每一条检索结果前的多选框,再点击浏览标签,可浏览的信息更加全面。

进入详览页面后,系统可以提供著录项目(默认)、全文文本、摘要附图、说明书附图、全文图像、法律状态、引证情况、同族专利情况等信息,点击相应的标签可查看。

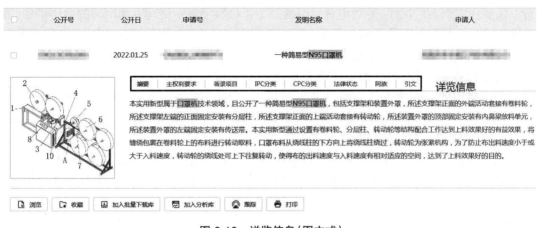

图 6-10 详览信息（图文式）

注意：数据库的一些功能，如同族专利和引证专利显示、机器翻译、专利说明书下载等功能，都需要用户通过网站注册登录以后才可以使用。

（三）检索结果的其他输出功能

对检索结果，系统还提供其他输出功能，包括：批量收藏、加入批量下载库、加入分析库、跟踪、打印等。

（四）检索结果的分析功能和热门工具

系统提供了申请人分析、发明人分析、区域分析、技术领域分析、中国专项分析、高级分析六大专利分析模式。

系统还提供了同族查询、引证/被引证查询、法律状态查询、国家/地区/组织代码查询、关联词查询、双语词典、分类号关联查询、申请人别名查询八种热门工具。

（五）中国国家知识产权局专利申请号的编码规则和特点

在中国国家知识产权局专利检索及分析数据库开展专利检索和阅读专利文献时，会接触到不同的专利文献号码，如申请号、公开号和专利号等。下面介绍专利申请号的编号规则和特点。

专利申请号编号的原则有两个：①唯一性原则。在一件专利申请进入审查程序以及在由该专利申请所取得的专利权存续期间，国家知识产权局仅给予该专利申请一个专利申请号。这个专利申请号不会由于专利申请文件内容的修改、专利申请法律状态的变化以及发明人/设计人、专利申请人或专利权人的变更而发生变化。专利申请号也不会因分案而发生改变，在依据一件专利申请（母案）提出分案申请的情况下，分案申请将具有新的专利申请号，而母案申请仍然保留原专利申请号不变。一个专利申请号只能用于一件专利申请，即使在一件专利申请或由此取得的专利权灭失之后，任何其他专利申请也不再可能使用该专利申请号。②科学性原则。由于专利制度的法律保护和技术信息作用均具有广泛的社会性和长久的时间性，要求专利申请号既具有唯一性，又具有利于信息化管理的特性，还需具有容易理解和记忆、方便使用的特点，因此，专利申请号采用了科学的编号规则，在专利申请号中包含了表示受理专利申请的申请年号、表示专利申请种类的申请种类号和表示专利申请相对顺序的申请流水号。

专利申请号用 12 位阿拉伯数字表示，包括申请年号、申请种类号和申请流水号三个部分。按照由左向右的次序,专利申请号中的第 1~4 位数字表示受理专利申请的申请年号,第 5 位数字表示专利申请的申请种类号,第 6~12 位数字(共 7 位)为申请流水号,表示受理专利申请的相对顺序。另外,小数点后有一位计算机校验码,是以专利申请号中使用的数字组合作为源数据经过计算得出的 1 位阿拉伯数字(0~9)或大写英文字母 X。

专利申请的申请种类号如下:1 表示发明专利申请;2 表示实用新型专利申请;3 表示外观设计专利申请;8 表示进入中国国家阶段的 PCT 发明专利申请;9 表示进入中国国家阶段的 PCT 实用新型专利申请。

专利申请号中的申请流水号用 7 位连续数字表示,一般按照升序使用,例如从 0000001 开始,顺序递增,直至 9999999。每一自然年度的专利申请号中的申请流水号重新编排,即从每年 1 月 1 日起,新发放的专利申请号中的申请流水号不延续上一年度所使用的申请流水号,而是从 0000001 重新开始编排。

注意:2003 年 10 月 1 日以前的专利申请号由 8 位数字组成,前 2 位数字表示受理专利申请的申请年号,第 3 位数字表示专利申请的申请种类号,第 4~8 位数字(共 5 位)表示当年申请的申请流水号,小数点后面的数字或字母是计算机校验码。

二、中国国家知识产权局专利审查信息查询数据库

访问中国国家知识产权局官方网站,点选服务栏下的政务服务平台,在政务服务平台下选择专利审查信息查询。

登录后(可免费注册)进入查询页面,根据需要点选中国专利审查信息查询标签进入中国专利审查信息查询页面,如图 6-11 所示;除审查信息外,还可查阅申请文件、中间文件通知书,其中,审查意见通知书、首次检索的检索简要等均可以打开。但申请人对于审查意见的答辩意见尚不能在该数据库中打开,目前 USPTO 的 Global Dossier 中提供的中国专利的审查中间文件更多,建议到该系统中查询(见本节"四、美国专利商标局数据库")。另外,本数据库中的费用信息、发文信息已经比较全面,这对于核查法律状态非常有用。

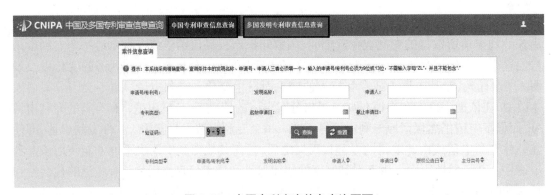

图 6-11 中国专利审查信息查询页面

查询系统还提供了多国发明专利审查信息查询模块,该模块提供欧洲专利局、日本专利局、韩国知识产权局、美国专利商标局受理的发明专利申请及审查信息的链接地址。同样,该部分的内容通过 Global Dossier 查询更为方便。

三、中国专利公布公告查询数据库

政务服务平台提供中国专利公布公告查询数据库,该数据库提供高级查询、IPC分类查询、洛迦诺(LOC)分类查询和事务查询。

其中事务查询可以针对法律状态事务类别进行筛选查询,从而有利于进行有针对性的数据统计,例如查询"贵州医科大学"有关的"专利权、专利申请权转移数据"事务信息。

首先,点选事务查询标签,选择事务查询类型为"专利申请权、专利权的转移";其次,勾选专利类型,本例为全选。再次,在事务数据信息栏输入"贵州医科大学"并检索,如图6-12所示。

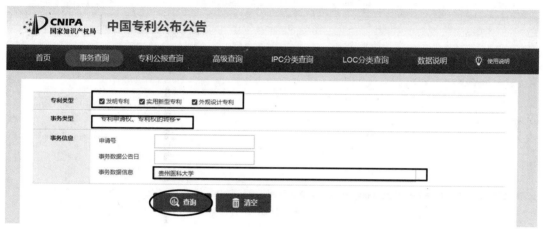

图 6-12　事务查询示例

查询结果列表如图6-13所示。最后,点击每一条列表数据的申请号查看详细信息以筛选。

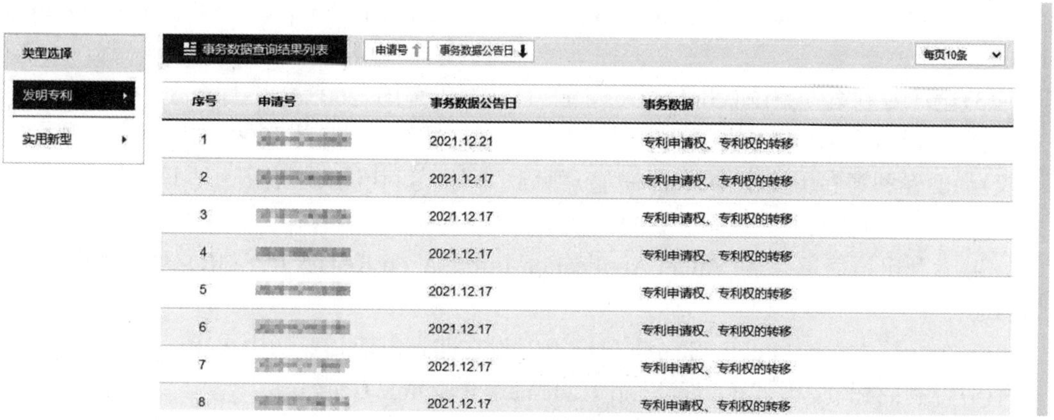

类型选择	序号	申请号	事务数据公告日	事务数据
发明专利	1		2021.12.21	专利申请权、专利权的转移
实用新型	2		2021.12.17	专利申请权、专利权的转移
	3		2021.12.17	专利申请权、专利权的转移
	4		2021.12.17	专利申请权、专利权的转移
	5		2021.12.17	专利申请权、专利权的转移
	6		2021.12.17	专利申请权、专利权的转移
	7		2021.12.17	专利申请权、专利权的转移
	8		2021.12.17	专利申请权、专利权的转移

图 6-13　事务查询结果列表

该数据库的事务数据对于统计来说仍显烦琐,不够直观,例如未在首页检索结果列表中列出是转让方还是受让方,如果是专利实施许可合同备案,则没有列出是独占、排他还是普通许可等,在进行更细致的统计时,需要逐项进入阅读。

四、美国专利商标局数据库

美国专利商标局(United States Patent and Trademark Office,USPTO)网站提供了美国专利检索的数据库,在美国专利商标局网站上点击"Search for patents"(专利检索),可以进入美国专利商标局数据库的选择界面,如图 6-14 所示。

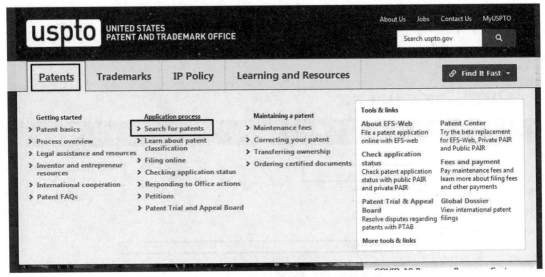

图 6-14　专利检索(Search for patents)

美国专利商标局针对不同信息用户的使用需求设置了不同的检索数据库和平台系统,这些系统的收录范围不一样,因此检索结果也不一样。

(一) 美国专利商标局提供的数据库和平台

(1)美国授权专利全文和图像数据库(USPTO Patent Full-Text and Image Database)

(2)美国专利申请公开全文和图像数据库(USPTO Patent Application Full-Text and Image Database)

(3)全球专利案卷系统(Global Dossier):目前提供美国(2003 年 1 月至今)、中国(2010 年 2 月至今)、欧洲(1978 年 6 月至今)、韩国(1999 年 1 月至今)、日本(2003 年至今)专利(知识产权)局的专利案卷历史文件,包括审查意见通知书、专利申请人答辩意见书等专利文献,还提供同族专利链接及非英语审查意见的机器翻译。

(4)专利申请信息检索(Patent Application Information Retrieval,PAIR):可以查询专利申请状态。

(5)公众检索设施(Public Search Facility):设在弗吉尼亚州亚历山大市。

(6)专利商标资源中心(Patent and Trademark Resource Centers)

(7)专利官方公报(Patent Official Gazette)

(8)共同引用文献(Common Citation Document):提供 IP5(中美欧日韩五国知识产权局合作)专利申请的最新引用数据。

(9)其他专利局专利检索链接(Search International Patent Offices)

(10)专利序列号检索(Search Published Sequences)

（11）专利权转移检索（Patent Assignment Search）

（12）专利审查数据系统（Patent Examination Data System）

（13）专利公共查询（Patent Public Search）

（二）美国专利申请公开全文和图像数据库

该数据库可供用户检索 2001 年 3 月 15 日以来公开的美国专利申请公开文献的基本著录项目、摘要和编码型全文数据（包括说明书及权利要求），以及全部图像型美国专利申请公开说明书。

（三）美国授权专利全文和图像数据库

该数据库收录 1790 年至最近一周美国专利商标局公布的全部授权专利文献，用户可以检索授权专利文献的基本著录项目、摘要和编码型全文数据（包括说明书及权利要求），以及全部图像型美国专利申请公开说明书。对于 1976 年以来的美国授权专利文献，可以对专利说明书的内容进行检索，而对于 1790—1975 年的专利，只能通过授权日期、专利号和美国专利分类号进行检索，然后浏览扫描图像型的美国授权专利说明书。

1. 检索方式　该数据库有三种检索方式：快速检索（Quick Search）、高级检索（Advanced Search）和专利号检索（Patent Number Search）。

（1）快速检索：快速检索提供两个检索入口 Term1 和 Term2，与两个检索入口对应的是两个检索字段选项 Field1 和 Field2，两个检索字段之间可以使用布尔逻辑运算符（AND、OR 或 AND NOT）进行连接。检索字段可以展开成下拉菜单，用户可以根据检索需求选择检索字段，通过布尔逻辑运算符构建完整的检索式。

（2）高级检索：用户可以通过在高级检索页面的文本框（Query）内输入检索表达式的方式来检索专利。检索表达式的表示方法是"字段代码/检索项字符串"。如"TTL［（arsenic or arsenicals）and poisoning］"表示检索专利名称中包含"arsenic poisoning"或"arsenicals poisoning"的专利。页面下方的表格列出了 55 个可供检索的字段，包括"字段代码（Field Code）"和"字段名称（Field Name）"对照表，如表 6-7 所示。点击各字段名称可以查看字段解释及具体信息的输入方式。

表 6-7　美国专利检索字段代码和字段名称对照表

字段代码	字段名称	中文含义
PN	Patent Number	专利号
ISD	Issue Date	授权日期
TTL	Title	专利名称
ABST	Abstract	摘要
ACLM	Claim（s）	权利要求书
SPEC	Description/Specification	说明书
CCL	Current US Classification	美国分类号
CPC	Current CPC Classification	CPC 分类号
CPCL	Current CPC Classification Class	CPC 大类号
ICL	International Classification	国际分类号

续表

字段代码	字段名称	中文含义
APN	Application Serial Number	专利申请号
APD	Application Date	申请日期
APT	Application Type	申请类型
GOVT	Government Interest	政府利益
FMID	Patent Family ID	专利族 ID
PARN	Parent Case Information	母案申请信息
RLAP	Related US App Data	相关美国申请数据
RLFD	Related Application Filing Date	相关申请日
PRIR	Foreign Priority	外国优先权
PRAD	Priority Filing Date	优先权申请日
PCT	PCT Information	PCT 信息
PTAD	PCT Filing Date	PCT 申请日
PT3D	PCT371c 124 Date	PCT371c 124 规定日期
PPPD	Prior Published Document Date	在先出版文献日期
REIS	Reissue Data	再颁数据
RPAF	Reissued Patent Application Filing Date	再颁专利申请日
AFFF	130(b)Affirmation Flag	130(b)法案确认标记
AFFT	130(b)Affirmation Statement	130(b)法案确认声明
IN	Inventor Name	发明人姓名
IC	Inventor City	发明人所在城市
IS	Inventor State	发明人所在州
ICN	Inventor Country	发明人所在国
AANM	Applicant Name	申请人姓名
AACI	Applicant City	申请人所在城市
AAST	Applicant State	申请人所在州
AACO	Applicant Country	申请人所在国
AAAT	Applicant Type	申请人类型
LREP	Attorney or Agent	律师或代理人
AN	Assignee Name	专利权人姓名
AC	Assignee City	专利权人所在城市
AS	Assignee State	专利权人所在州
ACN	Assignee Country	专利权人所在国

续表

字段代码	字段名称	中文含义
EXP	Primary Examiner	主审查员
EX A	Assistant Examiner	助理审查员
REF	Referenced By	被引用信息
FREF	Foreign References	外国参考文献
OREF	Other References	其他参考文献
COFC	Certificate of Correction	更正证书
REEX	Re-examination Certificate	再审证书
PTAB	PTAB Trial Certificate	PTAB（专利审查与上诉委员会）诉讼证书
SEC	Supplemental Exam Certificate	补充审查证书
ILRN	International Registration Number	国际注册号
ILRD	International Registration Date	国际注册日
ILPD	International Registration Publication Date	国际注册出版日
ILFD	Hague International Filing Date	海牙协定国际申请日

其中，美国专利申请号（Application Serial Number）由"序列码/申请号（series codes/serial number）"组成，序列码为多年循环号码（表6-8）。

表 6-8　美国专利申请序列码与对应时间段

序列码	对应时间段
2	1948-01-01 之前
3	1948-01-01—1959-12-31
4	1960-01-01—1969-12-31
5	1970-01-01—1978-12-31
6	1979-01-01—1986-12-31
7	1987-01-01—1992-12-31
8	1993-01-01—1997-12-31
9	1998-01-01—2001-11-30
10	2001-12-01—2004-11-30
11	2004-12-01—2007-12-05
12	2007-12-06—2010-12-17
13	2010-12-18 至今
29	外观设计专利申请（1993 年 1 月至今）

从 1~999999 号连续编排，周而复始。循环期的年代跨度大小不等，由申请量决定。美

国专利申请序列码与对应时间段如表6-8所示。美国专利申请号的检索字符串需要输入6位数字。如果不足6位,数字前面以"0"补足。需要注意的是,检索的时候,序列码是不需要出现在检索字符串中的,所以可能会检索到多件专利,再通过序列码来查看需要寻找的专利。

(3)专利号检索:在专利号检索入口可以输入一个或多个专利号进行检索。当输入多个专利号时,各专利号之间可使用空格或是使用布尔逻辑运算符"or"。

2. 美国专利类型 美国专利类型包括发明专利(Utility)、外观设计专利(Design)、植物专利(Plant)、再颁专利(Reissue)、防卫件公告(Defensive Publication)、依法登记的发明(Statutory Invention Registration),另外,"Additional Improvements"表示改进专利。美国专利号是7位数,除发明专利直接输入号码外,其他类型专利号码前须加类型代码。

3. 结果显示方式 美国授权专利全文和图像数据库设置了三种检索结果显示方式:检索结果列表(包括专利号及专利名称)、文本型专利全文显示(包括著录项目、权利要求及说明书)和图像型专利说明书全文显示(PDF格式)。

五、欧洲专利局数据库

欧洲专利局数据库有三种检索方式:智能检索、高级检索和分类号检索,默认为智能检索。

(一) 智能检索

在输入框中输入任意关键词或时间,系统可自动识别其含义并与系统中的专利数据进行匹配。

(二) 高级检索

高级检索(Avanced search)提供英、法和德三个语种版本的专利申请公开数据,检索字段有专利名称、名称或摘要、公开(公告)号、申请号、优先权号、公开(公告)日、申请人、发明人、CPC和IPC。当在多个字段检索时,默认为"AND"运算。

(三) 分类号检索

分类号检索(Classification search)页面的检索输入框提供关键词或分类号检索,用户可以在此页面检索联合专利分类号的代码和含义。

六、日本专利局数据库

(一) 分类及语种转换

日本专利局给予保护的工业知识产权主要有四种:分别是"特许""实用新案""意匠"和"商标"。其中前三项等同于中国的"发明专利""实用新型专利"和"外观设计专利"。

日本专利局网站提供日本专利检索的数据库。点击页面上方的"English"可以转换成英文界面。

(二) 检索

在主页右侧点击"Search(Patents,Designs,Trademarks,etc.)",进入数据库选择界面,如图6-15所示。

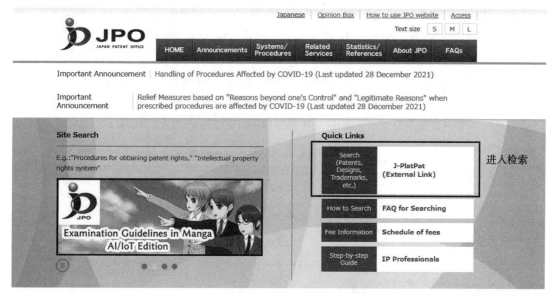

图 6-15　点击进入专利、设计、商标检索

1. 简单检索（Simple Search）　在页面下方的单选项选择"全部"或"具体某个"数据库作为检索对象，再进行检索，如图 6-16 所示。

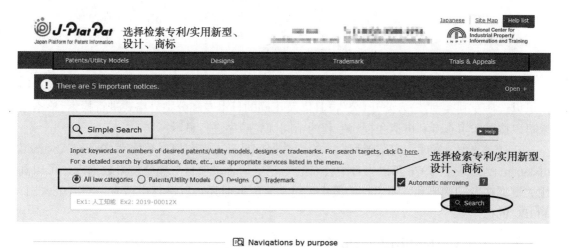

图 6-16　选择"全部"或"具体某个"数据库作为检索对象

2. 检索方式　不同数据库有不同的检索方式，日本专利局的数据库包括发明和实用新型数据库、外观设计专利数据库、商标数据库、诉讼案数据库（Trials & Appeals），光标移至该页面上方的专利和商标数据库的选择栏中不同的数据库处，可以看出，发明和实用新型数据库提供三种检索方式：号码检索（Patent Utility Models Number search）、分类号检索（Classification search）和文本检索（Patent Utility Models search）。外观设计专利数据库也有三种检索方式：号码检索（Design Number search）、分类号检索（Japanese Classification search）和文本检索（Design search）。

（1）号码检索：发明和实用新型号码检索提供 15 种号码检索选项，主要包括专利申请号（Patent application number）、专利申请公开号（A：Publication of patent application）、授权专利号（B：Publication of examined/granted patent）、专利诉讼案号（Patent appeal/trial number）和实用新型申请号（Utility model application number）等。输入相应号码后，可直接检索。

在使用号码检索时要注意日本专利号的表达方式。在 2000 年以前，可以表示为：日本年号（代码 +2 位数字）+6 位数字的流水号。2000 年以后，可以表示为：公元年号 +6 位数字的流水号。日本年号的代码分别以 M、T、S、H 表示，分别表示明治（Meiji）、大正（Taisho）、昭和（Showa）与平成（Heisei），其中 H 在检索中用得最多，详见表 6-9。

表 6-9　日本年号与公元年号的对照

日本年号	公元年号	日本年号	公元年号
Meiji 1—Meiji 45	1868 年—1912 年 7 月 31 日	Heisei 8	1996 年
Taisho 1—Taisho 15	1912 年 8 月 1 日—1926 年 12 月 25 日	Heisei 9	1997 年
Showa 1—Showa 64	1926 年 12 月 26 日—1989 年 1 月 7 日	Heisei 10	1998 年
Heisei 1	1989 年 1 月 8 日—1989 年 12 月 31 日	Heisei 11	1999 年
Heisei 2	1990 年	Heisei 12	2000 年
Heisei 3	1991 年	Heisei 13	2001 年
Heisei 4	1992 年	Heisei 14	2002 年
Heisei 5	1993 年	Heisei 15	2003 年
Heisei 6	1994 年	Heisei 16	2004 年
Heisei 7	1995 年		

（2）分类号检索：发明和实用新型分类号检索提供日本专利分类号 FI/F-term 的检索，用户可以选择专利类型，输入公开（公告）日以及正确的日本专利分类号格式进行检索，检索结果可以按照未审查专利申请和授权专利的不同优先顺序进行显示。

（3）文本检索：发明和实用新型文本检索数据库是日本专利摘要数据库（Patent Abstracts of Japan，PAJ），是自 1976 年以来日本公布的专利申请著录项目与摘要检索数据库。可以利用关键词在专利摘要和发明名称字段中进行检索。同时还可以进行申请人、公开（公告）日和 IPC 的检索。

七、世界知识产权组织数据库

世界知识产权组织提供发明专利和外观设计专利检索，其 PATENTSCOPE 系统用于检索发明专利，而全球外观设计数据库（Global Design Database）则用于检索外观设计专利。用户可以通过 PATENTSCOPE 检索根据《专利合作条约》（*Patent Cooperation Treaty*）递交的专利申请，以及国家和地区缔约专利局的专利文件，可以使用英语、法语、德语、西班牙语、汉语、俄语和日语等 17 种语言进行全文数据检索。在世界知识产权组织官网主页的"Resource"标签下可点选"PATENTSCOPE"，再按相关提示进入其检索页面。

PATENTSCOPE 数据库有四种检索方式：简单检索（Simple Search）、高级检索（Advanced Search）、字段组合检索（Field Combination）和跨语言扩展检索（Cross Lingual Expansion）。另有化合物检索（Chemical Compounds）须登录后使用。

（一）简单检索

简单检索可以选择不同的字段进行检索，包括扉页、任意字段、全文、不同语言全文、号码、IPC、姓名和日期。

（二）高级检索

高级检索页面提供 17 种不同的检索语言选项。用户需要在检索框输入编写的检索式，然后进行检索，该页面还提供扩展相关词的功能。

（三）字段组合检索

在字段组合检索页面，用户可使用多个字段的组合来进行检索，每个字段框下拉菜单中有 30 多个字段列表，如图 6-17 所示。

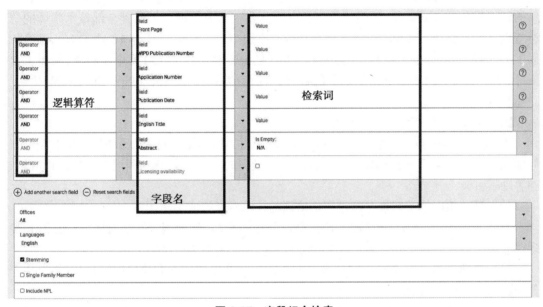

图 6-17　字段组合检索

（四）跨语言扩展检索

在跨语言扩展检索页面，用户只需以一种语言键入一个关键词或词组，便可以多种语言检索到相关专利文件。用户需在 "Precision level" 下对精准性选项进行选择，确定查询的精确度；还可以在 "Expansion Mode" 下选择自动运行或监控模式控制检索的技术领域范围，在监控模式中，系统会提供技术领域列表供用户选择检索的技术领域范围。

第三节　其他专利信息资源检索平台

一、科睿唯安专利信息资源检索平台

科睿唯安（Clarivate Analytics，原汤森路透知识产权与科技事业部）旗下的主要平台包

括：Web of Science 平台（包含科学引文索引，即 SCI 在内的数据库平台）、InCites 平台以及德温特世界专利索引（Derwent World Patents Index）等。其专利平台主要包括：德温特世界专利索引（Derwent World Patents Index，DWPI）、德温特专利引文索引（Derwent Patents Citation Index，DPCI）。

（一）德温特世界专利索引

德温特世界专利索引（Derwent World Patents Index，DWPI）是通过组织专家，对来自全球 50 多个专利授予机构的专利文献和 2 个科技信息披露期刊进行深度加工改写而成的。

1. 德温特世界专利索引的优势 该索引重在解决因在不同国家 / 地区 / 组织重复公开所致的大量重复、语言障碍、表述晦涩难懂、信息复杂、结果分析难等问题，不断对专利文献数据进行翻译、纠错、整理和改写。从 1963 年蒙迪·海姆斯（Monty Hyams）建立药物专利信息的订阅服务 Farmdoe 起，随后建立了化学专利索引（CPI），进而扩展到全部技术领域的德温特世界专利索引（DWPI）和德温特专利引文索引（DPCI），至 2021 年 12 月，DWPI 已经积累了 50 余年的数据加工成果，涵盖超过 1.012 亿份专利文件，5 150 万个专利族，涵盖来自全球 59 个专利机构和 2 个文献来源的数据，全面覆盖农业和兽医、电子 / 电气工程、化学、制药和聚合物。

2. 德温特世界专利索引的特点

（1）人工编辑的英语标题和摘要：DWPI 是全面的增强型专利文献数据库，技术专家在仔细阅读专利原文后，用英语改写描述性专利标题和文摘，对每条专利记录进行分析、提取和手动索引。

1）由具有相应技术背景并经过严格培训的技术专家组成编辑团队。

2）覆盖近 50 个国家 / 地区的、各种语言公布的专利（如德国、法国、日本、西班牙、葡萄牙等非英语国家专利），经过专家阅读后统一用英语编辑改写成 DWPI 专利数据。

3）用简单的语言或本领域的技术词汇代替宽泛抽象的用词和绕口的法律用语，以便于普通技术人员进行阅读理解。

4）采用结构型的摘要，提炼出专利的新颖性、用途和优势等要点，方便检索、阅读和分析。

5）从专利附图中选择最具说服力的附图作为德温特摘要附图，并提供英文的附图说明。

例如：用 DWPI 查找 PCR 检测 HBV-DNA 相关的专利技术。表 6-10 所示的中国专利申请是一篇相关专利，而专利原文的标题和文摘并没有提到 PCR 和 HBV-DNA。

表 6-10 给出了专利原文标题和文摘与德温特标题和摘要的对比。通过对比我们可以发现，经过改写的 DWPI 标题和摘要包含了更多的信息量，包括这项发明的新颖性、详细描述、用途等，因此通过 DWPI，用户不但可以进行准确的检索，而且无须阅读整篇专利，即可很快地了解到这篇专利的技术内容，大大节省了阅读的时间。此外，该专利的德温特摘要附图如图 6-18 所示。

表 6-10 德温特标题和摘要举例

专利原文标题和文摘	德温特标题和摘要
A hepatitis B virus nucleic acid quantitative detection kit	PCR primer pair set useful for detecting hepatitis-B virus（HBV），comprises first primer pair：forward primer and reverse primer

专利原文标题和文摘	德温特标题和摘要
A method for detecting hepatitis B virus (HBV) PCR primer pair set, wherein the set of primer pair comprises a first primer pair, said first primer pair comprises SEQ ID NO.shown in SEQ ID NO: 1 forward primer, and SEQ ID NO.reverse primer represented by SEQ ID NO:	Novelty(新颖性) PCR primer pair set comprises first primer pair: forward primer comprises fully defined sequence of 23 nucleotides(SEQ ID NO: 1) as given in the specification and reverse primer comprises fully defined sequence of 23 nucleotides(SEQ ID NO: 2) as given in the specification Detailed description(详细描述) PCR primer pair set comprises first primer pair: forward primer comprises fully defined 5′-caacctccaatcactcaccaacc-3′(SEQ ID NO: 1) and reverse primer comprises fully defined 5′-agatgaggcatagcagcaggatg-3′(SEQ ID NO: 2).INDEPENDENT CLAIMS are also included for: (a) probe set for detecting hepatitis-B virus(HBV) comprises a probe specific for conserved sequence of the hepatitis-B virus S region gene, comprising fully defined 5′-ggctatcgctggatgtgtctgcggcg-3′(SEQ ID NO: 3); (b) kit for detecting hepatitis-B virus(HBV) comprises HBV reaction solution-B, where the HBV reaction solution-B comprises PCR primer pair set; and (c) detecting hepatitis-B virus(HBV), comprising (i) providing a sample to be tested, and the sample containing HBV DNA, (ii) preparing an amplification reaction system, performing an amplification reaction, drawing an amplification curve, and calculating a threshold cycle value to obtain a quantitative detection result of the sample nucleic acid, where the amplification reaction system comprises sample to be detected, the PCR enzyme reagent for amplifying the HBV DNA in the sample to be detected, the primer pair group and probe set Use(用途) The primer pair set is useful for preparing test kit for quantifying hepatitis-B virus(HBV) nucleic acid(claimed)

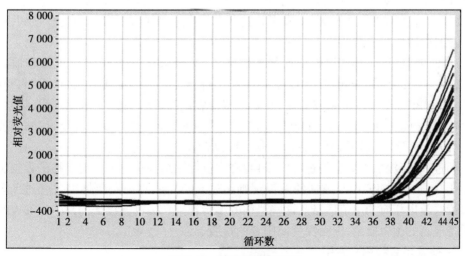

图 6-18 德温特摘要附图

(2)德温特专利分类法面向信息检索分析,侧重专利的用途。

1)德温特分类和德温特手工代码分类是面向信息的检索分析和利用而设计的分类法。

2)按统一的分类标引流程完成分类标引,保证分类法使用的一致性。

3)侧重按专利的用途分类,有效补充侧重按专利技术内容分类的 IPC 分类法。

4)德温特的数据加工团队积极追踪新技术发展并及时更新分类表以反映技术的更迭。

5)德温特手工代码中的化学专利索引(chemical patent index,CPI),特别是深度标引(deep index),对化学结构作了深入的标引。

(3)德温特专利同族的标引和归并:同一发明在不同国家申请的专利可被认作专利同族,但因认定规则不同可能导致专利同族的不同。

1)蒙迪先生在德温特数据加工过程中发现了专利同族的存在,并首次对专利同族信息进行加工,因此,他被认为是"专利同族之父"。

2)因在加工过程中始终把"同一发明内容"作为判断的最终标准,这使德温特同族区别于仅依据优先权号作为评判标准的其他专利数据库。阅读和基于德温特专利同族进行分析能有效减少重复阅读和避免检索分析中的重复计算,也可以有效避免其他数据库中专利同族过大过宽导致的信息丢失。

3)每条德温特记录提供各专利族成员的专利号及相应的号,便于了解该专利在各国的保护情况,按不同国家的专利分类法扩展检索,找出中文或英文等熟悉语种的专利全文并阅读。

4)加工和追溯非常规等同专利时,即使因为某些原因导致特定专利没有使用或能够享受优先权,也会按照同族的方式进行标引和加工。

(4)采用规范化的专利权人代码(公司名称代码),便于正确分析和精准跟踪竞争对手,一些大公司有很多不同名称的子公司,这给监控竞争对手专利造成很大的困难,很有可能会导致漏检。德温特为此推出规范化的公司名称代码(专利权人代码),用 4 位代码来表示一个公司及其分支机构,已对 21 000 家专利数量超过 1 000 件的公司建立了标准公司名称代码。用户在专利权人检索时可以由此查全和有效跟踪竞争对手的专利申请情况,并在专利权人分析时,可以正确判断市场领域的竞争态势。

例如用 UNIL 来表示 A 机构所有的专利,而 B、C 等公司均属于 A,但用户用 UNIL 检索时,无须输入 A 众多不同的名称,即可将这些名称中未出现 A 的公司也能检索到,从而提高了检索的准确性和全面性。

(5)全面的收录,完善和严格的质量控制体系:收录来自全球 50 多个国家和地区的专利,至 2021 年 12 月,涵盖超过 1.012 亿份专利文件,5 150 万个专利族,每年增加 200 多万篇专利。DWPI 覆盖了各个领域的专利,全面覆盖农业和兽医、电子/电气工程、化学、制药和聚合物:①药物(1963 年至今);②农业和兽医药(1965 年至今);③聚合物(1966 年至今);④化工(1970 年至今);⑤其他所有技术领域(1974 年至今)。

在超过 50 年深加工数据的过程中,科睿唯安已经总结并建立了一套严格的数据编辑流程和编辑规则。目前 DWPI 数据的编辑规则超过 5 000 条,每一条数据需要经过 5 名编辑专家阅读并给出相应的增值信息。这些严格的编辑规则和编辑流程帮助并确保 DWPI 数据始终保持极高的编辑质量,因而深受使用者的欢迎。

(二)德温特专利引文索引

德温特专利引文索引(Derwent Patents Citation Index,DPCI)是 1995 年开始编制的一项

针对专利文献的引证信息数据进行加工的增值数据,也是通过组织专家,对来自全球 50 多个专利授予机构的专利文献和 2 个科技信息披露期刊进行深度加工改写而成的。该数据作为 DWPI 的补充,提供了基于 DWPI 同族的专利引证信息。其引证信息的内容如下。

1. 发明人在专利背景技术介绍时提供的参考文献。

2. 专利审查员在审查专利新颖性和创造性过程中检索得到的,被认为与该专利类似的参考文献。

3. 第三方意见证据(欧洲专利局)。

4. 异议程序中提供的异议证据(欧洲专利局)。

5. 引证文献包括专利文献和非专利文献(如科技论文)。

专利文献分析和检索过程中,专利引证信息的检索和分析也非常重要,通过引证信息能帮助使用者快速获取该专利技术的发展脉络和发展方向,获取无效专利的有力证据或找到专利转化可能的对象以及发现可能的侵权者。

DPCI 对引证信息作了整合,如一项发明中包括以下同族:EP1065020B1、US6387149、DE60019682、JP2001226723、CA2312607、EP1065020A1。且同族之间被引证的文献明显不同,美国同族 US6387149 的引证文献数达到 16 篇,而同族成员 DE60019682 和 CA2312607 引证文献的数量为 0,这样在利用引证文献检索时,会出现因同族选择不同,得到的信息量差别较大的情况。

而在 DPCI 数据中,同族被合并(无论是本专利还是引证专利),该专利同族总共引用的专利数量达 32 篇。这些经过整合的信息将提供给检索者更为完整的引证信息,避免出现重大遗漏。

二、大为专利检索分析系统

大为专利检索分析系统是一款集全球专利检索、分析、管理、转化、自主建库等功能于一体的专利情报综合应用平台,实现一站式专利数据信息资源的有效利用和管理。提供方便快捷的全球数据获取通道,可利用中、英、日、法等多种语言检索,提供专利检索、在线分析、定期预警和机器翻译等服务,高度整合全球专利全文文献资源,如专利文摘、说明书、法律状态、同族专利等信息,为高校、科研院所、企业等用户提供重大专项知识产权审查,为技术发展提供辅助决策支持,为研究与创新、申请与披露、维护与监控、许可与商业化、保护和维权等重大活动提供决策依据。

(一)数据范围及特点

1. 全球化的数据 其官方平台介绍的专利数据范围(截至 2022 年 6 月)包括如下几个方面。

(1)全球 105 个国家 / 地区的 1 亿多条专利数据:包括我国 1985 年 9 月 1 日至 2022 年 7 月 1 日的发明申请 14 690 512 条、实用新型 16 873 938 条、外观设计 7 432 502 条、发明授权 5 223 807 条;美国 2001 年 3 月 15 日至 2022 年 6 月 30 日的专利申请 6 952 847 条、1790 年 7 月 31 日至 2022 年 6 月 28 日的授权专利 11 388 781 条、1865 年 9 月 12 日至 2022 年 6 月 28 日的外观设计 872 305 条;日本 1871 年 10 月 21 日至 2022 年 7 月 4 日专利申请 15 043 808 条、1858 年 2 月 27 日至 2022 年 7 月 4 日授权专利 6 098 302 条、1900 年 1 月 1 日至 2022 年 7 月 4 日实用新型 5 466 046 条、1913 年 2 月 6 日至 2022 年 2 月 25 日外观设计 653 061 条。

（2）5 000 多万件专利全文信息：包括中国、美国、日本、韩国、德国、荷兰、法国、比利时、英国、西班牙、印度、瑞士、加拿大、卢森堡、俄罗斯、芬兰、丹麦 17 个国家 / 地区和世界知识产权组织、欧洲专利局的代码化全文（代码化全文能够对专利说明书全文进行检索）。

（3）其他信息：60 多个国家 / 地区的法律状态信息；14 个国家的小语种优质翻译，包括中国、日本、韩国、德国、荷兰、法国、比利时、西班牙、印度、加拿大、卢森堡、俄罗斯、芬兰、丹麦 14 个国家的小语种优质翻译；美国权利人标准化，法律状态标准化。

2. 预测专利权人和续展日期等数据增值服务 大为专利检索分析系统提供"美国专有数据"功能（当查找的专利为美国授权专利或美国专利申请时，在三栏式结果显示页面右侧的悬浮窗内显示），能够快速获悉目前处在审查中的美国专利的未来专利权人信息。在美国提出专利申请时，申请人这一著录项目信息区别于中国，即美国的申请人为自然人而非自然人所在的公司，后续通过专利权出让的方式将发明人自然人（出让人）所拥有的专利转移给自然人所在的公司或其他组织（受让人），这一方式导致公众并不能够获悉暂未发生转移的专利未来属于哪家公司或其他组织。所谓预测专利权人指的是大为专利检索分析系统深入解析专利中涉及申请人（自然人）的历史申请、地址等历史信息，最终得出某专利未来有可能会出让给哪家公司或其他组织。预测专利权人这一数据增值服务能够使用户有效地监控未发生权利转移的专利是否有可能属于竞争对手，从而防患于未然。

利用大为专利检索分析系统提供的"美国专有数据"功能，还可获悉续展日期、实际失效日期等重要信息。所谓续展日期指的是实际有效周期超过法定期限的时间；实际失效日期为法定失效日期加上续展日期，这一重要信息能够有效地避免用户错误地将依然处在保护期内的专利当成公知公用的技术来使用，从而防范侵权风险。

3. 优质的翻译功能 在检索结果显示界面右侧的浏览框中，下拉全文，可快速提供权利要求的中英文对照。对于英文专利，提供说明书全文的逐段中文翻译；对于日文、韩文、法文、德文、西班牙、俄文等 14 个国家地区小语种，提供优质的英文翻译，并均参与检索，还可进一步翻译为中文。可实现专利数据的多语言展示和检索功能，克服阅读语言障碍。

4. 及时的数据更新 大为专利检索分析系统每周 5 次以上的更新频率、每月 1 000 万条以上的更新数量能够充分满足用户及时获取竞争情报的需求，能保证用户第一时间获得其关注的技术情报、专利申请人或发明人的技术研发动向、关注专利的法律状态变化等重要情报。

（二）检索与输出功能

大为专利检索分析系统检索功能的多元化，体现在检索方式、检索结果展示、数据管理、检索结果导出或下载等多个方面。

1. 检索方式 大为专利检索分析系统提供简单检索、表格检索、专利价值（DPI）检索、逻辑检索、Step 检索、批量检索、图片检索、表达式检索、AI 智能检索、IPC 分类检索、LOC（洛迦诺）分类检索、法律检索、复审无效检索、国省代码检索和二次检索等十余种检索方式，多元化的检索入口能够满足不同类型用户多样化的检索需求。如图 6-19 所示。

（1）简单检索：用户选择数据范围并输入检索要素后，默认在名称、摘要、权利要求、发明（设计）人、申请（专利权）人、申请号、地址、代理人等字段进行检索，任一字段中有与检索要素相同的信息均会被命中并输出检索结果。

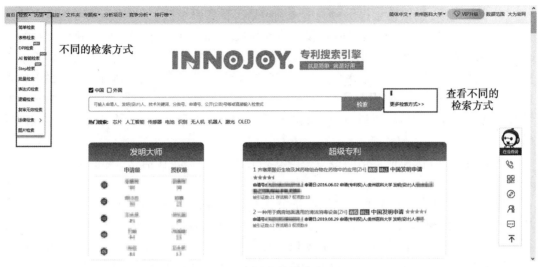

图 6-19　不同的检索方式

（2）表格检索：表格检索类似于中国国家知识产权局检索系统中的高级检索，目前大为专利检索分析系统提供如申请（专利）号、申请日、公开（公告）号、IPC 分类（导航式类号和内容）、LOC（洛迦诺）分类（导航式类号和内容）、国省代码（包括国家代码检索和国内省市代码）检索等 30 余个检索框，在对应检索框中输入检索要素，即在对应字段进行精确检索。展开表格检索的数据范围，可对数据库范围进行修改，可以设置常用数据范围。

（3）专利价值（DPI）检索：DPI 只适用于发明专利和实用新型专利（无权专利除外），分值越大，星级越高，专利的价值也就越高。如：DPI<30，无专利价值星级；30≤DPI<40，专利价值为 1 颗星；40≤DPI<50，专利价值为 2 颗星；50≤DPI<60，专利价值为 2.5 颗星；60≤DPI<65，专利价值为 3 颗星；65≤DPI<70，专利价值为 3.5 颗星；70≤DPI<80，专利价值为 4 颗星；80≤DPI<90，专利价值为 4.5 颗星；DPI≥90，专利价值为 5 颗星。

检索示例：已知 DPI≥90，应在左输入框中键入"90"；已知 DPI≤90，应在右输入框中键入"90"；已知 DPI 在 90 分到 100 分之间（90≤DPI≤100），应在左输入框中键入"90"，在右输入框中键入"100"。

专利价值（DPI）检索可分别对专利（发明专利和实用新型专利，无权专利除外）的技术价值、法律价值、市场价值、战略价值、经济价值五个维度进行检索，分值越大，表示专利在该维度的价值越高。在选定维度后，按前述检索示例进行检索。

可用检索词、检索式对名称摘要权利要求书（包括主权项、说明书）、相关人（包括申请人、专利权人、主发明人、地址等）进行内容检索，可进行分类检索、法律检索。

（4）AI 智能检索：可在检索框中输入 1~10 000 个字符的技术文本信息进行检索，如果检索全球专利，推荐使用英文输入，如果检索中国专利，则使用汉语。

（5）表达式检索：表达式检索是通过检索字段代码、逻辑运算符、截词符等在检索框中编制检索式进行高级检索。

例如,用户可以在检索框中编写检索式:TI=(PCR)and PA=(贵州医科大学)。点击检索,检索结果为专利名称中出现"PCR"这一关键词且申请人为贵州医科大学的专利。

(6)批量检索:批量检索提供号码检索和申请人检索两个选项,号码检索可检索申请号和公开号,申请人检索可检索申请人和当前专利权人;最多可同时对 100 个相同类别的号码、申请人进行检索;各检索用语间可用分号(;)、回车、换行、"or"分隔。号码批量检索可对申请号、公开号进行检索,最多可输入 6 000 个号码(但当选择扩展检索选项时,最多输入 1 000 个号码),各个号码间用逗号(,)、分号(;)、回车、换行、"or"分隔。而申请人批量检索可对申请人、当前专利权人进行检索,最多可输入 100 个申请人,各个号码间分隔方式同号码批量检索。

(7)法律检索:法律检索指的是对中国专利的法律状态、转让信息、许可信息、质押信息进行检索。

1)法律状态检索:指对有权(授权、部分无效、权利恢复)、审中(公开、实审)、无权(避重放弃、主动放弃、视为放弃、未缴年费、撤回、驳回、全部无效)、届满、终止等当前法律状态进行检索。可通过选择表单中的名称摘要权利要求书、分类(包括 IPC/LOC 分类、主 IPC/LOC 分类)、相关人(包括申请人 / 专利权人、发明人 / 设计人)、相关号码或日期(申请号 / 专利号、申请日、公开 / 公告号、公开 / 公告日、授权公告日)等项目并输入检索用语后自动生成检索式,也可利用下方的检索式输入框,通过点选或手动输入算符、字段(检索助手提供),输入检索用语等构建检索式。注意:需要对检索式作校验。

2)转让信息检索:指对转让类型(申请权转让、专利权转让),变更前转让人、地址,变更后受让人、地址,当前权利人、地址,生效日,法律状态公告日,转让次数等转让信息进行检索。可通过选择表单中的名称摘要权利要求书、分类(包括 IPC/LOC 分类、主 IPC/LOC 分类)、发明人 / 设计人、相关号码或日期(申请 / 专利号、申请日、公开 / 公告号、公开 / 公告日)等项目并输入检索用语后自动生成检索式进行检索,也可利用下方的检索式输入框,通过点选或手动输入算符、字段(检索助手提供),输入检索用语等构建检索式。注意:需要对检索式作校验。

3)许可信息检索:指对许可类型(独占许可、排他许可、普通许可、交叉许可、分许可、其他许可)、许可人、生效日、变更日、解除日、法律状态公告日、合同状态(生效、变更、注销)、合同备案号、许可次数等许可信息进行检索。可通过选择表单中的名称摘要权利要求书、分类(包括 IPC/LOC 分类、主 IPC/LOC 分类)、发明人 / 设计人、相关号码或日期(申请 / 专利号、申请日、公开 / 公告号、公开 / 公告日)等项目并输入检索用语后自动生成检索式进行检索,也可利用下方的检索式输入框,通过点选或手动输入算符、字段(检索助手提供),输入检索用语等构建检索式。注意:需要对检索式作校验。

4)质押信息检索:指对质押保全类型(质押、保全)、出质人、质权人、生效日、变更日、解除日、法律状态公告日、合同状态(生效、变更、注销)、合同登记号、质押次数等质押信息进行检索。可通过选择表单中的名称摘要权利要求书、分类(包括 IPC/LOC 分类、主 IPC/LOC 分类)、发明人 / 设计人、相关号码或日期(申请 / 专利号、申请日、公开 / 公告号、公开 / 公告日)等项目并输入检索用语后自动生成检索式进行检索,也可利用下方的检索式输入框,通过点选或手动输入算符、字段(检索助手提供),输入检索用语等构建检索式。注意:需要对检索式作校验。

(8)图片检索：目前，图片检索支持对中国外观设计、日本外观设计、韩国外观设计、欧盟外观设计专利的图片进行检索，图片格式限为 JPG、JPEG、PNG、GIF、TIF、TIFF，图片不大于3MB；可拖拽或从本地上传，可用下方表单的内容或条件进行限制检索。

(9)复审无效检索：复审无效检索有无效检索和复审检索两类选项。

1)无效检索：是通过官方决定类型（无效决定、无效口审）、无效请求人、专利权人、专利信息（名称、IPC、LOC、申请日、公开/公告日）、号码或日期（决定号、委内编号、决定日期、申请号、口审日期）、审查人（合议组组长、主审员、参审员）、审查内容（决定全文、决定要点、法律依据）等项目检索中国专利无效信息。

2)复审检索：是通过官方决定类型（复审决定、复审口审）、复审请求人、专利信息（名称、IPC、LOC、申请日、公开/公告日）、号码或日期（决定号、委内编号、决定日期、申请号、口审日期）、审查人（合议组组长、主审员、参审员）、审查内容（决定全文、决定要点、法律依据）等项目检索中国专利复审的信息。

(10)Step 检索：Step 检索可分步输入检索式，如图 6-20 所示。例如，检索申请（专利权）人为贵州医科大学的有关 PCR 的专利，用户可以参照如下流程进行检索。

1)在检索字段列中下拉选择"名称摘要权利要求书"，或在页面左侧的检索字段选择区点选"名称摘要权利要求书"，并在输入框中输入"PCR"，得检索行 S001。

2)按 1)所述的方法选择"说明书"，并在输入框中输入"PCR"，得检索行 S002。

3)按 1)所述的方法选择"申请（专利权）人"，并在输入框中输入"贵州医科大学"，得检索行 S003。

4)点选 S001，再按住"Ctrl"，再点选 S002，并选择逻辑运算符"or"，得检索行 S004。

5)按上一步的方法，点选 S004 和 S003，并选择逻辑运算符"and"，也可在如图 6-20 所示的页面下方的 Step 检索输入框中手动输入"S004 and S003"，得检索行 S005。

6)点击"预检"按钮进行检索。

7)在结果显示选项区选择检索方式，显示检索结果。

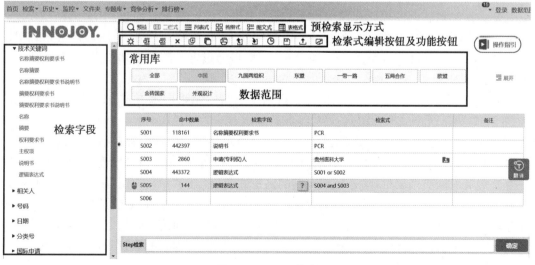

图 6-20　Step 检索

Step 检索提供了较多的检索式编辑按钮及功能按钮,检索时可以充分利用;同时,Step 检索提供了操作指引视频;此外,Step 检索与其他检索一样,提供了数据范围选项和机器翻译功能。

(11)逻辑检索:逻辑检索指的是利用逻辑运算符(包括与、或、非)将不同的检索字段组配起来进行联合检索。

在输入框中可输入一个检索词,也可输入一个逻辑算式,如可输入"PCR""HBV-DNA",也可输入"PCR or polymerase chain reaction"等。以检索 PCR 检测 HBV-DNA 有关专利为例,先选择数据范围为全部,选择检索字段为名称摘要权利要求书说明书,输入"PCR or polymerase chain reaction or 酶链反应";选择行间逻辑运算符为 and;按上述方法在第二行输入"乙肝病毒DNA or 乙型肝炎病毒DNA or HBV-DNA or hepatitis B virus DNA"。构建的检索式为:TACD=(PCR or polymerase chain reaction or 酶链反应)and TACD=(乙肝病毒DNA or 乙型肝炎病毒DNA or HBV-DNA or hepatitis B virus DNA)。

在上述任一种检索入口中输入检索要素,系统在后台进行运算,将与检索要素相匹配的专利命中数量进行预检,大大节约用户的等待时间。大为专利检索分析系统提供检索履历保存功能。具体地说,即针对所有用户,系统提供检索履历记录功能,通过保存临时检索式,记录本机用户最近使用的检索式。

(12)检索式保存和监控:针对注册用户,系统可提供检索式保存和检索式监控的功能。

在"历史"下拉菜单下,有"返回检索结果""检索历史""已保存检索式"三个菜单,点选"检索历史"进入检索历史页面,点击相应的图标,可保存检索式,其后,可勾选检索式或在检索式编辑 / 输入框中直接输入,进行逻辑检索。此外,还提供了导出检索式、删除检索式、清空检索历史功能。

点选"已保存检索式",对用户保存的重要检索式,可重新查看或组合检索,没有数量限制;可对已保存检索式进行编辑与修改,对已保存检索式的检索结果进行统计,可添加至专题库或项目,可监控已保存检索式。

可设置检索式的监控。在监控设置页面,用户可设定检索式监控周期(更新频率),勾选监控内容(新专利、法律状态、许可、转让、新同族专利、新被引专利),系统对该检索式中设定的监控内容进行自动监控,对发生变化的专利,可通过电子邮件通知用户,实现专利预警功能。

2. 检索结果展示 大为专利检索分析系统的检索结果展示方式有三栏式、三栏无图式、列表式、列表无图式和首图式,最为经典的展示方式为三栏式。

三栏式的左侧栏为检索结果分类统计栏,分类统计栏的统计内容包括每一数据库中的检索结果总数、主申请人、主发明人、主分类和申请年度等 20 余个统计维度。三栏式的中间栏为检索结果摘要列表栏,除了显示专利的名称之外,还显示专利类型、法律状态、申请号、申请日期、公开(公告)号、申请(专利权)人、发明(设计)人、同族数、被引证数、存活期、权项数等著录项目信息。三栏式的右侧栏为具体某一专利的详细信息展示栏,该栏展示了某一专利的所有信息,最右侧设有分节阅读工具,通过点击相应的按钮可进行分节切换浏览。三栏式的展示方式简易,能够大大提升阅读效率。

三栏式提供了许多辅助工具以最大限度地提升阅读效率及浏览的便捷性,如图 6-21 所示。

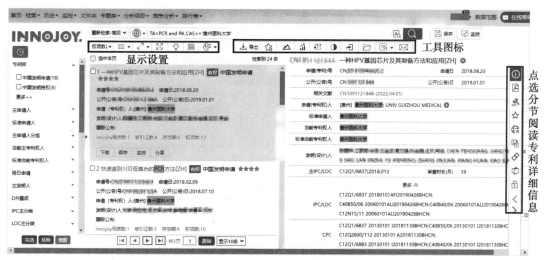

图 6-21　显示工具和显示设置

在页面的左上方,可进行显示设置,包括展示方式、同族合并、同族扩展、高亮显示、显示字段设置、AI 分类。如点击图 6-21 所示的下拉菜单栏的"同族合并",可进行同族合并设置,实现"一发明一记录"的检索结果显示。同族专利是指基于同一优先权文件,在不同国家或地区,以及地区间专利组织内,多次申请、多次公布或批准的内容相同或基本相同的一组专利文献。大为专利检索分析系统的同族合并指的是将内容相同或基本相同的一组专利文献合并成一件专利显示,显示专利定义为首选专利,首选专利可以是最早申请或最晚申请的;也可以指定专利授予机构,专利授予机构可以是中国国家知识产权局(SIPO)、美国专利商标局(USPTO)、世界知识产权组织(WIPO)、欧洲专利局(EPO)或日本专利局(JPO)等。此外,还可以将同一专利的多次公开文本通过申请号进行合并。不管是同族合并还是申请号合并,最终目的都是避免用户重复阅读同一技术发明,节省用户的宝贵时间;并且有助于快速找到基础专利,了解专利全球布局。

如图 6-21 所示,在页面的右上方,有 10 个工具图标,从左至右依次为导出、价值评估报告、3D 地图分析、结果分析、聚类分析、对比、导入对比、保存到文件夹、入库(添加到专题库、添加到项目)、分享。3D 地图分析目前只支持中国发明申请、中国实用新型、中国发明授权、美国专利申请、美国专利授权,最小专利件数为 100 件。聚类分析支持的最小专利件数为 50 件。对比指大为专利检索分析系统提供的对比阅读功能,对比阅读分为两种形式,一种是多件专利的对比阅读,另一种是同一件专利不同部分,尤其是图文的对比阅读;可以将专利名称、申请号、申请日、公开号、公开日、申请人、发明人等十余种关键信息分列展示,清晰明了地展示多件专利之间的异同;还可以将一件专利分成两个阅读栏,并随意拖动其中一个阅读栏,以满足用户对专利信息全方位深度阅读的需求。导入对比是从外部导入专利申请号,或导入通过指定条件(关键词、日期、号码等)在大为专利检索分析系统中检索到的专利数据集,再进行对比。

如图 6-21 所示,在页面的右侧,有 9 个用于分节切换浏览的图标,可有效提高阅读效率,从上到下依次为专利的基本信息、说明书、法律状态、DPI、同族专利世界地图(分布)展示、引证专利、相关专利、复审无效、公知技术。选择说明书可阅读说明书全文;选择引证专利可查看引证列表并生成引证分析图;选择相关专利可查看相关专利的 DPI 分析和聚类分析;选择法律状态可查看公开、实质审查生效、转移、变更、授权等情况;选择 DPI 可查看技术价值、经济价值、战略价值、法律价值、市场价值;选择公知技术可了解某项专利或申请在中国是否为公知技术。大为专利检索分析系统还提供同族专利世界地图(分布)展示的功能,通过世界地图能直观展示某一专利的全球布局,大大提高可视化程度;在世界地图上,随着某一国家/地区布局专利数量的增多,其颜色逐渐变深,并且还标识出某一国家/地区的代码和专利申请数量;点击某一国家/地区所在的区域,能够显示专利详细信息列表。

3. 数据管理 对用户有价值的专利,系统提供便利的数据管理功能。

(1)保存到文件夹:通过收藏的方式,点击图 6-21 页面右上方工具图标中的"保存到文件夹",可将相关检索结果分门别类地保存到自己建立的文件夹中,建立起属于自己的"图书馆",而且可以管理自己的"图书馆"。

例如通过对专利文件的标引实现对其的分级管理。再通过共享功能,将自己的"图书馆"共享给团队其他成员等。

(2)添加到专题库:可以通过点击图 6-21 页面右上方工具图标中的"入库",下拉选择"添加到专题库"。

(3)添加到项目:可以通过点击图 6-21 页面右上方工具图标中的"入库",下拉选择"添加到项目"。

4. 检索结果导出或下载 大为专利检索分析系统支持单篇下载,在检索结果摘要列表栏所显示的每一条专利的下方,均有"下载"按钮,点击即可。

大为专利检索分析系统支持导出(批量下载),在图 6-21 页面右上方的工具图标中,点击"导出"图标即进入导出(批量下载)设置。大为专利检索分析系统的导出提供 Word、Excel、Text 和 HTML 等多种导出格式。在下载字段方面提供标准模板,标准模板分为两类,分别是常用字段(含说明书)和常用字段(不含说明书),常用字段包括文献号、申请号和申请日等 20 余个常用字段;用户可以根据需求对标准模板进行删除、增加、调整顺序等操作。对于下载的字段,可以自定义并生成模板,用户可以将符合自身需求的若干下载字段进行保存,以生成自定义模板,节约用户再次使用相同下载字段时的时间。

(三) 分析功能

大为专利检索分析系统的分析功能具有分析图表的多样化以及分析项目可扩展性强等方面的特点。

1. 数量统计分析 在图 6-21 页面右上方的工具图标中,点击"结果分析"图标即进入数量统计分析设置。

(1)分析的维度:大为专利检索分析系统的分析模块内置概览分析、趋势分析、专利地域分析、申请人分析、法律及运营分析、当前专利权人分析、发明人分析、技术主分类分析、技术分类分析、代理机构分析、DPI 分析及自定义分析等十余种分析维度。每一分析维度下又内置多种分析模板,能够满足用户多样化的分析需求,具体如下。

1)概览分析:包括专利类型分布、年度申请量分析、申请国申请量分析、省市申请量分析、申请人排行榜、发明人排行榜、技术生命周期分析、主分类年度申请趋势分析。

2)趋势分析:包括专利类型分布、专利类型年度申请趋势分析、年度申请量分析、年度公开量分析、年度申请人数分析、年度发明人数分析、技术生命周期分析、新入者趋势分析。

3）专利地域分析：包括受理局申请量分析、受理局年度申请量分析、受理局年度公开量分析、受理局申请人分析、受理局申请人数分析、受理局技术分类分析、在华申请量分析、在华年度申请量分析、在华年度公开量分析、在华中国申请人分析、在华外国申请人分析、在华申请人数分析、在华技术分类分析、省市申请量分析、省市年度申请量分析、省市年度公开量分析、省市主要申请人分析、省市申请人数分析、省市专利技术分类分析。

4）申请人分析：包括申请人排行榜、申请人研发力分析、申请人专利类型分析、申请人职务状况分析（中国）、申请人类型分析（中国）、申请人类型法律状态分析（中国）、申请人年度申请量分析、申请人年度公开量分析、申请人研发阵容分析、申请人技术分类分析、申请人法律状态分析、申请人代理机构分析、申请人合作关系分析、申请人主发明人分析、申请人竞争力分析、申请人创新活跃度分析。

5）法律及运营分析：包括法律状态分析、年度专利转让趋势分析、转让人排名分析、受让人排名分析、转让技术构成分析、专利转让关系分析、年度专利质押趋势分析、出质人排名分析、质权人排名分析、质押技术构成分析、年度专利许可趋势分析、许可人排名分析、被许可人排名分析、许可技术构成分析、专利许可关系分析。

6）当前专利权人分析：包括当前专利权人排行榜、当前专利权人研发力分析、当前专利权人专利类型分析、当前专利权人年度申请量分析、当前专利权人年度公开量分析、当前专利权人研发阵容分析、当前专利权人技术分类分析、当前专利权人法律状态分析、当前专利权人代理机构分析。

7）发明人分析：包括发明人排行榜、发明人研发力分析、发明人专利类型分析、发明人年度申请量分析、发明人年度公开量分析、发明人技术分类分析、发明人法律状态分析、发明人合作关系分析、发明人专利一览。

8）技术主分类分析：包括主分类申请量分析、主分类年度申请趋势分析、主分类申请人分析、主分类矩阵树图分析，可按大类、小类、大组、小组四个分类级别（层次）统计。

9）技术分类分析：也可按大类、小类、大组、小组四个分类级别（层次）统计，包括技术分类年度申请趋势分析、技术分类申请人分析、技术分类关联关系分析、技术分类矩阵树图分析、技术分类创新活跃度分析。

10）代理机构分析：包括代理机构代理量分析、代理机构专利类型分析、代理机构年度申请量分析、代理机构年度公开量分析、代理机构技术分类分析、代理机构客户量分析、代理机构主要客户分析、代理人排行榜、代理人年度申请量分析、代理人年度公开量分析、代理人技术分类分析、代理人主要客户分析。

11）DPI 分析：可从 DPI、被引证、引用、同族、运营、复审无效、维持年限、IPC、说明书、专利奖十个方面进行统计分析，每一方面有不同的模板。具体如下。

DPI 方面有星级分布、DPI 申请阶段对比分析、DPI 年度构成分析、申请人 DPI 分析、申请人年度星级分布、发明人 DPI 分析、发明人年度星级分布、代理机构 DPI 分析、代理机构年度星级分布、申请人专利价值分析、申请人 DPI 维度分析、代理机构法律价值分析、发明人技术价值分析。

被引证方面有被引证数、被引证数年度趋势、被引证数申请人排行、被引证数发明人排行、被引证数技术分布、被审查员引证数、被审查员引证数年度趋势、被审查员引证数申请人排行、被审查员引证数发明人排行、被审查员引证数技术分布。

引用方面有引用非专利文献数、引用非专利文献数年度趋势、引用非专利文献数申请人排行、引用非专利文献数发明人排行、引用非专利文献数技术分布、引证专利数、引证专利数年度趋势、引证专利数申请人排行、引证专利数发明人排行、引证专利数技术分布、引用专利国别/地域数、引用专利国别/地域数年度趋势、引用专利国别/地域数申请人排行、引用专利国别/地域数发明人排行、引用专利国别/地域数技术分布。

同族方面有布局国家数、布局国家数年度趋势、布局国家数申请人排行、布局国家数发明人排行、布局国家数技术分布、同族数、同族数年度趋势、同族数申请人排行、同族数发明人排行、同族数技术分布、三方专利(美日欧)、三方专利年度趋势、三方专利申请人排行、三方专利发明人排行、三方专利技术分布、PCT国际申请、PCT国际申请年度趋势、PCT国际申请申请人排行、PCT国际申请发明人排行、PCT国际申请技术分布。

运营方面有转让次数、转让次数年度趋势、转让次数申请人排行、转让次数发明人排行、转让次数技术分布、许可次数、许可次数年度趋势、许可次数申请人排行、许可次数发明人排行、许可次数技术分布、质押次数、质押次数年度趋势、质押次数申请人排行、质押次数发明人排行、质押次数技术分布。

复审无效方面有无效次数、无效决定、无效决定专利数量年度趋势、申请人无效决定分析、发明人无效决定分析、技术分类无效决定分析、复审决定、复审决定专利数量年度趋势、申请人复审决定分析、发明人复审决定分析、技术分类复审决定分析。

维持年限方面有存活期、存活期年度趋势、存活期申请人排行、存活期发明人排行、存活期技术分布、剩余有效期、剩余有效期年度趋势、剩余有效期申请人排行、剩余有效期发明人排行、剩余有效期技术分布。

IPC方面有主IPC大类星级分布、主IPC小类星级分布、主IPC大组星级分布、主IPC小组星级分布、IPC小类数、IPC部数。

说明书方面有权项数、权项数年度趋势、权项数申请人排行、权项数发明人排行、权项数代理机构排行、权项数技术分布、独权数、独权数年度趋势、独权数申请人排行、独权数发明人排行、独权数技术分布、独权数代理机构排行、说明书页数、主权项字数。

专利奖方面有专利奖分布、专利奖年度趋势、专利奖省市分布、专利奖地市分布、专利奖区县分布、申请人获奖分析、发明人获奖分析、专利奖技术分布。

12) 自定义分析：为满足用户个性化的需求，大为专利检索分析系统的分析模板支持用户自定义扩展，用户可以根据自身需求自定义分析的 X 轴、Y 轴、图表显示类型，实现个性化的分析目的。系统提供了三维分析模板，用户可命名分析的标题，设置分析的项目($\leqslant 3$个)、每个项目显示的类别数，还可点击"增加"按钮，生成新的模板。

(2) 分析结果的展现：分析结果以图形和表格的形式展现，其中图形包括柱形图、折线图、饼图、条形图、面积图、散点图、环形图、气泡图、雷达图等多种样式，且能够实现任意切换，图和表均支持下载或保存到本地。

大为专利检索分析系统针对以上分析结果可以自动生成分析报告，而且用户可以根据撰写习惯设定分析报告模板，使繁重且枯燥的分析报告撰写工作变得轻松、快捷。

2. 聚类分析 专利数据聚类分析是采用数据挖掘中聚类分析手段对专利数据进行分析的方法。聚类分析有助于分析隐含在专利数据中不易于直接统计得出的信息，特别适合挖掘数据中的趋势、模式等特征，因此，聚类分析使得专利数据分析的手段更为高效，角度更为完善，而且摆脱了分析者的主观局限性,通过专利组合分析,可以了解专利技术布局;通过技术发展路线分析,可以掌握专利技术发展态势;通过技术白点分析,可以实现指导技术路线规划等的目的。

聚类分析算法比较复杂,主要针对专利信息中标题、摘要、权利要求等进行文本特征的提取,形成关键词库,并在给定的某种相似性度量下把关键词对象集合进行分组,使彼此相近的关键词分到同一聚簇内。聚类作为一种无监督的机器学习方法,可自动丰富和完善词库。

大为专利检索分析系统的专利聚类分析目前只支持中国发明申请、中国实用新型、中国发明授权、美国专利申请、美国专利授权,其他数据将被自动忽略,同时,支持最小专利件数为 50 件。以本节检索方式中逻辑检索 PCR 检测 HBV-DNA 有关专利所得的 5 824 条结果为例,作聚类分析。

点击工具图标中的"聚类分析",分析结果以词云图、关系图及热力图三种方式呈现。

关系图中不同的颜色代表不同的聚簇,圆点的大小表示该关键词出现频率的高低,曲线表明各关键词的关联关系。

专利热力图以特殊高亮的形式显示各聚簇中关键词出现的频率,颜色越深表示关键词出现频率越高,则该技术领域可能是研究热点。

3. 引证分析 发明创造活动具有很强的继承性和关联性,几乎所有专利的产生都有赖于前人的科研成果。申请人在撰写专利申请文件时需要引用现有技术详细描述技术背景以示区别,审查员在专利审查过程中需要引用相关现有技术以判断专利申请的专利性。大部分国家或地区专利局(如美、日、欧、德)在专利说明书扉页以著录项目的形式列出"(56) 已发表过的有关技术水平的文献",世界知识产权组织和欧洲专利局在检索报告中列出现有技术文献,现有技术文献包括相关专利、图书和期刊文献或公开信息。这就为研究专利引证关系提供了数据基础。

以引证为基础的专利研究叫作专利引证分析,它是按照科学论文引证联系的方式探寻专利间的联系。专利引证量是一项专利在相关专利或非专利文献中被引证的总数,是专利技术影响力的标示量。高被引专利通常是代表重大发明创造的专利,是具有高度影响力的基础专利和核心专利。大为专利检索分析系统以思维导图的形式,直观展示专利的引证关系,用可视化形式来帮助用户发现核心专利,分析技术发展趋势,发现潜在的竞争对手。

以本节检索方式中逻辑检索 PCR 检测 HBV-DNA 有关专利所得 5 824 条结果为例,作引证分析。

选择需作引证分析的专利,在图 6-21 页面右侧的阅读工具中点选"引证专利"图标,可查看引证情况和被引情况,点击引证分析图,即可生成分析图。

4. 专利地图 专利地图又称为等高线图,是与现实地图最接近的专利可视化展示形式。专利地图是以被分析的专利样本为基础,应用文本挖掘、聚类分析等技术生成地形图。被分析的数据样本中的专利文献在地图中用点来表示,内容越相近的文献点在图中的距离也越近,最终形成代表不同高度的等高线。相邻等高线之间距离越近,表明所包含的专利内容相似性越近。专利地图还可以同时显现某一特定技术主题涉及的专利权人、专利申请时间等信息。大为专利检索分析系统的 3D 地图分析目前只支持中国发明申请、中国实用新型、中国发明授权、美国专利申请、美国专利授权,系统将自动忽略其他数据库数据;它以等高线地图的形式直观展示专利的技术主题、技术热点,对专利数据进行挖掘,发现空白区域,帮助用户进行合理专利布局。以本节检索方式中逻辑检索 PCR 检测 HBV-DNA 有关专利所得 5 824 条结果为例,作地图分析。

点击工具图标中的"3D 地图分析"。可点击相关图标,对地图的数据集、分组、聚类主题等内容进行设置,也可点击"设置"图标,设置地图的皮肤、标签等外观。

5. 专利价值(Dawei Patent Index,DPI) 专利作为企业无形资产重要组成部分,通过专利实施、许可、转让、投融资、标准化等运用方式,实现专利价值最大化,帮助企业商业价值最大化。而专利价值评估是专利运用的基础。通过建立专利质量评估模型对专利进行科学规范评估,为资产运营提供决策支持,才能实现专利价值最大化。经过与业界专家长时间的研究,大为专利检索分析系统建立了独有的专利质量评估模型,通过专利被引证数、同族数、布局国家数、存活期、权项数、许可次数、转让与否、无效次数等指标,建立专利质量量化评估模型,帮用户快速定位重要专利,采用不同的价值实现策略,进行分级管理,帮助用户实现专利价值最大化。

仍以本节检索方式中逻辑检索 PCR 检测 HBV-DNA 有关专利所得 5 824 条结果为例,作 DPI 分析。勾选一条有权专利,在页面右侧的分节阅读工具中点选"DPI",即可得到 DPI 分析结果。

(四)专利专题数据库功能

专利文献是知识经济时代最重要的科技情报,有效利用专利文献能够洞察科学技术发展趋势,发现行业出现的新兴技术,寻找合作伙伴,确定研究战略和发展方向。建立专利专题数据库,是高效利用专利情报的基础。进而,可利用专利专题数据库支持专利数据深度挖掘及加工等功能,助力研发人员的科研及创新活动。

专利专题数据库建设是从海量的原始数据中,经过构建技术导航、编制检索式和数据抽取等操作,筛选出与检索主题相关的专利数据,再经过二次检索及数据精加工等操作,最终输出数据量适中、易于使用的精加工数据库。专利专题数据库建设分为前期准备、数据库制作、数据库安装、数据库应用、更新维护等阶段。通过有针对性地建设专利专题数据库,将研发人员从费时的检索过程中解放出来,能够轻松且快速地聚焦于研发人员研究方向相关的专利信息。

专利专题数据库建设功能的智能化表现在数据库形式、数据库构建、数据库定制化、数据库管理、数据库标引、数据库的共享及数据库内统计分析等各方面。

用户可以根据自身实际情况选择数据库形式——云版或本地版,所谓云版数据库指的是将数据库建立在大为专利检索分析系统服务器上,通过权限的设定允许特定的组织或者个人进行管理或者使用,云版数据库具有创建周期短、成本低、数据更新及时、用户免维护等优点,适合中小型企业。本地版数据库指的是将创建的专利专题数据库(数据和软件)部署到用户本地的服务器上,还可以根据用户个性化的需求开发出满足用户需求的特色功能,数据更新的方式及周期根据用户需求来设置,本地版数据库具有保密性强等优点,适合有个性化需求且对于保密性有严格要求、自己具备维护能力的企业使用。

1. 保存到文件夹 用户可从检索结果显示界面中选择所需的专利加入专利文件夹,很方便地建立属于自己的专利文献图书馆,免费平台可建立 5 个文件夹。

以检索申请(专利权)人为贵州医科大学的有关 PCR 的专利所得结果为例,建立文件夹并保存到其中。勾选需保存到文件夹的专利,点击图 6-21 页面右上方工具图标中的"保存到文件夹"即可。

每个文件夹的最大容纳量为 10 000 件;点击打开文件夹编辑菜单,可建立 / 添加、编辑、上移、下移、删除文件夹,利用这些功能,文件夹可以向下分类,建立子文件夹,形成分门别类的体系;再根据专利的内容将其分别保存到自己建立的文件夹 / 子文件夹下,建立起属于自己的"图书馆",而且可以管理自己的"图书馆"。

2. 专利专题数据库 可以通过点击图 6-21 页面右上方工具图标中的"入库",下拉选择"添加到专题库",在弹出的窗口里点击专利专题数据库名称进行编辑。

专利专题数据库支持导航节点增加、修改、删除功能,以及导航节点对应检索式的增加、修改、删除和查询功能;专利专题数据库在使用过程中,对于某一导航节点下的专利数据支持保存到本地文件夹、从某一导航节点下删除、从本专利专题数据库中删除及从某一导航节点下移动到指定导航节点下等操作。

专利专题数据库支持对某一导航节点的数据进行统计分析的操作。专题库支持自定义标引项,文件夹中的文件允许进行标引,标引包括重要程度、关键字和备注;标引完成后会在文件夹的浏览界面显示。该界面还允许进行简单的"二次检索",但未标引内容不能检索;支持申请号、标引人、日期和内容等多个字段的检索。提供对加入"我的文件夹"中的专利进行小批量下载的功能,一次不超过 50 件,且一日内不得超过 50 件专利 PDF 全文。

数据库的共享分为两种情况,一种是专题共享,另一种是对专利专题数据库中的某一导航进行共享。通过简单的操作即可将专题或者某一导航共享给某个人或者组织,并赋予其读取、修改或完全控制等不同级别的权限,实现组织智慧的积累和共享。

(五)专利预警功能

近年来,全球范围内的专利诉讼案件激增,诉讼的赔偿额度也呈高额化趋势,知识产权战争逐渐成为未来商战的主题。因此,规避侵犯他人专利的风险已成为高科技企业应对激烈市场竞争的首要工作。大为专利检索分析系统专利预警功能在风险专利的发现、判断、对应、监视过程中,实现协同、迅速、准确的专利风险管理。系统可针对企业面临风险的重点技术领域和重点关注的竞争对手建立预警数据库,设定监控检索式,定期自动监控,通过平台向研发、知识产权部门负责人发布新公开或法律状态发生变化的专利。如图 6-22 所示,进入监控设置。

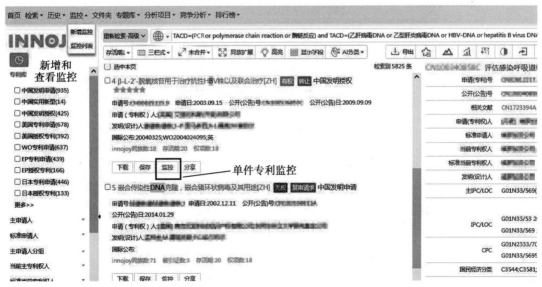

图 6-22　进入监控设置

　　新增监控的操作步骤为：用户注册并登录后，下拉左上方的监控菜单，点击"新增监控"即可进入新增监控设置。其中，监控的名称、内容、数据范围、检索式、周期为必填或必选项，检索式可从检索史中导入，按需设置并填写发送邮箱和抄送邮箱（最多200个）后点击确定。

　　监控列表可以查看注册用户建立的监控，并可对监控进行修改／编辑、删除，调整监控状态（是否关闭），查看监控履历和监控结果提示（是否监控到）。

（张 兴　卢媛慧）

第七章

引文数据库

引文索引（citation index）是以文献之间的引证关系为基础编制的一种索引。1955 年，原美国情报信息研究所（ISI）的尤金·加菲尔德博士在 *Science* 发表论文，提出将引文索引作为一种新的文献检索与分类工具。在进行了几次小规模实验性研究后，尤金·加菲尔德博士和他的团队于 1963 年出版了科学引文索引（SCI）。随后，ISI 分别在 1973 年和 1978 年相继出版了社会科学引文索引（SSCI）和艺术与人文科学引文索引（A & HCI），进一步扩大了引文索引法的应用范围。

第一节　Web of Science 核心合集

一、Web of Science 核心合集概况

（一）简介

Web of Science 检索平台集成了 Web of Science 核心合集、德温特专利数据库（Derwent Innovations Index，DII）、科技文摘数据库（INSPEC）、MEDLINE、美国生物医学文摘（BA）等多个数据库，该检索平台可实现所有库的跨库检索，也可进行单库检索。

Web of Science 核心合集是全球学术文献数据库，是 Web of Science 检索平台的重要数据库，收录了全球 1 万多种权威的、高影响力的国际学术期刊、图书、会议录等，内容涵盖自然科学、工程技术、社会科学、艺术与人文等学科领域，收录各学科领域中的重要学术成果。包含科学引文索引（SCIE）、社会科学引文索引（SSCI）和会议录引文索引 - 自然科学版（CPCI-S）等引文数据库，具体内容包括以下几类。

1. 学术期刊类

（1）科学引文索引（Science Citation Index Expanded，SCIE）：收录 178 个学科的 9 500 多种高质量学术期刊。

（2）社会科学引文索引（Social Sciences Citation Index，SSCI）：收录 58 个社会科学学科

的 3 500 多种权威学术期刊。

（3）艺术与人文科学引文索引（Arts & Humanities Citation Index，A & HCI）：收录 28 个人文艺术领域的 1 800 多种国际性的学术期刊。

（4）新兴资源引文索引（Emerging Sources Citation Index，ESCI）：收录 254 个学科的 8 000 多种国际性学术期刊。

2. 会议类

（1）会议录引文索引 - 自然科学版（Conference Proceedings Citation Index-Science，CPCI-S）：提供 1990 年以来以专著、丛书、预印本、期刊、报告等形式出版的国际会议论文文摘及参考文献索引信息，涉及自然科学和工程技术的所有领域。

（2）会议录引文索引 - 社会科学与人文版（Conference Proceedings Citation Index-Social Science & Humanities，CPCI-SSH）：提供 1990 年以来的国际会议论文文摘及参考文献索引信息，涉及社会科学、艺术及人文科学的所有领域。

3. 图书类　图书引文索引 - 自然科学版 + 社会科学与人文版（Book Citation Index-Science + Social Science & Humanities）收录超过 123 900 种的学术专著，同时每年增加 10 000 种新书。

4. 化学数据类　化学类数据库（IC/CCR）包含超过 125 万种的化学反应信息及 655 万种化合物。

（二）Web of Science 核心合集的访问方式

打开贵州医科大学图书馆主页，进入正式资源外文数据库页面，点击"SCIE 数据库"，在 Web of Science 页面点击"选择数据库"右侧的下拉菜单，则可以看到所有可供检索的数据库，点击"Web of Science 核心合集"链接即可进入。

（三）检索基本技术

1. 布尔逻辑检索　布尔逻辑运算符及其含义如表 7-1 所示。

表 7-1　布尔逻辑运算符及其含义

布尔逻辑运算符	含义
逻辑与（AND）	假设 A 和 B 是两个检索词，表达式为：A AND B 或 A*B。表示数据库中同时包含检索词 A 和检索词 B 的文献才是命中文献
逻辑或（OR）	表达式为：A OR B。表示数据库中含有检索词 A 或者含有检索词 B，或者同时含有检索词 A 和 B 的文献为命中文献
逻辑非（NOT）	表达式为：A NOT B。表示数据库中含有检索词 A，且不含检索词 B 的文献为命中文献

2. 位置检索

（1）NEAR/n：可查找由该运算符连接，且检索词之间相隔 n 个单词的记录。连接的检索词顺序可以颠倒，插入单词数量的上限由 n 决定，n ≤ 15。

如检索式 digital NEAR communication、digital NEAR/15 communication 的效果相同。

（2）SAME：检索词必须在同一句子中（指两个句号之间的字符串），检索词在句子中的顺序任意，大小写均可。SAME 通常用在"地址"字段检索中，可查找该运算符所分隔的检索词出现在同一个地址中的记录。

注意：当 SAME 在其他字段（如"主题"和"标题"）中使用时，如果检索词出现在同一记录中，SAME 与 AND 的作用就完全相同。

如查找在一条地址中同时包含 Guizhou Med Univ 以及 Coll Pharm 的记录，表达式为：AD=（Guizhou Med Univ SAME Coll Pharm）。

3. 截词检索　截词符及其含义如表 7-2 所示。

表 7-2　截词符及其含义

符号	含义
*	代表 0 个、1 个或多个字符 如 transplant* 可检索 transplantation、transplanted、transplanting……
$	代表 0 或 1 个字符 如 colo$r 可检索 color、colour
?	代表 1 个字符 如 wom ? n 可检索 woman、women

4. 精确检索　可以使用引号（英文半角）进行精确检索，当输入"heart attack"时，系统将 heart attack 作为一个词组进行检索。

注意：检索运算符的运算顺序依次为 SAME、NEAR/n、NOT、AND、OR，使用括号可忽略运算符的优先级别，括号内的表达式优先执行。

检索词不区分大小写，即输入"hypertension"与输入"HYPERTENSION"检索结果相同。

二、Web of Science 核心合集检索示例分析

Web of Science 核心合集检索方式包括：文献检索、被引参考文献检索、研究人员检索、高级检索和化学结构检索。

（一）文献检索

文献检索是 Web of Science 检索平台的基本检索方式，可通过特定的研究主题检索文献，也可以检索某个作者发表的论文、某个机构发表的文献、特定期刊在特定年代发表的文献等。

检索示例 7-1：在 Web of Science 核心合集中检索"诱导多能干细胞"方面的文献。

步骤：在"Web of Science 核心合集"文献检索界面，选择检索字段"主题"，输入检索式"（induced pluripotent stem cell）OR（induction pluripotent stem cells）OR（induced human pluripotent stem）or iPS"，点击"检索"按钮得到检索结果。

检索示例 7-2：利用 Web of Science 核心合集检索贵州医科大学赵×ד（Zhao××）发表的文献。输入格式：姓（全拼）+ 空格 + 作者名全称或名首字母缩写。

步骤：在"Web of Science 核心合集"文献检索界面，选择检索字段"作者"，输入检索式"Zhao××"，选择检索字段"地址"，输入检索式"guizhou med univ"，布尔逻辑关系选择"AND"，点击"检索"按钮得到检索结果。

注意："地址"指作者单位名称，一些常用的检索词可能采用缩写形式。可以查看缩写列表。

（二）被引参考文献检索

被引参考文献检索是 Web of Science 核心合集的特色。可以输入作者、刊名、文章名或者书名作为检索词，进行被引参考文献检索，在不了解关键词或者难以限定关键词的时候，可以从一篇高质量的文献出发，了解课题的全貌。

注意：未被 Web of Science 核心合集收录的文献同样支持被引参考文献检索。

检索示例 7-3：利用 Web of Science 核心合集检索赵 × × 2018 年发表在 *RSC Advances* 上的论文题名中含"arylation"的文献，查看文献被引用了多少次，以及被哪些文献引用。

步骤：在"Web of Science 核心合集"的被引参考文献检索界面，选择"被引作者字段"输入"Zhao × ×"，选择"被引著作"字段输入"RSC Advances"，在"被引年份"字段中输入"2018"，在"被引标题"字段中输入"arylation"，点击"检索"得到结果。选择列表中符合检索条件的被引参考文献，点击"查看结果"按钮，即可以检索到具体的引用文献。

（三）研究人员检索

利用研究人员检索功能，可以通过检索作者的姓氏和名字来查找作者记录；也可以通过作者的 Web of Science ResearcherID 或 ORCIDID 等作者标识符查找作者记录。能够区别名字相同的作者和将名字有多种拼写方式（包括全名）的作者的研究成果集中起来；可选择作者所属的多个机构。

检索示例 7-4：利用 Web of Science 核心合集检索 Shen Xiangchun 发表的文献。

步骤：在"Web of Science 核心合集"研究人员界面，选择"姓名检索"，在"姓氏"检索框中输入"Shen"，"名字和中间名首字母"检索框中输入"XC"点击"检索"得到检索结果。

（四）高级检索

高级检索用于复杂检索，可用多字段组合检索自动构建检索式。

检索示例 7-5：利用 Web of Science 核心合集检索贵州医科大学作者发表在期刊 *Frontiers in Pharmacology* 中的文献。

步骤：在"Web of Science 核心合集"高级检索界面中，第一步，在"检索词添加到检索式预览"下的"所属机构"输入框中输入"Guizhou Med Univ"，点击"添加到检索式"；第二步，选择"出版物标题"，在输入框中输入"Frontiers in Pharmacology"，选择布尔逻辑运算符"AND"，点击"添加到检索式"；第三步，在检索式预览项右边点击"检索"得到检索结果。

（五）化学结构检索

化学结构检索可通过化学物质的结构式来检索相关文献，此检索步骤不展开介绍。

三、检索结果处理

（一）检索结果概要页面

点击"检索"按钮后，系统显示检索结果概要页面，如图 7-1 所示。图 7-1 中标示序号的区域含义如下：①检索结果记录数；②若将检索结果限定在某个范围内，可以使用"精炼检索结果"功能，通过勾选和精炼，可以快速筛选出该领域的高被引论文、热点论文、综述论文等；③可以通过点击"被引频次：最高优先"来查看某个领域中被引用次数最多的重要文献；④可以选择感兴趣的记录输出，保存到 EndNote 个人版或者 EndNote Online 个人图书馆；⑤点击"引文报告"，可以看到关于该领域文章的引文报告；⑥可以通过分析结果获得隐含的研究模式,点击"分析检索结果"按钮即可;⑦通过点击"您可能也想要"获取更多相关文献推荐。

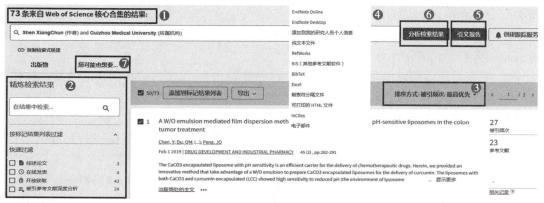

图 7-1　检索结果概要页面

(二) 检索结果全记录页面

打开检索结果页面,点击需要查看文章的题名,进入检索结果全记录页面,如图 7-2 所示。图 7-2 中标示序号的区域含义如下:①可点击该文被引频次查看施引文献以展现未来,了解该研究的最新进展,发现该文章对当今研究的影响;②可通过参考文献追溯过去,了解该论文的研究依据和课题起源;③查看相关记录可扩展视野,找到更多相关的文献(具有共被引参考文献的文章),将结果越查越广;④通过点击"您可能也想要"获取更多相关文献推荐;⑤创建引文跟踪服务可了解今后该论文的被引用情况;⑥通过附加的链接选项可直接下载全文(需要相关期刊的访问权限)、获得该论文在本机构或其他图书馆的收藏情况;⑦通过 EndNote Click可以帮助用户更快地获取 PDF 全文,EndNote Click 免费插件可通过右上角"产品"菜单链接下载;⑧通过多种方式下载该文献记录以及将该记录保存到 EndNote 个人版或者 EndNoteOnline 个人图书馆(具体参看参考文献的管理);⑨在"期刊信息"中查看期刊影响力。

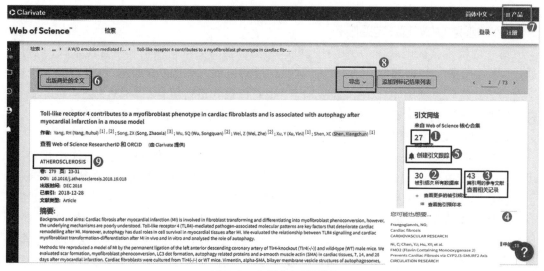

图 7-2　文献全记录页面

(三) 分析检索结果页面

点击"分析检索结果"按钮,进入分析检索结果页面。可以根据不同的分析目的,选择不同的分析角度,如下所示。

1. 需要了解某个课题的学科交叉情况或者所涉及的学科范围,可以按照"Web of Science 类别"或"研究方向"进行分析。

2. 需要关注该领域的研究论文都发表在哪些期刊上,以便将来找到合适的发表途径,可以按照"出版物标题"进行分析。

3. 需要了解某个研究领域的主要研究人员,可以按照"作者"进行分析。

4. 需要了解从事同一研究的其他机构还有哪些,可以按照"所属机构"进行分析。

5. 需要了解某个研究领域的进展情况,可以按照"出版年"进行分析。

检索示例 7-6:了解刊载诱导多能干细胞相关文献的期刊分布,可以进行以下操作。

步骤:在检索结果页面中,进行如下操作。①选择分析的字段,本例中为"出版物标题";②选择可视化图像及显示结果数;③可下载可视化图像;④设置结果列表的排序方式及显示选项;⑤勾选标记感兴趣的记录;⑥点击查看标记结果的文献;⑦可选择下载部分或全部分析结果。

(四) 标记结果列表

每次浏览检索结果时,都可以选择文献加入"标记结果列表"中,多次检索结束后,可以通过"标记结果列表"集中进行管理。

通过展开左边菜单查看已添加的标记结果列表;点击"文献"查看具体文献,根据需要勾选文献,点击"导出"可以导出需要的检索结果。

(五) 发现高被引论文

高被引论文(highly cited paper)指过去十年发表的论文中,被引用次数在同年同学科发表的论文中进入全球前 1% 的论文。

方法:在检索结果页面,排序方式选择"被引频次:最高优先",被引频次按从高到低顺序排序,可以查看高被引论文;也可以在检索结果页面左侧"精炼检索结果"栏勾选"高被引论文"精炼检索结果。

(六) 检索式的管理及定题服务

每一次检索会被记录在"历史"中,可以利用检索历史重新编辑和组合检索式;也可以通过"跟踪服务",利用邮件自动推送了解课题最新进展。如图 7-3 所示,可进行如下操作:①对检索式进行重新编辑;②在"高级检索"中对检索式进行组合;③通过"创建跟踪服务"将常用的检索式创建为定题跟踪服务;④还可以复制检索链接,高效分享检索结果。

(七) 参考文献的管理

利用 EndNote Online,既可以管理文献信息,又可以帮助作者规范论文写作格式,甚至可以共享研究文献。收集参考文献的方法包括手动输入(新建参考文献)、在线检索互联网上其他数据库后将文本格式的参考文献导入数据库。

如图 7-4 所示,检索结果页面右上角"产品",进入"EndNote Online",图中标示序号区域的含义如下:①可以使用"快速检索"来调阅之前保存的记录(保存方法参看检索结果概要页面和检索结果全记录页面);②收集参考文献的方法包括手动输入(新建参考文献)、在线检索互联网上其他数据库后将文本格式的参考文献导入数据库;③可以创建不同的文件夹以保存不同课题的文献,或者将自己的文件夹共享;④可以将参考文献生成书目信息,也可以将论文引用的参考文献标准化,或者下载 Cite While You Write 插件在Word 软件中边写边引用;⑤可以直接链接到数据库中查看该文献的被引状况、相关记录等详细信息。

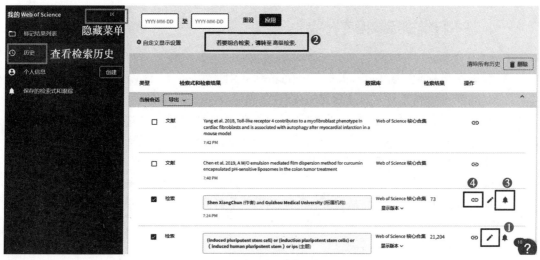

图 7-3　检索式的管理及定题服务

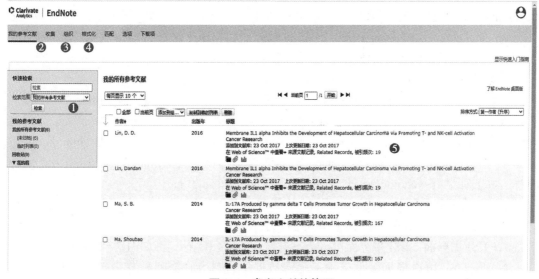

图 7-4　参考文献的管理

(八) 全文获取

系统提供以下方式获取全文:可在检索结果页面左侧快速过滤栏勾选"开放获取",点击"精炼";也可点击检索结果页面"出版商处的全文"获取;还可点击题名打开全记录页面,点击"出版商处的全文"或"全文链接"等。

第二节 基于 Web of Science 核心合集的引文分析工具

一、基本科学指标数据库

(一) 简介

基本科学指标(Essential Science Indicators,ESI)是一个基于 Web of Science 核心合集数据库的深度分析型研究工具。ESI 基于期刊论文发表数量和引文数据,对 22 个学科研究领域中的国家、机构、科学家、期刊的科研绩效统计和科研实力进行排名,从而确定在某个研究领域进入全球前列的国家、机构、论文和出版物、个人以及该领域的研究前沿。ESI 是当今世界范围内普遍采用的学科评价指标,是衡量世界高水平学科和一流学科的重要参考依据。

1. ESI 涉及的数据 为 Web of Science 核心合集最近 10 年的滚动数据,包括 12 000余种 Web of Science 核心合集收录的期刊中的论文和综述;数据每 2 个月更新一次(1 年6 次)。

2. ESI 的学科分类 ESI 按照自身的规则划分为 22 个学科,将每种期刊按 22 个学科进行分类标引,并将其归入 22 个学科之一。但被归类为跨学科领域(multidisciplinary field)的 *Science*、*Nature* 与 *PNAS* 期刊的各篇文章,ESI 会按其参考文献(reference)与引用文献(citation),重新单独为其分类,每篇文章仍只会被归入 1 个学科。22 个学科如下:计算机科学(computer science)、工程科学(engineering)、材料科学(materials sciences)、生物学与生物化学(biology & biochemistry)、环境 / 生态学(environment/ecology)、微生物学(microbiology)、分子生物与遗传学(molecular biology & genetics)、一般社会科学(social sciences,general)、经济与商学(economics & business)、化学(chemistry)、地球科学(geosciences)、数学(mathematics)、物理学(physics)、空间科学(space science)、农业科学(agricultural sciences)、植物与动物科学(plant & animal science)、临床医学(clinical medicine)、免疫学(immunology)、神经科学与行为(neuroscience & behavior)、药理学与毒物学(pharmacology & toxicology)、精神病学 / 心理学(psychology/psychiatry)、多学科(multidisciplinary)。

3. 登录 ESI 打开 Web of Science 检索界面,选择右上角的"产品",点选"Essential Science Indicators",即可进入 ESI 检索界面。

4. ESI 主界面 ESI 主界面可分为筛选区、图示区和结果区,如图 7-5 所示。

(1)筛选区:可以根据多个选项来筛选数据集,包括研究领域、作者、机构、期刊、国家地区、研究前沿等。可以选择不同的显示结果,包括高影响力论文、高被引论文、热点论文等。

(2)图示区:可以查看数据的可视化结果,通过点击 "Show Visualization" 和 "Hide Visualization" 来显示或隐藏可视化地图。

(3)结果区:可以看到分析对象的详细指标表现,通过点击 "Customize" 自定义结果区中显示的指标。

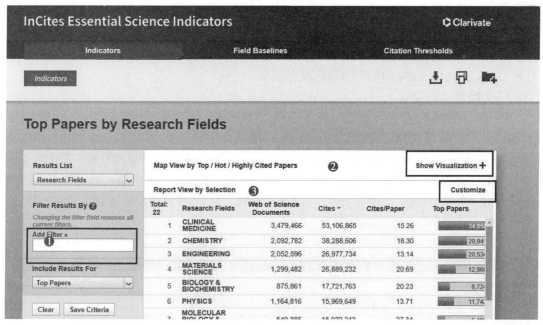

图 7-5　ESI 主界面

（二）分析评价指标

1. 高被引论文（highly cited paper）　是指过去 10 年发表的论文中，被引频次排在同一年同一 ESI 学科发表的论文的全球前 1% 的论文。

2. 热点论文（hot paper）　是指过去 2 年所发表的论文中，在最近 2 个月中被引频次排在某一 ESI 学科发表的论文的全球前 0.1% 的论文。

3. 高影响力论文（top paper）　是高被引论文和热点论文取并集后的论文集合。

4. 研究前沿（research fronts）　是一组高被引论文，是通过聚类分析确定的核心论文。论文之间的共被引关系表明这些论文具有一定的相关性，通过聚类分析方法测出高被引论文之间的共被引关系而形成高被引论文的聚类，再通过对聚类中论文题目的分析形成相应的研究前沿。

5. 学科基准值（field baselines）　即评价基准线，是指某一 ESI 学科论文的分年度期望被引频次。它是衡量研究绩效的基准，是帮助理解引文统计的标尺。

6. 篇均被引频次（citation rates）　对近 10 年间各学科每年发表的论文分别进行统计，表示各学科每年的篇均被引频次。

7. 百分位（percentiles）　是指每年发表的论文达到某个百分点基准应至少被引用的频次，用来衡量论文引用的活跃度。

8. 学科排名（field rankings）　提供近 10 年的论文总数、被引频次、篇均被引频次和高被引论文数。

9. 引用阈值（citation thresholds）　是指在某一 ESI 学科中，将论文按照被引频次降序排列，确定其排名或百分比位于前列的最低被引频次。

10. ESI 学科阈值（ESI thresholds）　是指近 10 年，在某一 ESI 学科中，被引频次排在前 1% 的作者和机构，或排在前 50% 的国家或期刊的最低被引频次。

11. 高被引论文阈值(highly cited thresholds) 近 10 年,在某一 ESI 学科中,被引频次排在前 1% 的论文的最低被引频次。

12. 热点论文阈值(hot paper thresholds) 近 2 年,在某一 ESI 学科中,最近 2 个月被引频次排在前 0.1% 的论文的最低被引频次。

(三) 检索示例分析

1. 查找某机构进入全球前 1% 的 ESI 学科的相关数据 步骤包括:①点击指标(Indicators)选项;②选择研究领域(Research Fields);③在增加筛选条件(Add Filter)中选择机构(Institutions);④输入目的机构名称的字符串,系统会自动提示英文全称;⑤在结果区(分别选择 Top Papers、Highly Cited Papers、Hot Papers),从左至右依次按选择结果显示研究领域、论文数、被引频次、篇均被引频次,以及高影响力论文、高被引论文或热点论文的数量,如图 7-6 所示。

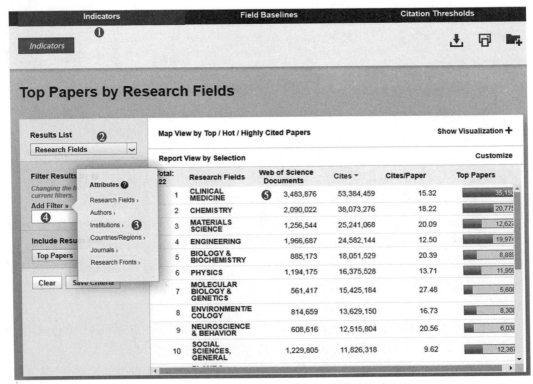

图 7-6 某机构进入全球前 1% 的 ESI 学科的相关数据

检索示例 7-7:查找西南医科大学进入全球前 1% 的 ESI 学科的相关数据(已有至少一个学科进入全球前 1%)。

步骤:①在指标选项界面,选择研究领域;②在增加筛选条件中选择机构,输入"Southwest Medical University";③结果区首先显示该机构进入全球 1% 的 ESI 学科的指标信息;④"All Fields"项包括已进入和未进入全球前 1% 的所有 ESI 学科的论文指标信息。

当点击包含论文数目的蓝色条形图时,会出现"Indicators-Documents"界面,在该界面可查看以下信息：①通过选择下拉菜单中的选项来进行论文排序；②通过选择"Customize Documents"来自定义各类指标和题录信息；③点击论文题目时，ESI 会自动链接到 Web of Science 数据库中，获取每一篇论文的详细信息；④点击被引频次时，将会显示被引趋势图，并可以将此趋势图导出、下载；⑤点击作者、期刊、学科分别获得相关信息；⑥可以选择一次显示的记录数，10、25 或 50 条。

2. 某机构目前未有学科进入全球前 1%，但拥有高被引论文 示例如下。

检索示例 7-8：利用 ESI 查找成都医学院化学学科的高被引论文。

步骤：①在指标选项界面，选择研究领域；②在结果区，选择第二个"Chemistry"，点击右边的"Highly Cited Papers"选项下的蓝色数字条形框；③进入"Documents"中的"Papers by Research Field"界面，点击"Clear"清除条件后用以显示 ESI 数据库收录的所有该学科高被引论文；④在左边的"Add Filter"中选择"Institutions"，然后输入"Chengdu"，出现下拉菜单选项，选择"Chengdu Medical College"；⑤在结果区显示出成都医学院的高被引论文列表。

3. 获取机构在 ESI 学科中的统计数据 示例如下。

检索示例 7-9：利用 ESI 查找药理学与毒理学中的统计数据。

步骤：①在指标选项界面选择机构；②在增加筛选条件中选择研究领域；③在系统的 22 个 ESI 学科下拉菜单中选择目的学科"Pharmacology & Toxicology"；④在结果区，从左至右依次显示了研究机构、论文数、总被引频次、篇均被引频次、高影响力论文、高被引论文或热点论文的数量。

4. 查找 ESI 各学科的研究前沿 示例如下。

检索示例 7-10：利用 ESI 查找药理学与毒理学的研究前沿。

步骤：①在指标选项界面，选择研究前沿（Research Fronts）；②在增加筛选条件中选择研究领域，选择学科"Pharmacology & Toxicology"；③如选择高被引论文为结果输出类型，在结果区从左至右依次显示了研究前沿的数量（Total）、研究前沿的具体内容（Research Fronts）、高被引论文数（Highly Cited Papers）和平均年（Mean Year）；④可以通过点击包含高被引论文数的蓝色条形图，来获取每一篇高被引论文的详细信息；⑤还可以通过点击高被引论文或平均年指标旁边的倒三角标识，来对结果进行排序。

5. 确定 ESI 各学科的基准值 示例如下。

检索示例 7-11：ESI 临床医学的基准值（以被引频次为例）。

步骤：①点击进入学科基准值（Field Baselines）选项，可以分别选择篇均被引频次（Citation Rates）、百分位（Percentiles）或者学科排名（Field Rankings）；②同时提供学科基准值以及所选子项基准值的解释说明，方便对各项指标进行理解与运用；③结果区的第一栏为 ESI 的 22 个学科，分年度显示各学科论文的被引用全球平均值。如图 7-7 所示，可以看到 2016 年临床医学（CLINICAL MEDICINE）学科发表的论文的篇均被引频次为 20.54。因此，如果一篇发表在 2016 年的临床医学学科的论文的篇均被引频次不低于 20.54，则该论文的被引表现不低于全球平均水平。

6. 了解 ESI 各学科的阈值 ESI 基于 Web of Science 大数据提供了一系列有意义的引文统计数据，也即引文阈值。通过这些统计数据可以观察在不同发表年度和不同学科里论文的引文表现力。可以按照机构、作者、期刊、国家等不同角度进行对标分析。

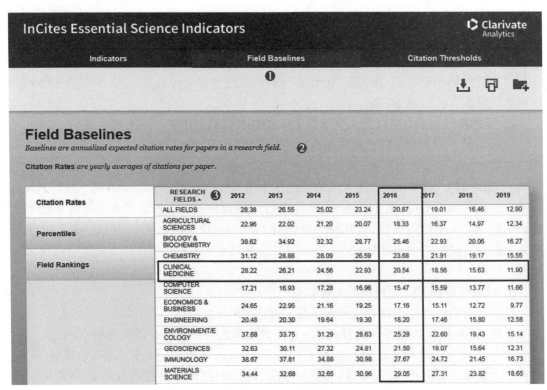

图 7-7 ESI 基准值

检索示例 7-12：了解 ESI 各学科的引用阈值。

如图 7-8 所示，步骤包括：①点击进入引用阈值（Citation Thresholds）选项，可以分别选择 ESI 学科阈值（ESI Thresholds）、高被引论文阈值（Highly Cited Thresholds）或者热点论文阈值（Hot Paper Thresholds）；②同时提供引用阈值以及所选子项阈值的解释说明，方便对各项指标进行理解与运用；③结果区以 ESI 的 22 个学科为出发点，分别从作者、机构、期刊、国家等不同层次来给出引用阈值。例如，在图 7-8 中，临床医学（CLINICAL MEDICINE）学科总被引频次进入全球前 1% 的机构，其发表论文的最低总被引频次为4 181 次。

7. 快捷获取高影响力论文、高被引论文或热点论文 ESI 可提供"某个国家或机构某 ESI 学科的高影响力论文、高被引论文或热点论文"的下载功能。一次性最多可以导出20 000 篇高影响力论文、高被引论文或热点论文；可以选择 XLS 或 CSV 两种格式导出；导出字段包括每篇高影响力论文、高被引论文或热点论文的 Web of Science 入藏号、所属 ESI学科、在当期 ESI 中的被引频次等。

检索示例 7-13：以北京大学临床医学学科的高影响力论文的下载为例。

步骤：①首先筛选研究领域（Research Fields），然后按照机构（Institutions）进行筛选，输入 "Peking University"，结果显示选择高影响力论文（Top Papers）；②在结果区，选择第一个"CLINICAL MEDICINE"，点击右边的蓝色数字条形框；③进入高影响力论文页面后，点击右上角的下载图标进行下载；④导出的北京大学临床医学学科的高影响力论文的具体信息包括 Web of Science 入藏号、DOI、所属 ESI 学科、在当期 ESI 中的被引频次等。

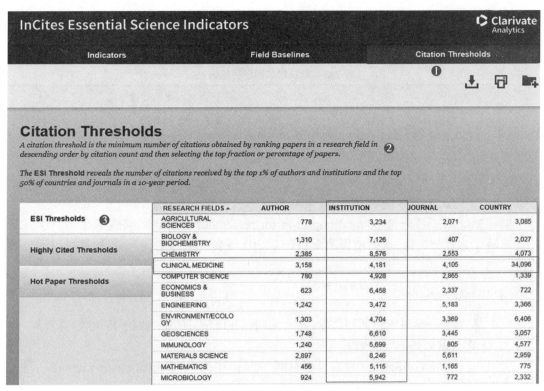

图 7-8　ESI 学科引用阈值

二、期刊引证报告

(一) 简介

期刊引证报告(Journal Citation Reports,JCR)是科技期刊评价指标数据库。JCR 基于 Web of Science 核心合集的引文数据,采用量化的统计信息严格地评价全球的学术期刊。JCR 可以在期刊层面衡量研究的影响力,显示出引用和被引期刊之间的相互关系。JCR 每年 6 月左右公布数据,是基于前一年(JCR 年)引文统计的信息。

1. 期刊影响因子　期刊影响因子(journal impact factor)为期刊在当前 JCR 年获得的总被引频次与该期刊前两年发表的学术论文总数的比值,简称为 JIF。例如,期刊 2021 年 JCR 的影响因子是期刊在 2019 年和 2020 年发表的所有论文在 2021 年获得的总被引频次与该期刊在 2019 年和 2020 年发表的学术论文总数的比值。只有 Web of Science 核心合集收录的期刊才有期刊影响因子指标。

计算方法:期刊影响因子是以年为单位进行计算的。

以 2021 年的某一期刊影响因子为例,计算公式为:$JIF(2021 年)= A/B$。

其中,A 为该期刊 2019 年至 2020 年所有文章在 2021 年中被引用的次数;B 为该期刊 2019 年至 2020 年刊载的论文和综述文章数。

注意:只有被 SCIE、SSCI 收录的期刊才具有期刊影响因子,文章类型仅包含论文(article)和综述(review)。

2. 期刊影响因子分区　JCR 中期刊影响因子分区采用四分法,即将同一学科领域中的期刊按照影响因子由高到低进行排序并划分为四等份,每一等份为一个区间。相关区间划分如表 7-3 所示。

表 7-3　期刊影响因子分区方法

JCR 分区	期刊影响因子区间值
Q1	$0.00 < \text{JIF} \leqslant 0.25$
Q2	$0.25 < \text{JIF} \leqslant 0.50$
Q3	$0.50 < \text{JIF} \leqslant 0.75$
Q4	$\text{JIF} > 0.75$

期刊影响因子百分位(journal impact factor percentile)将期刊影响因子在某一学科下的排名转化为百分位值,从而使得跨学科的期刊比较变得更有意义,该指标通过以下公式计算。

$$期刊影响因子百分位 = \frac{N - R + 0.5}{N}。$$

其中,N 为某一学科中的期刊总数;R 为某期刊在该学科的影响因子排位数(降序)。

3. 登录 JCR　具体方法如下。

方法一:在 Web of Science 检索界面右侧"产品"中选择"Journal citation reports",进入 JCR 检索界面。

方法二:在 Web of Science 核心合集检索结果界面,点击"文献题名"进入文献详情页,点击"期刊名称",进入期刊信息页,点击"进一步了解"进入 JCR 检索界面。

4. JCR 主界面　JCR 主界面如图 7-9 所示:①在检索框中键入期刊名称、期刊 ISSN 或 eISSN(电子期刊的 ISSN)、所属学科及刊名关键字,直接点击右侧"放大镜"或在检索提示框内点击目标期刊名称,即可进入目标期刊概览页面;②新增"Match my manuscript"模块,可由 JCR 快捷进入主期刊列表,匹配适合的投稿期刊;③通过期刊排序方式浏览结果;④通过学科排序方式浏览结果,可以查看 254 个 Web of Science 学科类别中每个类别的期刊列表;⑤通过出版社排序方式浏览结果;⑥通过国家 / 地区排序方式浏览结果;⑦管理喜欢的期刊列表。

(二) 检索示例分析

1. 检索一种期刊的方法　通过期刊排序方式浏览结果。

(1)通过检索框键入期刊全称、期刊缩写、刊名关键字或 ISSN 检索期刊,具有自动提示刊名功能。

(2)点击"Export"一键下载当前页面所需期刊信息,支持 CSV 导出格式。

(3)通过"Customize"选择展示更多期刊指标,可通过自定义设置默认展示常用指标。

(4)点击"Filter"展开筛选项,设置筛选条件查询所需期刊信息。

(5)在"Journals""ISSN/eISSN"检索框中输入期刊名称、ISSN/eISSN 等直接限定一种或者多种期刊。

(6)通过"Categories"限定 Web of Science 学科分类体系下的具体学科以查询期刊。

(7)通过"Publishers"限定出版社条件,输入出版社名称关键字时,具有名称自动提示功能。

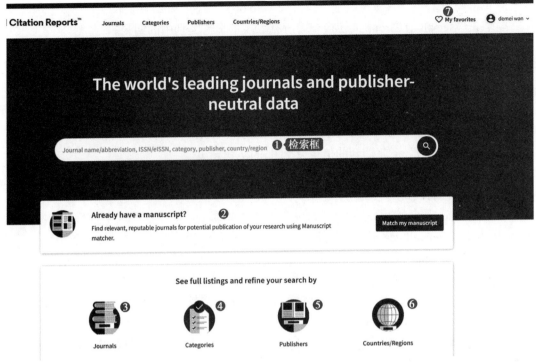

图 7-9　JCR 主界面

(8) 通过 "Country/region" 限定期刊所在的国家 / 地区。

(9) 通过 "Citation Indexes" 限定期刊来源, 包括 SCIE 期刊、SSCI 期刊、AHCI 期刊及 ESCI 期刊。

(10) 通过 "JCR Year" 选择 JCR 年份, 查询当年期刊数据。

(11) 通过 "Open Access", 可根据期刊或者期刊文献的 OA 比例查找期刊。

(12) 通过 "JIF Quartile" 限定期刊影响因子分区。

(13) 通过 "JIF Range" 限定期刊影响因子数值范围以查找期刊。

(14) 通过 "JCI Range" 限定期刊引文指标 (journal citation indicator, JCI) 数值范围以查找期刊。

(15) 通过 "JIF Percentile" 限定期刊影响因子百分位范围以查找期刊。

(16) 通过 "Add to Favorites list", 将选中期刊加入收藏夹。

(17) 通过 "Compare", 将选中期刊进行比较, 最多可选择 4 本期刊进行比较。

2. 用 JCR 查找 *Nature* 杂志的期刊影响因子及分区

(1) 方法一: 打开 JCR 检索界面, 在检索框中输入 "Nature", 在下拉框中选择正确的刊名得到结果; 也可以选择 "Journals", 展开 "Filter", 选择 "Journals", 在输入框中输入 "Nature", 在下拉框中选择正确的刊名得到结果。

(2) 方法二: 通过学科类别方式浏览期刊。

1) 通过选择 "Categories" 进入浏览学科类别查找期刊模块。

2) 为了帮助用户快速找到相应期刊, JCR 将 254 个 Web of Science 学科类别划分为 21 个期刊分组。

3）单击向下箭头查看所选组别中包含的 Web of Science 学科类别。

4）点击"See all 21 Groups"切换查看所有 254 个学科类别中的期刊。

5）通过左侧"Filter"添加筛选项来快速查找所有学科类别期刊列表中的期刊。

3. 查看期刊 *Nature* 概览页面信息 *Nature* 期刊检索结果页面如下。

（1）可查看期刊分年度详细指标信息，也可查看"All years"的期刊信息。

（2）可展示期刊基本信息，包括期刊名称、ISSN、eISSN、出版社、所属学科、出版周期等。

（3）点击"Journal Citation Reports ™"右上角的"Favorite"，将此期刊加入收藏。

（4）点击"Export"，将此期刊的信息以 PDF 的格式导出。

（5）"Journal Impact Factor"展示期刊影响因子，点击期刊影响因子下方的"View calculation"可查看其计算公式与方法。

（6）"Journal Impact Factor Trend"展示期刊近 5 年影响因子及影响因子百分位数据变化趋势，可点击"View all years"查看历年来期刊影响因子及影响因子百分位变化趋势。

（7）"Journal Impact Factor contributing items"展示期刊的可引用论文和引文，其中包括"在线发表"文献，默认展示被引与引文数据中贡献排名前 10 位的文献和期刊信息，点击"View in Web of Science"即可查看全部被引文献或施引文献。

（8）"Journal Citation Indicator（JCI）"展示期刊最新期刊引文指标 JCI。

（9）"Journal Citation Indicator"展示期刊 2017 年至今期刊引文指标 JCI 数值的动态变化趋势。

（10）"Total Citations"展示期刊总引用次数指标及近 5 年期刊被引用总次数的变化趋势。

（11）"Citation distribution"展示与期刊最新影响因子相关的引文分布情况，借助交互式的视图可帮助了解不同文献类型的文献的引文分布情况。

（12）开放获取（open access，OA）数据可显示每篇期刊论文的获取模式，帮助了解在知识共享许可协议下，免费阅读和重复使用的文章对期刊整体内容和引证表现的相对贡献。

（13）"Rank by Journal Impact Factor"展示期刊历年来影响因子在所属学科的排名、分区及影响因子百分位。

（14）"Rank by Journal Citation Indicator（JCI）"展示 2017 年以来期刊引文指标 JCI 在所属学科的排名、分区及百分位。

（15）"Content metrics"下面的"Source data"展示期刊源数据信息，包括不同类型的文献数据以及参考文献数据等。

（16）"Average JIF Percentile"展示期刊所属学科领域以及期刊在该学科的最新影响因子百分位。

（17）"Contributions by organizations"基于文献作者地址信息分析，展示最近 3 年该期刊所收录文献的主要来源，"Contributions by country/region"展示国家 / 地区列表及主要机构列表。

（18）"Additional metrics"展示期刊更多指标数据及近 5 年指标变化趋势，指标包括特征因子、规范化的特征因子、立即指数、5 年影响因子等。

三、InCites 数据库

（一）简介

InCites 数据库中集合了 Web of Science 核心合集数据库 1980 年以来的数据，涵盖全球

220 多个国家或地区的 12 700 多所名称经过规范化的机构的信息,还包含了基于中华人民共和国国务院学位委员会和教育部颁布的《学位授予和人才培养学科目录(2018 年 4 月更新)》的学科分类。拥有多元化的指标和丰富的可视化效果,拥有条形图、饼图、雷达图、散点图等多种可视化图表,满足个性化分析需求,支持快速导出数据。

1. InCites 数据库的功能 利用 InCites 数据库可实现以下功能。

(1)定位重点学科 / 优势学科,发展潜力学科,优化学科布局。

(2)跟踪和评估机构的科研绩效。

(3)与同行机构开展对标分析,明确机构全球定位。

(4)分析本机构的科研合作开展情况,识别高效的合作伙伴。

(5)挖掘机构内高影响力和高潜力的研究人员,吸引外部优秀人才。

(6)识别有优势和有潜力的研究主题。

2. 登录 InCites 数据库 在 Web of Science 检索界面右侧"产品",选择"InCites Benchmarking & analytics",输入 InCites 的账号和密码登录,首次访问需要用邮箱注册后方可登录。

3. InCites 数据库主界面功能模块和入口简介

(1)研究人员、机构、区域、研究方向、出版物、基金资助机构六大分析维度,具体如下。

1)研究人员:分析各机构研究人员和科研团体的产出力和表现力等。

2)机构:分析全球各机构的科研表现,进行同行对标。

3)区域:分析各机构的国际合作区域分布。

4)研究方向:分析机构在不同学科分类体系中的学科布局。

5)出版物:分析文献来源期刊、图书和会议录分布。

6)基金资助机构:分析不同基金资助机构的论文资助情况。

(2)通过"分析"模块快速启动模板化分析功能。

(3)通过"报告"模块快速创建数据库内置的报告模板,展现机构、人员、部门、出版商的科研表现、期刊利用率、合作等情况,同时支持创建自定义分析报告。

(4)通过"组织"模块管理和使用已保存的工作。

(5)点击"我的机构"进入模块"My Organization",实现院系、个人科研数据的精确度量和精准追踪。

(二) 检索示例分析

1. InCites 每个分析模块的界面结构 示例如下所示。

以"机构"模块为例。

界面结构:①模块和已设置的筛选条件;②筛选区:可以根据需求选择筛选条件、指标、基准值;③数据表结果:浏览筛选后得到的各机构数据和相应指标;④可视化结果:可以选择合适的图表类型呈现筛选结果,即各机构数据和指标。

2. 对某机构科研绩效进行分析及对标,分析机构的科研产出和影响力 示例如下所示。

以机构"苏州大学"为例进行检索。

步骤:①选择"机构"模块;②输入机构名称"Soochow University",系统会自动联想候选名称;③通过"筛选条件"中的"出版年",选择"2017—2021 年"限制分析年份;④如需其他条件限定,在"筛选条件"中点击所需项目,如文献类型选择"Article",完成限定后,点击"更新结果",可以得到本机构的数据。

3. 选择同行机构进行对比分析　示例如下所示。

在"机构"分析模块,利用"筛选条件"限定选择对标机构。

步骤:①"机构名称":输入对标机构的名称;②"出版年":限制分析年份;③"机构类型":按照机构所属的类型,例如大学、政府等来限制;④"机构联盟":按照机构所属的联盟,例如中国双一流高校、澳大利亚八大名校等来限制。

4. 选择不同的"研究方向"可进行学科分类的对比分析　示例如下所示。

选择不同的"研究方向"进行学科分类的对比分析。

步骤:在"筛选条件"的"研究方向"处选择需要分析的学科分类。InCites 数据库中所包括的 16 种学科分类可供选择,如选择"Essential Science Indicators"(ESI 学科分类有 22个),在"筛选条件"中根据实际情况选择需要分析的数据,设定好筛选条件,得到某机构在不同学科分类体系中的学科布局,借助散点图呈现多维度机构对标分析结果。

5. 查看机构的科研绩效报告　示例如下所示。

查看机构的科研绩效报告。

步骤:选择"报告"模块查看机构的科研绩效报告,包括机构的研究表现、合作情况、期刊利用情况和被引用最多的论文。如果要查看具体的分析数据,可以点击右侧的省略号,点击出现的"转到分析",可以进入"分析"模块看到具体的机构的科研绩效分析数据。

(唐小利　张　玢　万德美)

第八章

其他资源平台

第一节　国家科技图书文献中心

一、概况

（一）简介

国家科技图书文献中心（National Science and Technology Library，NSTL）是科技部联合财政部等六部门，经国务院领导批准，于 2000 年 6 月 12 日成立的一个基于网络环境的科技文献信息资源服务机构。由中国科学院文献情报中心、中国科学技术信息研究所、机械工业信息研究院、冶金工业信息标准研究院、中国化工信息中心、中国农业科学院农业信息研究所、中国医学科学院医学信息研究所、中国标准化研究院国家标准馆和中国计量科学研究院文献馆九个文献信息机构组成。

国家科技图书文献中心根据国家科技创新发展的需要，已全面收藏和发掘理、工、农、医等四大领域的科技文献，已发展成为集外文学术期刊、学术会议文献、学位论文、科技报告、科技文献专著、专利、标准和计量规程等于一体，资源丰富、品种齐全的国家科技文献信息资源保障基地，形成了印本和网络资源互补的保障格局。NSTL 平台是集文献服务与信息服务于一体的综合性服务平台，对于用户的学术及科学研究都有很大的助益。平台适用的用户类型广泛，不仅对高校等科研单位开放，也对个人及其他社会团体提供较多的服务内容，文献与信息服务亦具有一定的特色，是一个不可多得的信息资源来源地。

（二）资源

文献资源包括学术期刊、学术会议文献、科技报告、科技文献专著、学位论文、标准、中外文计量规程、中外文专利、外文科技图书简介等。

1. 学术期刊　期刊资源包括中外文期刊和电子期刊，涵盖基础科学、工程技术、农业科学、医学科学等领域的科技文献信息资源。

2. 学术会议文献　收藏了世界上重要科技类学会、协会出版的会议文献。涵盖基础科学、工程技术、农业科学、医学科学等领域的科技文献信息资源。

3. 科技报告　收藏了美国著名的四大科技报告全文数据库（AD、PB、NASA、DOE）、行业报告、市场报告、技术报告等。侧重于军事工程技术、民用工程技术、航空和空间技术领域、能源技术及前沿技术的战略预测等内容报告。涵盖基础科学、工程技术、农业科学、医学科学等领域的科技文献信息资源。

4. 科技文献专著　收藏了世界知名出版社和重要专业学会、协会出版的外文科技图书、文集汇编、参考工具书和检索工具书等专著。涵盖基础科学、工程技术、农业科学、医学科学等领域的科技文献信息资源。

5. 学位论文

（1）中文学位论文：收录 1984 年至今我国高校、科研院所授予的硕士、博士学位论文以及博士后论文 220 余万篇，每年增加论文近 30 万篇。学科涉及自然科学各专业领域，涵盖全国 1 400 所高校及科研机构。经济（F）、医药卫生（R），以及自动化技术、计算机技术（TP）的学位论文馆藏量分列前三位。

（2）外文学位论文：收藏 ProQuest 公司出版的 2001 年以来的电子版优秀硕士、博士论文 70 多万篇，每年新增约 4 万篇，涉及自然科学和社会科学领域，涵盖 924 所国外高校及科研机构。工程类、生物学、化学学科的学位论文馆藏量分列前三位。

6. 标准　NSTL 收藏中文标准 54 万余条，外文标准文献 200 万余条，主要涵盖国际组织标准、美国标准、欧洲标准、亚洲标准、大洋洲标准等数据库。计量检定规程 3 600 余条。

7. 专利文献　NSTL 收藏的中外文专利包括：中国大陆专利数据 1 250 万余条、台湾专利 110 万余条；外国专利数据涵盖美国、英国、法国、德国、瑞士、日本、韩国、印度、以色列、俄罗斯、苏联、加拿大等国家 20 世纪 70 年代以来的所有公开的发明和实用新型专利文摘，以及 1978 年以来的欧洲专利局和世界知识产权组织专利文摘，共计 1 400 万余条。

二、文献检索

文献检索栏目向用户提供各类型科技文献题录或文摘的查询服务。文献类型涉及期刊、会议录、学位论文、科技报告、专利标准和图书等，语种涉及中文、英语、日语、俄语等。提供快速检索、高级检索、分类检索、自然语言检索等多种检索方式。

（一）快速检索

用户进入 NSTL 网站后，便可进行文献浏览与检索，此时用户即使未登录自己的账号也可以进行检索。NSTL 默认的检索资源类型为期刊、会议文献及学位论文，检索界面为快速检索，用户可自行扩大或缩小文献检索范围来进行检索。

在快速检索框中输入检索词，系统将会在文献的标题、关键词及摘要中进行检索，系统会对检索词进行自动中英文互译并检索，使用户获得尽可能全面的检索结果。例如，输入检索词"脓毒症"，可以检索到包含对应的英文检索词"sepsis"的文献，被检索到的检索内容以红色字体显示。

快速检索还支持二次检索，即在上一步检索结果的基础上进一步检索。如在脓毒症结果页面输入框中输入"脑炎"，点击"二次检索"，可检索出脓毒症合并脑炎的相关文献。

（二）高级检索

点击首页快速检索框右侧的"高级检索"按钮，可进入高级检索界面，用户可自行设定所要检索的"文献类型"，系统默认为期刊、会议、学位论文。检索条件可选题名、作者、机构、关键词、主题词和摘要,各检索条件之间逻辑关系默认为"与",亦可设置各检索条件为"精确匹配"还是"模糊匹配"。其他筛选条件中可设置语种、馆藏(收藏单位)、年份、查询范围、获取方式。用户完成所需的检索条件设置后,便可执行检索任务,以获取所需的检索结果。

如查找脓毒症合并脑炎的文献,检索条件选择题名,分别输入"脓毒症""脓毒血症""脑炎",布尔逻辑运算符依次选择"OR""AND",勾选"精确匹配",点击"检索"(图8-1),即可跳转到结果页面。

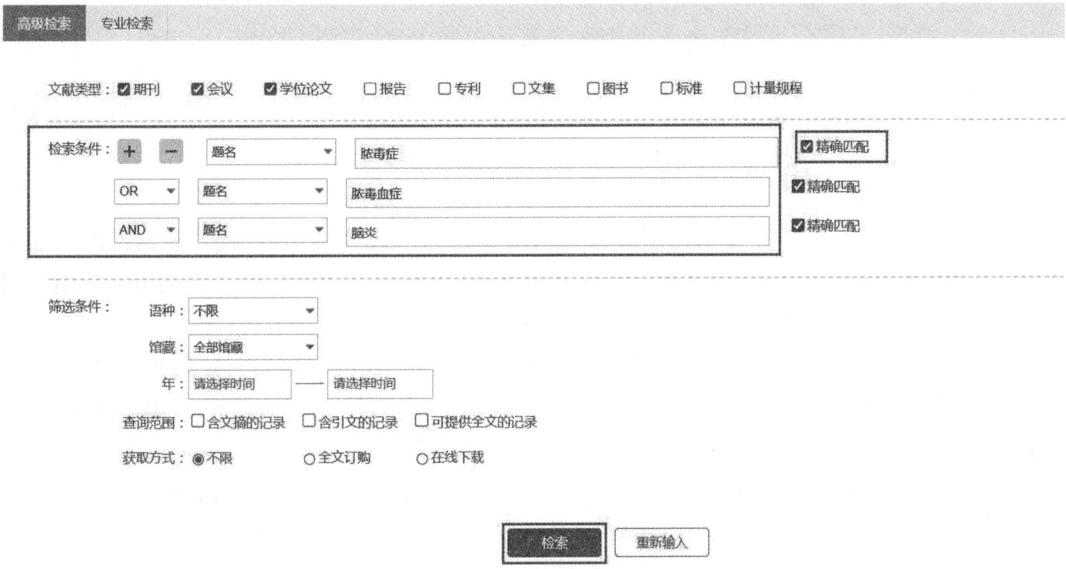

图 8-1 NSTL 高级检索示例

不同的资源类型有不同的特点,用于检索的字段也有所不同,具体见表 8-1。

表 8-1 NSTL 不同资源类型高级检索字段

资源类型		字段	支持的分类检索类型
期刊	论文	题名、出处、作者、机构、关键词、主题词、摘要、出版者、ISSN、EISSN	学科分类
	期刊	题名、出版者、主编、出版地、关键词、摘要、ISSN、EISSN	学科分类
会议	论文	题名、出处、会议名称、作者、机构、关键词、主题词、摘要、出版者、ISSN、EISSN、ISBN、EISBN(会议论文集)	学科分类
	会议录	题名、会议名称、出版者、出版地、关键词、摘要、ISSN、EISSN、ISBN、EISBN	学科分类
学位论文		题名、作者、机构、学位、院校、专业、研究课题、导师、关键词、主题词、摘要	学科分类
报告	文章	题名、出处、作者、机构、关键词、摘要、ISSN、EISSN、ISBN	学科分类
	报告	题名、出版者、主编、出版地、关键词、摘要、ISSN、EISSN、ISBN	学科分类

续表

资源类型		字段	支持的分类检索类型
专利		申请号、公开(公告)号、申请者、申请(专利权)人、优先权号、申请日期、公开(公告)日期、分类号、发明人、摘要	IPC 分类号
文集汇编	文章	题名、出处、作者、机构、关键词、摘要、出版者、ISBN、EISBN	学科分类
	文集汇编	题名、出版者、主编、出版地、关键词、摘要、ISBN、EISBN	学科分类
图书	文章	题名、出处、作者、机构、关键词、摘要、出版者、ISSN、EISSN、ISBN	学科分类
	图书	题名、出版者、主编、出版地、关键词、摘要、ISSN、EISSN、ISBN	学科分类
标准文献		名称、发起人、机构、关键词、标准号	标准分类
计量规程		题名、作者、机构	学科分类

(三) 专业检索

在专业检索中,用户可根据自己的检索需求编辑检索式进行文献检索,检索式的语法规则在检索框下方的说明中有详细解释,点击检索框右侧的"可检索字段"按钮,可以浏览进行专业检索时所有的可检索字段列表并直接使用。

1. 关键字和符号说明　字段查询格式为:字段名:(检索内容)。如果检索多个单词即词组时,需要用括号将检索内容括起来,或者将空格用反斜杠(\)转义,单词间默认为"AND"的关系,如需"OR"的关系,应使用 ‖ 或 OR 连接。如题名:(computer media)、题名:(computer\media)、题名:(computer OR media)、题名:(computer‖media)、题名:(computer media)OR 作者:(A.GRZYWAK)。其中冒号、圆括号等符号需在半角状态下输入。

2. 范围查询

(1)包含范围检索:如检索某时间段记录,需包含头尾,用[ ]表示。例如出版年:[2013 TO 2015]、专利申请日期:[20080710 TO 20101201]。

(2)不包含范围检索:如检索某时间段记录,不包含头尾,用 { } 表示。例如出版年:{2013 TO 2015}、专利申请日期:{200807 TO 201012}。

(3)混合使用:根据实际需要使用上述两组符号,如出版年:[2013 TO 2015}、出版年:{2013 TO 2015]、专利申请日期:[200807 TO 201012}、专利申请日期:{200807 TO 201012]。专业检索符号及表达含义如表 8-2 所示。

表 8-2　NSTL 专业检索符号及表达含义

符号	表达含义
&&	AND
‖	OR
!	NOT
( )	用于构成子查询
^	控制相关度检索
[ ]	包含范围检索
{}	不包含范围检索

检索示例 8-1：采用专业检索查找题名中包含脓毒症合并脑炎的文献。

步骤：在专业检索框中输入表达式"题名：（脓毒症 OR 脓毒血症 OR 脓血症 OR 脓毒性休克）AND 题名：（脑炎）"，点击"检索"，即可得到检索结果页面。

（四）检索结果的展示与处理

1. 结果显示　在结果页面，可显示检索条件、检索结果及题录信息，可对检索结果按文献类型、资源分类、出处、主题词、中图分类等进行聚类筛选，可按相关度、时间、被引、NSTL排序（NstlMetric）、多因子、多条件进行排序。可将具体文献加入申请单，以及对其进行收藏、导出、分享等操作。

点击某一结果的题名可进入检索结果的细览页，可查看该文献的具体题录信息、馆藏信息等，也可将此文献加入申请单，以及对其进行分享、收藏、导出等操作。还可查看该文献的相关推荐、相关数据、引文网络、统计分析、关系发现、评价等信息。

2. 检索历史　点击页面左侧，可出现 NSTL 工具栏，点击工具栏中的检索历史，可查看当天、最近两天、最近一周、最近一个月、最近三个月的检索历史，包括每一次检索的文献类型、检索条件、时间等信息。

3. 全文获取　在结果显示页面或文献细览页，点击题录下方的购物车图标，将该文献加入申请单。点击"申请单"，进入申请单详情页，然后按提示步骤操作，获取全文信息。

4. 个人中心　点击工具栏"个人中心"，进入个人中心详情页。该页面包括"申请查询""我的订阅""我的空间""我的收藏""我的账务""申请集团""我的通知""注册站点"等功能。

三、资源导航

在 NSTL 首页上方点击"资源导航"按钮，可弹出 NSTL 的资源导航列表，具体包括期刊、会议录、学位论文、科技报告、图书、标准 / 计量、专利、NSTL 快报简报、NSTL 研究报告、全国开通服务、部分开通数据库、产业统计数据 12 种类型资源。点击具体资源类型名称，可进入该类型资源导航的页面，可在页面上对该类型资源进行浏览和检索。

（一）期刊

在期刊导航页中，可通过期刊推荐、期刊来源推荐、数据库和其他网络资源、字顺（西文、日文、俄文）浏览、NSTL 学科导航等方式查询或浏览期刊，还可通过出版者、语种、国家 / 地区等对期刊进行筛选。此外，还可通过一般检索和高级检索功能查找期刊，在检索结果页面可选择默认排序、相关度排序、时间排序对期刊进行排序。

会议录、学位论文、科技报告、图书、标准 / 计量、专利等类型资源导航的查询方式同期刊类似，故不赘述。

（二）NSTL 快报简报

在 NSTL 快报简报导航页面，可通过直接输入专题信息名称检索相关快报简报，也可直接点击具体信息产品名称浏览相关快报简报。该导航页还可通过专题信息类型、编制时间、重要领域导航等方式筛选及浏览快报简报。

NSTL 研究报告浏览方式同快报简报一致。

（三）全国开通服务和部分开通数据库

点击资源导航下的"全国开通服务"即进入数据库和其他网络资源页面。该页面提供了全国开通外文现刊数据库、全国开通外文回溯期刊数据库、支持集团采购开通的数据库、开放获取资源四大类资源导航服务。部分开通数据库页面同全国开通服务页面一致。

(四) 产业统计数据

点击资源导航下的"产业统计数据"即进入 NSTL 产业统计数据。该数据库涵盖了宏观经济、科技创新、农业与食品安全、工业与制造业、健康医疗等多个领域资源,收录了 400 多项全球统计数据指标,重点关注各国宏观经济和全产业链核心数据资源。这些数据来源于国际组织、各国统计部门及年鉴报告等权威渠道,已实现超 4 300 万条多源异构、异地异组数据融汇治理。

可在产业统计数据库主页检索框中搜索产业相关数据,也可通过"主题数据""图知产业""数说国家""资源推荐"等特色功能浏览相关产业数据。

四、特色服务

NSTL 特色服务包括馆藏目录、代查代借服务、国际科技引文服务、重点领域信息门户、重点区域信息服务五大部分。

(一) 馆藏目录

馆藏目录服务系统收录了理、工、农、医等学科的 NSTL 馆藏印本资源、电子和 OA 资源,提供了资源概览、快速检索、高级检索、新增资源等服务。

(二) 代查代借服务

NSTL 面向注册用户提供各类型文献全文的委托复制服务,用户在网页中尽可能地详细填写"代查代借请求申请表"后(文献信息填写越详细越有助于文献的获取),NSTL 的工作人员将根据申请表提供的文献线索及用户所限定的地域、时间与费用,依次在 NSTL 成员单位、国内其他文献信息机构和国外文献信息机构查找用户所需文献。如果 NSTL 成员单位馆藏范围内有用户所需要的文献,用户提交申请表后,工作人员原则上将在 2 个工作日内按照用户所请求的方式发送原文。如需到国内其他机构或国外机构查找文献,发送原文的时间将视具体情况而定。

(三) 国际科技引文服务

国际科学引文数据库(Database of International Science Citation,DISC)是 NSTL 自建的、以科学引证关系为基础的外文文献数据服务系统。系统集成了 NSTL 外文期刊文献数据库(来自 17 000 多种外文期刊)和优选的理、工、农、医各学科领域的部分优秀外文期刊(来自 3 000 多种外文期刊)的引文数据,并揭示和计算了文献之间的相关关系和关系强度,为科研人员提供了检索发现世界上重要的科技文献、了解世界科学研究与发展脉络的强大工具。

(四) 重点领域信息门户

重点领域信息门户是由 NSTL 组织建设的网络信息资源服务栏目之一。该门户是面向科学研究团队、科研管理工作者、情报服务人员等不同人群,可按领域专题定制的知识服务平台。

平台基于不同领域国内外相关机构(政府机关、科研机构、学会和协会、科技企业、学术会议、个人主页等)网站,自动搜集、遴选、描述、组织和揭示各机构发布的重大新闻、研究报告、预算、资助信息、科研活动等,提供内容浏览、专题定制和邮件自动推送等服务,可帮助用户快速了解和掌握领域内科研发展态势,掌握同行或竞争对手的科技活动动向,发现领域重点及热点主题,把握领域发展概貌,辅助科技决策。

(五) 重点区域信息服务

围绕重点区域的科技创新和经济发展,面向地方政府、科研单位、新型研发机构和科创中心等政产学研机构和部门提供战略规划、政策举措、科技进展、产业创新等信息跟踪和专题文献信息服务。

五、知识发现

该栏目下包含了科技词表、科学数据、文摘要素、引文、学者、资助项目、图片、公式等内容。

(一) 科技词表

科技词表提供了直接输入检索词查询、科技知识组织体系(STKOS)范畴表查询、直接浏览三种方式查询和浏览科技词汇。

(二) 科学数据和文摘要素

科学数据提供了直接输入检索词查询、NSTL 学科导航、直接浏览三种方式查询和浏览科学数据,还可通过研究趋势、年份、语种、作者等筛选科学数据。文摘要素搜索方式同科学数据相似。

(三) 引文

引文数据库可通过将检索词限定在全部字段及作者字段查询相应的引文信息。

(四) 学者

收集了近 3 亿作者的国家 / 地区、领域分类等相关信息,可直接输入检索词查询相应作者的信息,并可通过国家 / 地区、领域分类等对作者进行筛选与限定。

(五) 资助项目

可通过资金赞助者、年、关键词、NSTL 主题词等字段查询资助项目相关信息,并可通过年代、资金赞助者、年、关键词等筛选和限定资助项目。

(六) 图片和公式

NSTL 收集了近 5 万条图片信息,可直接输入图片相关内容查询相应图片。公式数据库提供了编辑器及公式检索两种方式查询相关公式。

第二节 国家哲学社会科学学术期刊数据库

一、数据库概述

国家哲学社会科学学术期刊数据库简称国家期刊库(NSSD),是由全国哲学社会科学规划领导小组批准建设,中国社会科学院承建的国家级、开放型、公益性哲学社会科学信息平台,具体责任单位为中国社会科学院图书馆(调查与数据信息中心)。其作为国家社会科学基金特别委托项目,于 2012 年 3 月正式启动,系统平台于 2013 年 7 月 16 日上线开通。

国家期刊库（NSSD）旨在建设成为我国公益性社会科学精品期刊数据库及社会科学开放获取平台，实现学术资源的开放共享，为学术研究提供有利的基础条件，促进学术成果的社会传播，推动我国哲学社会科学繁荣发展、走向世界。其定位是公益、开放、协同、权威，目标是坚持正确的政治方向和学术导向，牢固树立精品意识，面向未来，建设成为综合性哲学社会科学信息平台。

（一）收录范围

国家期刊库（NSSD）收录精品学术期刊 2 000 多种，论文超过 1 000 万篇，所收录的期刊中，包括国家社会科学基金重点资助期刊 187 种、中国社会科学院主管主办期刊 80 多种、核心期刊 600 多种、回溯到创刊号的期刊 700 多种，最早回溯到 1920 年。其还包括超过 101 万位学者、2.1 万家研究机构的相关信息。

（二）数据库特点

1. 提供人性化、多样化的功能服务，持续推出新功能、新服务。提供免费在线阅读和全文下载服务；提供多种文章检索和期刊导航方式，包括题名、关键词、机构、作者、摘要、刊名、年份、分类号、ISSN、基金资助、全文检索等文章检索方式，以及同步上线期刊导航、学科分类导航、核心期刊导航、社科基金资助期刊导航、中国社科院期刊导航、地区分类导航等期刊导航方式。

2. 检索结果可选用多种分面显示、多种排序、导出等功能，可进行聚类统计分析。

3. 具备历史记录查询、定制推送、收藏订阅等多种用户定制功能。

4. 部分期刊实现与纸本期刊同步出版。

5. 可实现学术统计以及评价。

（三）使用方式

1. 国家期刊库打开方式　通过浏览器搜索"国家哲学社会科学学术期刊数据库"，选择官方网站打开。

数据库首页导航栏可快速查询数据库资源，该导航栏提供文章检索、期刊导航，读者可以通过此处快速导航至相应界面。

2. 使用方式　个人用户注册后在任何地点都可以登录使用；机构用户签署机构用户授权使用协议，在机构 IP 范围内无须登录，直接使用。

个人用户注册方式：个人用户如果没有账号，须先在国家期刊库（NSSD）首页右上角点击用户注册，按提示在输入框内输入注册信息。同时该处提供用户登录入口，已成功注册的用户按提示输入登录信息后，即可使用数据库资源。

二、检索途径

（一）快速检索

读者可以通过在数据库首页选择论文或者期刊资源并输入关键词后实现快速检索，快速检索适用于简单课题的检索。

1. 文章检索　可以在快速检索模式下检索论文，例如输入"医学人文"，可快速获取人文医学相关文献；需要特别说明的是，快速检索模式下不支持布尔逻辑运算。

2. 期刊检索　可以在快速检索模式下检索期刊，系统默认为在刊名条件下检索，例如输入"求是"进行检索，系统自动转化为"检索条件：刊名＝求是"。

（二）高级检索

国家期刊库（NSSD）高级检索入口位于主页快速检索入口右侧。高级检索又分为文章高级检索、期刊高级检索。

1. 文章高级检索 文章高级检索类似于表单检索，系统提供多个检索提问框及"与""或""非"逻辑运算功能，支持题名、作者、机构、刊名、关键词、摘要、发表时间等字段的单一和联合检索，对检索课题的逻辑表达性更强，检索效率和检索结果的精度更高，适用于复杂课题的检索。高级检索模式还内置了题名和关键词、第一作者、分类号、基金、ISSN、全文等字段，检索字段共 12 个，方便读者选择使用。

检索示例 8-2：检索有关肿瘤免疫治疗研究的文献。

步骤：进入高级检索界面后，在两行检索提问框中选择检索字段为"题名或关键词"，分别输入检索词"肿瘤""免疫治疗"，选择逻辑关系为"与"，点击确定，获得 28 条检索结果。

检索示例 8-3：检索党的十九大（2017 年）以来习近平新时代中国特色社会主义思想及社会主义核心价值观相关的文献。

步骤：进入高级检索界面后，在三行检索提问框中均选择检索字段为"题名或关键词"，分别输入检索词"习近平""新时代中国特色社会主义思想""社会主义核心价值观"，将检索时间限定为"2017—2022 年"，并选择"精确"匹配，获得 31 条检索结果。

2. 期刊高级检索 期刊高级检索提供检索期刊的刊名、主办单位、出版地、ISSN、主编、邮发代号、中图分类号 7 个检索字段的检索提问框。另外还可在刊名字段选择"模糊 / 精确"匹配，提高查全率 / 查准率；用户还可以在期刊高级检索界面限定核心期刊的检索。

期刊高级检索适用于读者已知道所需检索期刊的刊名、出版者、分类号等相关信息的情况。

（三）期刊导航

国家期刊库（NSSD）期刊导航提供学科分类导航、核心期刊导航、社科基金资助期刊导航、中国社科院期刊导航、地区导航 5 种导航方式；此外，期刊导航模式提供了国家期刊库（NSSD）收录的所有期刊名录，并可直接下载。

1. 学科分类导航 将收录的期刊按学科分为哲学宗教、社会学、政治法律、经济管理、文化科学、语言文学、文学、艺术、历史地理、自然科学总论十大类。

2. 核心期刊导航 NSSD 提供中文社会科学引文索引（2021—2022 年）、中国人文社科核心期刊、中文核心期刊要目总览三种核心期刊分类导航。

3. 社科基金资助期刊导航 收录了 172 种社科基金（国家社会科学基金）资助的期刊。

4. 中国社科院期刊导航 收录了中国社会科学院主办的 89 种期刊。

5. 地区导航 提供除港澳台地区外，全国 31 个省、自治区、直辖市的地区期刊导航，方便读者了解某一地区的期刊出版发行情况。

三、检索结果的处理

（一）在结果中检索

文章高级检索提供"在结果中检索"的功能，读者在结果显示页面左侧的查询字段栏中，选择对应字段，输入对应查询内容，点击"在结果中检索"功能按钮，即可成功检索出对应的结果数据信息；该功能支持模糊检索与精确检索。如图 8-2 所示。

期刊高级检索提供"在结果中检索"的功能,读者可以按上述方法输入对应的查询内容,点击"在结果中检索"功能按钮,即可成功检索出对应的结果数据信息;该功能支持模糊检索与精确检索;可通过不同的分类筛选查看,左侧分类菜单栏包含学科分类、核心期刊分类、社科基金资助期刊导航、中国社科院期刊导航、地区分类、期刊名录六种,上侧分类菜单栏包含学科分类导航、核心期刊导航、社科基金资助导航、中国社科院期刊导航、地区导航五种。

(二) 排序

文章检索结果可按发表时间、相关度排序;期刊检索结果则按字母、更新时间排序。

(三) 显示

文章检索结果提供标题列表和简文列表两种显示方式;期刊检索提供文字列表显示和封面列表显示两种显示方式,采用文字列表显示方式可直接浏览期刊刊名、出版周期、是否为核心期刊、收录期数、论文数等。

(四) 聚类

在检索结果界面中可通过不同的分类进行结果信息查看,文章检索结果页面的左侧包含领域、主题、机构、作者、期刊、年份六种聚类方式;期刊检索结果页面的左侧包含学科分类、核心期刊分类、社科基金资助期刊导航、中国社科院期刊导航、地区分类、期刊名录六种聚类方式。

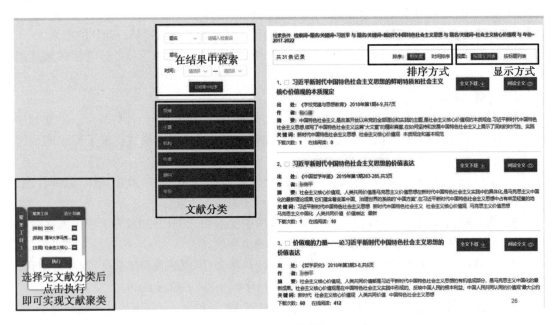

图 8-2 文章检索结果的处理

(五) 阅读和下载

检索结果有"全文下载"和"阅读全文"图标的,即为可以在线浏览和下载的论文,如果没有以上图标,即表示论文所属期刊还未被数据库收录或者数据仍在上传中。

单击论文标题进入论文详细页面后,点击"全文下载"图标后即可将论文下载到本地电脑,也可将文献直接分享到社交软件。

第三节　贵州数字图书馆

一、数据库介绍

贵州数字图书馆是贵州省图书馆创办的、面向贵州省读者用户的免费提供数字资源服务的公益性数字图书馆。从 2009 年 9 月开通至今,已拥有 40 余个商业及自建数据库,注册用户近 120 万人,年均访问量约 2 000 万人次,累计为 1 亿 5 000 多万人次提供服务,访问量和资源使用率名列全国公共图书馆前茅,有效地拓展了贵州省图书馆的服务范围和能力。

贵州数字图书馆以贵州省图书馆的数字资源为基础,致力于公共图书馆资源的整合,构建一个全省统一的资源和服务平台,为全省公共图书馆读者提供统一服务。"十三五"期间贵州数字图书馆由单一的网站服务模式发展为拥有贵州数字图书馆、数字电视图书馆、移动图书馆等的综合信息服务平台。

1. 数据库功能　贵州数字图书馆具有读者统一认证、资源统一检索、在线查询目录、原文传递、知识导航等功能。

2. 数据库打开方式　通过浏览器搜索"贵州数字图书馆",选择官方网站打开。

3. 使用方式　贵州省 IP 范围内的读者免费使用。

4. 数据库首页　贵州数字图书馆首页提供快速检索、热门资源、数字资源、特色资源、试用资源、服务指南、推广工程、软件下载等入口。

二、检索途径

(一) 快速检索

1. 图书快速检索　在数据库首页快速检索处选择图书频道,在搜索框中输入关键词,然后点击"中文检索"或"外文检索",系统将在海量的图书数据资源中进行查找,帮助读者获取中文或外文资源。图书快速检索提供全部字段、书名或作者三个入口。

2. 期刊快速检索　期刊快速检索提供全部字段、标题、作者、刊名、关键词 5 个检索入口。在数据库首页快速检索处选择期刊频道,在搜索框中输入关键词,然后点击"中文检索"或"外文检索",系统将在海量的期刊数据资源中进行查找,帮助读者获取中文或外文期刊文献。

3. 学位论文快速检索　学位论文快速检索提供全部字段、标题、作者、授予单位、关键词 5 个检索入口。在数据库首页快速检索处选择学位论文频道,在搜索框中输入关键词,然后点击"中文检索"或"外文检索",系统将快速帮助读者获取中文或外文学位论文。

4. 会议论文快速检索　会议论文快速检索提供全部字段、标题、作者、会议名称、关键词 5 个检索入口。在数据库首页快速检索处选择会议论文频道,在搜索框中输入关键词,然后点击"中文检索"或"外文检索",系统将快速帮助读者获取中文或外文会议论文。

5. 专利快速检索　专利快速检索提供全部字段、专利名称、申请号、发明人、IPC 号(IPC 分类:国际专利分类表)5 个检索入口。在数据库首页快速检索处选择专利频道,在搜索框中输入检索词,然后点击"中文检索"或"外文检索",系统将快速帮助读者获取中文或外文专利文献。

6. 标准快速检索　标准快速检索提供全部字段、标准号、标准中文名、标准英文名 4 个检索入口。在数据库首页快速检索处选择标准频道,在搜索框中输入检索词,然后点击"中文检索"或"外文检索",系统将快速帮助读者获取中文或外文相关标准文献。

7. 音视频快速检索　音视频快速检索提供全部字段、视频名称、主讲人、字幕 4 个检索入口。在数据库首页快速检索处选择音视频频道,在搜索框中输入检索词,然后点击"中文检索"或"外文检索",系统将快速帮助读者获取中文或外文相关多媒体资源。

(二) 高级检索

高级检索位于数据库首页快速检索输入框右侧,通过高级检索可以更精确地查找文献资源。高级检索提供中文图书高级检索、中文期刊高级检索、报纸高级检索、中文学位论文高级检索、外文学位论文高级检索、中文会议论文高级检索、外文会议论文高级检索、信息资讯高级检索、中文专利高级检索、中文标准高级检索。

1. 中文图书高级检索　中文图书高级检索设有书名、作者、主题词、出版社、ISBN、分类、中图分类号、年代 8 个检索提问框,书名字段还可选择"等于""包含",即分别为"精确""模糊"匹配,最后可设置检索结果显示条数。

检索示例 8-4:检索 2010 年至 2023 年,人民卫生出版社出版的肿瘤免疫治疗相关的图书。

步骤:在书名字段输入"肿瘤免疫治疗"并选择模糊匹配,在出版社字段输入"人民卫生出版社",最后将时间限制为 2010 年至 2023 年。

2. 中文期刊高级检索　中文期刊高级检索提供全部字段、标题、作者、第一作者、刊名、ISSN、关键词、作者单位、内容摘要 9 个检索入口,支持布尔逻辑运算,通过布尔逻辑运算支持以上字段的单一和联合检索,对检索课题的逻辑表达性更强,检索效率和检索结果的精度更高,适用于复杂课题的检索,最后可设置检索结果显示条数。

检索示例 8-5:检索贵州医科大学汤 × 发表的文献。

步骤:选择作者字段,输入检索词"汤 ×";选择作者单位字段,输入检索词"贵州医科大学"。

检索示例 8-6:检索 2000 年至 2022 年,发表在《白血病·淋巴瘤》期刊上的,文献题名包含骨髓移植、白血病的有关文献。

步骤:在标题字段输入"白血病""骨髓移植",在刊名字段输入"白血病·淋巴瘤",使用逻辑与运算;将年代限定为 2000 年至 2022 年。

3. 中文专利高级检索　中文专利高级检索提供专利名称、申请号、发明人、IPC 号(IPC分类:国际专利分类表)4 个检索字段,读者可使用布尔逻辑运算进行联合检索。

检索示例 8-7:检索 3D 打印技术应用于骨科的专利。

步骤:在专利名称字段输入"3D 打印 and 骨科"。

(三) 专业检索

高级检索界面可切换至专业检索界面,专业检索提供中文图书专业检索、中文期刊专业检索、中文报纸专业检索、中文学位论文专业检索、中文会议论文专业检索、中文专利专业检索、中文标准专业检索。

1. 专业检索规则说明　专业检索字段、规则说明(以下符号均为半角符号)如表 8-3、表8-4 所示。

表 8-3　专业检索字段说明

字段缩写	字段名	字段缩写	字段名
(1)期刊		(4)会议论文	
T	题名	T	题名
A	作者(责任者)	A	作者(责任者)
K	关键词(主题词)	K	关键词(主题词)
Y	年(出版发行年)	Y	年(学位年度)
O	作者单位	S	文摘(摘要)
JNj	刊名	C	分类号
S	文摘(摘要)	CPn	会议名称
(2)图书		(5)报纸	
T	书名	T	题名
A	作者	A	作者(责任者)
K	关键词	K	关键词(主题词)
Y	年(出版发行年)	NPd	出版日期
S	摘要	NPn	报纸名称
BKp	出版社(出版发行者)	(6)专利	
BKc	目录	T	题名
(3)学位论文		A	发明人(设计人)
T	题名	K	关键词(主题词)
A	作者(责任者)	N	申请号
K	关键词(主题词)	Y	年(申请年度)
Y	年(学位年度)	PTi	IPC 号
S	文摘(摘要)	(7)标准	
F	指导老师	T	标准中文名
DTn	学位	Tf	标准英文名
DTu	学位授予单位	N	标准号
Tf	英文题名	STu	发布单位
DTa	英文文摘	Y	年(发布年度)

表 8-4　专业检索规则说明

运算符号	规则说明
*	逻辑与
|	逻辑或
—	逻辑非
（ ）	优先运算
=	=后面为字段所包含的检索内容
≥	大于等于
≤	小于等于

（1）专业检索支持布尔逻辑运算，符号"*"代表逻辑与，符号"|"代表逻辑或，符号"–"代表逻辑非；"（ ）"可以改变逻辑优先运算。

（2）""代表精确匹配，' '代表模糊匹配。

（3）限定符符号为"="，例如检索题名包含 COVID-19 的文献，检索式为 T="COVID-19"。

（4）检索年代时，">"代表大于，"<"代表小于，"≥"代表大于等于，"≤"代表小于等于；大于、小于符号仅适用于年代 Y，如果只有单边范围，字段名称必须写前边，如 Y< 2013，不允许写作 2013>Y；不允许单独检索年代。

2. 中文期刊专业检索　中文期刊专业检索提供题名、作者、关键词、作者单位、刊名等字段检索，读者可以采用专业检索获取更加精准的检索结果。

检索示例 8-8：检索近 2002—2022 来麻醉应用于腹腔镜手术相关的期刊文献

检索式：K= 麻醉 *（K= 腹腔镜手术 | T= 腹腔镜手术）*（2002 ≤ Y ≤ 2022）。

检索结果：236 篇。

3. 中文图书专业检索　中文图书专业检索提供书名、作者、关键词、出版社（出版发行者）、目录等字段的检索。

检索示例 8-9：检索人民卫生出版社出版的肿瘤免疫治疗相关的图书

检索式：T= 肿瘤免疫治疗 *BKp= 人民卫生出版社。

检索结果：找到相关的中文图书 7 种。

三、检索结果的处理

1. 缩小检索结果范围　检索结果页面中，可以通过以下方式缩小检索结果范围：通过左侧的"类型""年代""作者（图书）/ 刊名（期刊）"进行二次聚类；通过上方的"在结果中搜索"进行二次检索；通过每本图书的"查看相关分类结果"的分类链接（高级检索结果仅能通过此方法缩小检索结果范围），可查看相关文献。还可以通过右侧多面搜索快速浏览其他频道的搜索结果（高级检索结果无此功能）。

2. 匹配方式　包括模糊、精确。

3. 排序方式　期刊检索结果页面提供相关度（默认）、时间、本馆馆藏、学术价值 4 种排序方式。图书快速检索、专业检索结果页面提供默认、时间、本馆馆藏、电子馆藏 4 种排序方式；高级检索提供的排序方式较多，有默认、书名、作者、时间、访问量、收藏量、引用量、点评量、电子馆藏 9 种排序方式。

4. 图书获取方式 从图书检索结果页面点击书名或封面进入图书详细信息页面，可以查看本书的题名、作者、页数、封面、出版社、出版时间、主题词等详细信息。贵州数字图书馆可通过文献详情右侧页面选择"在线试读""文献传递"、扫描二维码 3 种方式获取图书。

点击"试读"链接文字，可直接在线阅读本书，如图 8-3 所示，在试读页面，可以通过"文字摘录"获取节选文章的文字内容（文本格式），便于读者复制粘贴使用。

此外，还可通过图书馆文献传递、互助平台、其他图书馆借阅等方式获取图书，或向本区域图书馆其他成员馆借阅馆藏纸本。在图书详细信息页面，点击"图书馆文献传递"，进入"图书馆参考咨询服务"页面，按要求填写信息并提交，通过邮箱传递方式获取图书。

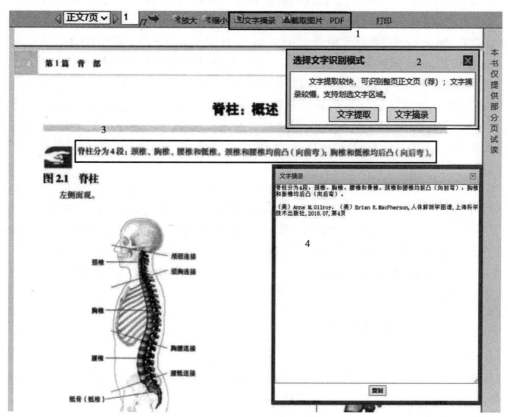

图 8-3 文字提取 / 摘录

图书馆文献传递说明：每本图书单次咨询不超过 50 页，同一图书每周的咨询量不超过全书的 20%；所有咨询内容有效期为 20 天。

5. 期刊获取方式 从期刊检索结果页面点击文献题名进入期刊文献详细信息页面，可以查看文献的题名、作者、关键词、摘要等详细信息。可通过本馆全文链接获取文献全文，如果无法获取全文，可点击邮箱接收全文。

第四节　BioMed Central

一、概述

BioMed Central（简称 BMC）创立于 1999 年，是英国的一家独立出版社，致力于提供经过同行评审的生化研究的开放获取途径。2000 年，BMC 出版了第一本 OA 期刊，是生物医学领域的 OA 出版商，其发表的所有原创研究文章在发表之后立即可以在网上永久性免费访问。目前共有 300 多种期刊，所有期刊都执行严格的同行评议，都有编辑团队（内部或外部），已出版经过同行评议的文章 7 万多篇，出版成本由"文章处理费"（APC）支付。期刊由 CAS、ISI、Embase 等索引数据库收录。2008 年 10 月被 Springer 出版集团收购。

BioMed Central 期刊学科范围涵盖了生物学和医学的所有主要领域，包括麻醉学、生物化学、生物信息学、生物技术、癌症、细胞生物学、微生物学、分子生物学、植物生理学、遗传学、进化生物学、医学情报与决策、医学教育、医学道德、家庭护理、皮肤病、血液病、心血管疾病、内分泌失调、临床病理学、基因组生物学、放射医学、护理学、免疫学、老年病学、眼科学、口腔医学、关节炎的诊断与治疗、药理学、生理学、儿科学、外科学、泌尿学、妇科学等 57 个分支学科。

BMC 系列期刊是 BioMed Central 出版的 68 种在线研究期刊的集合，涵盖了生物学和医学领域的主要学科领域。其中，*BMC Biology* 和 *BMC Medicine* 两种期刊旨在发表特别重要的研究，刊载的论文范围广泛；而第三种期刊 *BMC Research Notes* 发表生物学和医学各个领域的研究，没有制订影响或兴趣标准；其他 64 种期刊专门发表特定学科领域的研究。另外，*BMC Proceedings* 则发表会议论文集。由于得到免费许可，BMC 期刊的图像可以在其他地方重复使用。

二、检索方式与检索途径

（一）主页

BMC 主页比较简洁，主要由上方工具栏（Search、Explore journals、Get published、About BMC 及 Login），及下方的 BMC 简介组成。

（二）注册登录

用户无须注册，便可检索、浏览、下载 BMC 网站上的所有文献及期刊。如果需要对感兴趣的主题的文献进行跟踪、订阅，则需要注册登录后方可进行。新用户可免费注册个人账号（Register now），已注册的用户须输入邮箱地址（E-mail address）及使用密码（Your BioMed Central password），注册后 BMC 会实时地将用户感兴趣的文献推送到邮箱。点击主页右上方的"Login"，即会转到用户登录窗口。

（三）文献检索

点击主页上方的"Search"，会在下方弹出检索输入框，在该输入框内输入单个词及检索表达式，点击搜索图标，即可进行检索。BMC 对检索字段没有特殊限定，也没有区分高级检索及基本检索,直接在检索框内输入检索词或检索式即可检索。如在检索框内直接输入"COPD"或"aspirin AND stroke",即可分别检索出慢性阻塞性肺疾病(COPD)及阿司匹林治疗脑卒中的文献。

（四）期刊浏览

点击主页的"Explore journals",即可浏览期刊。BMC 期刊浏览方式有两种,一是按学科浏览,二是按期刊首字母字顺浏览。

1. 按学科浏览　按学科浏览时,点击"Journals By Subjects"下方的具体学科,会跳转出该学科下属的期刊列表,如点击"Biomedicine"学科,则会显示出该学科的所属期刊列表,点击具体期刊即可进入该期刊的详细页面。

在期刊的详情页,可以查看该期刊的详细信息以及该期刊收录文献的信息,还可查看该杂志的编委及成员信息,期刊详情页还提供手稿编辑服务、跟踪该期刊最新发表文献等服务。

除此之外,还可在期刊详情页搜索该期刊内某一主题或题名的文献,如在 *Behavioral and Brain Functions* 杂志内搜索与"Brain"相关的文献,直接在搜索框内输入"Brain",点击"Search"即可。

2. 按首字母字顺浏览　点击主页的"Explore journals",在期刊浏览页面选择"Journals A-Z",即可进入按期刊首字母字顺浏览页面,该页面列出了字顺为 0~9、A~Z 的期刊信息。点击某字顺下的具体期刊即可进入该期刊的详细页面。

3. 同行评审过程　在期刊列表中,有的期刊后有"Transparent peer review"字样,则表明该期刊处于同行评审过程中。

同行评审即同行评议,是一种学术评审方式,是指某一学术成果或项目计划被同一专业领域的其他专家学者评审。相关研究领域的独立研究人员评估提交的手稿的原创性、有效性和重要性,以帮助编辑确定是否应该在他们的期刊上发表手稿。当稿件提交给期刊时,会对其进行评估以查看其是否符合提交标准。如果符合,编辑团队将选择研究领域内的潜在同行评审员对稿件进行同行评审并提出建议。BMC 使用四种主要类型的同行评审,一是单盲,即审稿人知道作者的姓名,但作者不知道谁审阅了他们的稿件,除非审稿人选择在他们的报告上签名;二是双盲,即审稿人不知道作者姓名,作者也不知道是谁审阅了他们的稿件;三是开放同行,即作者知道审稿人是谁,审稿人知道作者是谁,如果稿件被接受,指定的审稿人报告将与文章和作者对审稿人的回应一起发表;四是透明同行,即审稿人知道作者的姓名,但作者不知道谁审阅了他们的稿件,除非审稿人选择在他们的报告上签名,如果稿件被接受,匿名审稿人报告将与文章和作者对审稿人的回应一起发布。不同的期刊使用不同类型的同行评审,可以在期刊的"about"页面中找到特定期刊使用的同行评审系统。

三、结果显示

在结果显示页面,可查看检索结果及检索条件,可显示检出文献的题名、来源、发表时间等信息,对于所有文献,均可查看其全文并下载 PDF 格式全文,还可按相关性及日期对结果进行排序。

在结果显示页面,点击文献篇名,即可进入该文献的详细页面。该页面可查看文献出处、摘要等具体题录信息,还可通过页面右侧的"Sections"选择性查看文献的背景（Background）、方法（Methods）、结果（Results）、结论（Conclusions）、作者信息（Author information）、权限（Rights and permissions）以及其他信息（About this articles）等信息；还可进行文献引用、下载 PDF 全文等操作。

（强　威　卢媛慧　姜国平）

附录 1
MeSH 树状结构表主要类目(2023)

A	Anatomy	A	解剖学
A01	Body Regions	A01	身体各部位
A02	Musculoskeletal System	A02	肌肉骨骼系统
A03	Digestive System	A03	消化系统
A04	Respiratory System	A04	呼吸系统
A05	Urogenital System	A05	泌尿生殖系统
A06	Endocrine System	A06	内分泌系统
A07	Cardiovascular System	A07	心血管系统
A08	Nervous System	A08	神经系统
A09	Sense Organs	A09	感觉器官
A10	Tissues	A10	组织
A11	Cells	A11	细胞
A12	Fluids and Secretions	A12	体液和分泌物
A13	Animal Structures	A13	动物结构
A14	Stomatognathic System	A14	口颌系统
A15	Hemic and Immune Systems	A15	血液和免疫系统
A16	Embryonic Structures	A16	胚胎结构
A17	Integumentary System	A17	皮肤系统
A18	Plant Structures	A18	植物结构

A19	Fungal Structures		A19	真菌结构
A20	Bacterial Structures		A20	细菌结构
A21	Viral Structures		A21	病毒结构
B	**Organisms**		**B**	**有机体**
B01	Eukaryota		B01	真核生物
B02	Archaea		B02	古核生物
B03	Bacteria		B03	细菌
B04	Viruses		B04	病毒
B05	Organism Forms		B05	有机体形态
C	**Diseases**		**C**	**疾病**
C01	Infections		C01	感染
C04	Neoplasms		C04	肿瘤
C05	Musculoskeletal Diseases		C05	肌肉骨骼系统疾病
C06	Digestive System Diseases		C06	消化系统疾病
C07	Stomatognathic Diseases		C07	口颌疾病
C08	Respiratory Tract Diseases		C08	呼吸道疾病
C09	Otorhinolaryngologic Diseases		C09	耳鼻喉疾病
C10	Nervous System Diseases		C10	神经系统疾病
C11	Eye Diseases		C11	眼疾病
C12	Urogenital Diseases		C12	泌尿生殖系统疾病
C14	Cardiovascular Diseases		C14	心血管系统疾病
C15	Hemic and Lymphatic Diseases		C15	血液和淋巴系统疾病
C16	Congenital, Hereditary, and Neonatal Diseases and Abnormalities		C16	先天性、遗传性和新生儿疾病和畸形
C17	Skin and Connective Tissue Diseases		C17	皮肤和结缔组织疾病
C18	Nutritional and Metabolic Diseases		C18	营养和代谢疾病
C19	Endocrine System Diseases		C19	内分泌系统疾病
C20	Immune System Diseases		C20	免疫系统疾病
C21	Disorders of Environmental Origin		C21	源于环境的疾病

C22	Animal Diseases	C22	动物疾病
C23	Pathological Conditions, Signs and Symptoms	C23	病理状态、体征和症状
C24	Occupational Diseases	C24	职业病
C25	Chemically-Induced Disorders	C25	化学诱导疾病
C26	Wounds and Injuries	C26	创伤和损伤
D	**Chemicals and Drugs**	**D**	**化学品和药物**
D01	Inorganic Chemicals	D01	无机化合物
D02	Organic Chemicals	D02	有机化合物
D03	Heterocyclic Compounds	D03	杂环化合物
D04	Polycyclic Compounds	D04	多环化合物
D05	Macromolecular Substances	D05	大分子物质
D06	Hormones, Hormone Substitutes, and Hormone Antagonists	D06	激素、激素代用品和激素拮抗剂
D08	Enzymes and Coenzymes	D08	酶和辅酶
D09	Carbohydrates	D09	糖类
D10	Lipids	D10	脂类
D12	Amino Acids, Peptides, and Proteins	D12	氨基酸、肽和蛋白质
D13	Nucleic Acids, Nucleotides, and Nucleosides	D13	核酸、核苷酸和核苷
D20	Complex Mixtures	D20	复合物
D23	Biological Factors	D23	生物因子
D25	Biomedical and Dental Materials	D25	生物医学及牙科材料
D26	Pharmaceutical Preparations	D26	药品制备
D27	Chemical Actions and Uses	D27	化学活性及应用
E	**Analytical, Diagnostic and Therapeutic Techniques and Equipment**	**E**	**分析、诊断、治疗技术和设备**
E01	Diagnosis	E01	诊断
E02	Therapeutics	E02	治疗
E03	Anesthesia and Analgesia	E03	麻醉和镇痛

E04	Surgical Procedures, Operative	E04	外科操作、手术
E05	Investigative Techniques	E05	包埋技术
E06	Dentistry	E06	牙科学
E07	Equipment and Supplies	E07	设备和供应
F	**Psychiatry and Psychology**	**F**	**精神病学和心理学**
F01	Behavior and Behavior Mechanisms	F01	行为和行为机制
F02	Psychological Phenomena	F02	心理现象
F03	Mental Disorders	F03	精神疾病
F04	Behavioral Disciplines and Activities	F04	行为训练和活动
G	**Phenomena and Processes**	**G**	**现象和过程**
G01	Physical Phenomena	G01	物理学现象
G02	Chemical Phenomena	G02	化学现象
G03	Metabolism	G03	代谢
G04	Cell Physiological Phenomena	G04	细胞生理学现象
G05	Genetic Phenomena	G05	遗传现象
G06	Microbiological Phenomena	G06	微生物学现象
G07	Physiological Phenomena	G07	生理学现象
G08	Reproductive and Urinary Physiological Phenomena	G08	生殖和泌尿生理学现象
G09	Circulatory and Respiratory Physiological Phenomena	G09	循环和呼吸生理学现象
G10	Digestive System and Oral Physiological Phenomena	G10	消化系统与口腔生理学现象
G11	Musculoskeletal and Neural Physiological Phenomena	G11	肌肉骨骼与神经生理学现象
G12	Immune System Phenomena	G12	免疫系统现象
G13	Integumentary System Physiological Phenomena	G13	皮肤系统生理学现象
G14	Ocular Physiological Phenomena	G14	眼部生理学现象
G15	Plant Physiological Phenomena	G15	植物生理学现象

G16	Biological Phenomena	G16	生物学现象
G17	Mathematical Concepts	G17	数学概念
H	**Disciplines and Occupations**	**H**	**学科和职业**
H01	Natural Science Disciplines	H01	自然科学学科
H02	Health Occupations	H02	卫生职业
I	**Anthropology, Education, Sociology and Social Phenomena**	**I**	**人类学、教育学、社会学和社会现象**
I01	Social Sciences	I01	社会科学
I02	Education	I02	教育
I03	Human Activities	I03	人类活动
J	**Technology and Food and Beverages**	**J**	**工艺技术、食品、饮料**
J01	Technology, Industry, and Agriculture	J01	工艺技术、工业和农业
J02	Food and Beverages	J02	食物和饮料
J03	Non-Medical Public and Private Facilities	J03	非医疗公共和私人设施
K	**Humanities**	**K**	**人文科学**
K01	Humanities	K01	人文科学
L	**Information Science**	**L**	**信息科学**
L01	Information Science	L01	信息科学
M	**Persons**	**M**	**人群**
M01	Persons	M01	人群
N	**Health Care**	**N**	**卫生保健**
N01	Population Characteristics	N01	人口特征
N02	Health Care Facilities, Manpower, and Services	N02	卫生保健设施、人力和服务
N03	Health Care Economics and Organizations	N03	卫生保健经济学和组织
N04	Health Services Administration	N04	卫生服务管理
N05	Health Care Quality, Access, and Evaluation	N05	卫生保健质量、实施和评估
N06	Environment and Public Health	N06	环境与公共卫生
V	**Publication Type**	**V**	**出版类型**

V01	Publication Components	V01	出版物组分	
V02	Publication Formats	V02	出版物类型	
V03	Study Characteristics	V03	研究类型	
V04	Support of Research	V04	研究资助来源	
Z	**Geographic Locations**	**Z**	**地理位置**	
Z01	Geographic Locations	Z01	地理位置	

附录 2

MeSH 副主题词使用范围(2023)

MeSH 词表中与主题词组配的副主题词共有 76 个。副主题词与主题词组配使主题词更具专指性。但须注意:在进行组配时,一个副主题词并不能与所有主题词相组配,而只能和特定的那些类目的主题词组配。以下列出副主题词使用范围,标题各项的含义分别为副主题词英文名称、副主题词中文名称、缩写。

1. Abnormalities 畸形 AB,ABNORM

与器官组配,表明因先天性缺陷而致器官的形态改变。亦用于动物畸形。

2. Administration & Dosage 投药和剂量 AD,ADMIN

与药物组配,表明其剂型、给药途径、次数、用药时间、药品数量以及这些因素的作用。

3. Adverse Effects 副作用 AE,ADV EFF

与药物、化学物质、生物制品、物理作用剂或各种制品组配,表明其在以诊断、治疗或麻醉为目的,正常用量或可接受的剂量情况下所出现的不良反应;也与各种诊断、治疗、预防、麻醉、手术或其他技术操作组配,表明因操作而引起的不良反应或并发症。

4. Agonists 激动剂 AG,AGON

与化学物质、药物、内源性物质主题词组配,表明这些物质对受体具有亲和力及内在作用。

5. Analogs & Derivatives 类似物和衍生物 AA,ANALOGS

与药物及化学物质组配,表明具有相同母体分子或相似电子结构。但针对其他原子或分子不同(增加或取代)的物质,在 MeSH 词表中,无此专指的化学物质主题词或合适的化学结构族主题使用。

6. Analysis 分析 AN,ANAL

用于一种物质的成分或其代谢产物的鉴定或定量测定,包括对空气、水或其他环境媒介物的分析,但不包括对组织、肿瘤、体液、有机物和植物的化学分析。对后者用副主题词 "化学"(Chemistry)。本概念适用于方法学和结果。血液、脑脊液和尿中的物质分析,分别用副主题词 "血液"(Blood)、"脑脊液"(Cerebrospinal Fluid)和 "尿"(Urine)。

7. Anatomy & Histology 解剖学和组织学 AH,ANAT

与器官、部位及组织组配,表明其正常解剖学和组织学,也与动、植物组配,表明其正常的解剖学及结构。

8. Antagonists & Inhibitors 拮抗剂和抑制剂 AI, ANTAG

与化学物质、药物、内源性物质组配，表明在生物效应上与其有相反作用机制的物质或制剂。

9. Biosynthesis 生物合成 BI, BIOSYN

与化学物质组配，表明其在有机体内、活细胞内或亚细胞成分中的生物代谢形成。

10. Blood 血液 BL, BLOOD

用于表明血液中各种物质的存在或分析，也用于疾病状态时的血液检查和血液变化，但不包括血清诊断。后者用副主题词"诊断"（Diagnosis）、"免疫学"（Immunology）。

11. Blood Supply 血液供给 BS, BLOOD SUPPLY

可与器官、身体部位组配，在需与血管主题词组配时，如无专指的血管主题词时，可与某器官、部位的动脉、毛细血管及静脉系统组配，表明通过器官内的血流。

12. Cerebrospinal Fluid 脑脊液 CF, CSF

表明脑脊液中物质的存在和分析，也用于疾病状态时，脑脊液的检查和变化。

13. Chemical Synthesis 化学合成 CS, CHEM SYN

与化学物质和药物组配，表明体外分子的化学制备。有机体内、活细胞内或亚细胞成分内化学物质的形成，用副主题词"生物合成"（Biosynthesis）。

14. Chemically Induced 化学诱导 CI, CHEM IND

表明因内源性或外源性物质而致的生物学现象、疾病、综合征、先天性畸形或症状。

15. Chemistry 化学 CH, CHEM

与化学物质、生物或非生物物质组配，表明其组成、结构、特点和性质，也用于器官、组织、肿瘤、体液、有机体和植物的化学成分和物质含量。但不包括物质的化学分析和测定、合成、分离和提纯，对后几种情况，分别用副主题词"分析"（Analysis）、"化学合成"（Chemical Synthesis）、"分离和提纯"（Isolation & Purification）。

16. Classification 分类 CL, CLASS

用于分类学的或体系的或等级的分类系统。

17. Complications 并发症 CO, COMPL

与疾病组配，表明两种病同时存在或相继存在的状况，即同时存在的疾病、并发症或后遗症。

18. Congenital 先天性 CN, CONGE

与疾病主题词组配，表明出生时（通常情况下）或出生前即存在的疾病。但不包括形态学畸形和分娩时的损伤，后两者分别用副主题词"畸形"（Abnormalities）和"损伤"（Injuries）。

19. Cytology 细胞学 CY, CYTOL

用于单细胞或多细胞有机体的正常细胞形态学。

20. Deficiency 缺乏 DF, DEFIC

与内源性和外源性物质组配，表明其缺乏或低于有机体或生物系统的正常需要量。

21. Diagnosis 诊断 DI,DIAG

与疾病主题词组配,表明诊断的各个方面,包括检查、鉴别诊断及预后。影像诊断使用副主题词"影像诊断"（Diagnostic Imaging）。

22. Diagnostic Imaging 影像诊断 DG,DIAG IMAGE

用于解剖结构的可视化,以诊断疾病。常用的成像技术包括放射摄影术、放射性核素显像、热成像术、体层摄影术和超声检查。

23. Diet Therapy 饮食疗法 DH,DIET THER

与疾病主题词组配,表明对疾病所作的饮食和营养安排。但不包括维生素或矿物质的补充,对此可用副主题词"药物疗法"（Drug Therapy）。

24. Drug Effects 药物作用 DE,DRUG EFF

与器官、部位、组织或有机体以及生理和心理过程组配,表明药品和化学物质对其产生的作用。

25. Drug Therapy 药物疗法 DT,DRUG THER

与疾病主题词组配,表明通过投给药品、化学物质和抗生素治疗疾病。但不包括免疫治疗,对此用副主题词"治疗"（Therapy）。对于饮食疗法和放射疗法,分别用专指的副主题词。

26. Economics 经济学 EC,ECON

用于任一主题的经济方面,也用于财务管理的各个方面,包括资金的筹集和提供。

27. Education 教育 ED,EDUC

用于各个领域和学科以及各类人群的教育、培训和课程。

28. Embryology 胚胎学 EM,EMBRYOL

与器官、部位和动物主题词组配,表明其在胚胎期或胎儿期的发育。也与疾病主题词组配,表明因胚胎因素而引起的出生后疾病。

29. Enzymology 酶学 EN,ENZYMOL

与有机体（脊椎动物除外）、器官和组织、疾病主题词组配,表明有机体、器官组织的酶以及疾病过程中的酶。但不包括诊断性酶试验,后者用副主题词"诊断"（Diagnosis）。

30. Epidemiology 流行病学 EP,EPIDEMIOL

与人类或兽医疾病组配,表明疾病的分布、致病因素和特定人群的疾病特征,包括发病率、患病率和发病周期、地方病和流行病的暴发,还包括对地理区域和特殊人群发病率的调查和估计。也与地理主题词组配,表明疾病流行病学方面的地理位置。但不包括死亡率,死亡率用副主题词"死亡率"（Mortality）。

31. Ethics 伦理学 ES,ETHICS

与技术和活动有关的主题词组配,是关于人类和社会价值的讨论和分析。

32. Ethnology 人种学 EH,ETHNOL

与疾病有关主题词组配,表明种族、文化或人类学的疾病。也与地理主题词组配,表明人群的起源地。

33. Etiology 病因学 ET,ETIOL

与疾病主题词组配,表明疾病的致病原因(包括微生物、环境因素、社会因素和个人习惯)及发病机制。

34. Genetics 遗传学 GE,GENET

与有机体主题词组配,表明其遗传和遗传机制,正常和病理状态下的遗传学基础。与内源性化学物质主题词组配,表明对其遗传学方面的研究,包括对遗传物质的生物化学和分子的影响。

35. Growth & Development 生长和发育 GD,GROWTH

与微生物、植物、出生后的动物相关主题词组配,表明其生长和发育情况。也与器官和解剖部位主题词组配,表明其出生后的生长和发育情况。

36. History 历史 HI,HIST

与任何主题词组配,表明其历史情况,包括简要的历史注释,但不包括病史。

37. Immunology 免疫学 IM,IMMUNOL

与组织、器官、微生物、真菌、病毒和动物组配,表明对其进行免疫学研究,包括疾病的免疫学方面。但不包括以诊断、预防和治疗为目的的免疫学操作,对后者分别用副主题词"诊断"（Diagnosis）、"预防和控制"（Prevention & Control）、"治疗"（Therapy）。亦可与化学物质主题词组配,表明抗原和半抗原。

38. Injuries 损伤 IN,INJ

与解剖学、动物和运动主题词组配,表明其所受的创伤和损坏。但不包括细胞损坏,对后者用副主题词"病理学"（Pathology）。

39. Innervation 神经支配 IR,INNERV

与器官、部位或组织组配,表明其神经支配。

40. Instrumentation 仪器设备 IS,INSTRUM

与诊断或治疗操作、分析技术及专业或学科主题词组配,表明器械、仪器或设备的研制改进。

41. Isolation & Purification 分离和提纯 IP,ISOL

与细菌、病毒、真菌、原虫和蠕虫主题词组配,表明对其纯株的获取;表明通过DNA分析、免疫学和其他方法（包括培养技术）以显示上述有机体的存在或对其进行鉴定。也与生物物质和化学物质主题词组配,表明对其成分的分离和提纯。

42. Legislation & Jurisprudence 立法和法学 LJ,LEGIS

用于法律、法令、条令或政府法规;也用于法律争议和法庭判决。

43. Metabolism 代谢 ME,METAB

与器官、细胞和亚细胞成分、有机体和疾病主题词组配,表明其生化改变及代谢情况。也与药品和化学物质组配,表明其分解代谢变化（从复杂分子分解为简单分子）。对于其合成代谢过程（从小分子到大分子的转换）,用副主题词"生物合成"（Biosynthesis）。对于酶学、药代动力学和分泌,则分别用专指副主题词。

44. Methods 方法 MT,METHODS

与技术、操作和规划项目主题词组配,表明其方法。

45. Microbiology 微生物学 MI,MICROBIOL

与器官、动物、高等植物和疾病主题词组配,表明对其进行微生物学研究。对寄生虫,用副主题词"寄生虫学"（Parasitology）,对病毒用"病毒学"（Virology）。

46. Mortality 死亡率 MO,MORTAL

与人类疾病和兽医疾病组配,表明其死亡率统计。

47. Nursing 护理 NU,NURS

与疾病主题词组配,表明对疾病的护理和护理技术,包括诊断、治疗和预防操作中的护理作用。

48. Organization & Administration 组织和管理 OG,ORGAN

用于行政机构及其管理。

49. Parasitology 寄生虫学 PS,PARASITOL

与动物、高等植物、器官和疾病主题词组配,表明其寄生虫因素。在疾病诊断过程中,寄生虫因素不明确时,不用此副主题词。

50. Pathogenicity 致病力 PY,PATHOGEN

与微生物、病毒和寄生虫主题词组配,表明其对人、动物或植物致病能力的研究。

51. Pathology 病理学 PA,PATHOL

用于表明疾病状态时,器官、组织及细胞的结构。

52. Pharmacokinetics 药代动力学 PK,PHARMACOKIN

与外源性化学物质和药品组配,表明以其剂量的效用和代谢过程的扩展和速率研究其吸收、生物转化、分布、释放、转运、摄取和清除的机制和动力学。

53. Pharmacology 药理学 PD,PHARMACOL

与药品和外源性投给的化学物质组配,表明其对活的组织和有机体的作用,包括对物理及生化过程的催化和抑制以及其他药理作用机制。

54. Physiology 生理学 PH,PHYSIOL

与器官、组织和单细胞及多细胞有机体细胞组配,表明其正常功能。也与生化物质、内源性物质组配,表明其生理作用。

55. Physiopathology 病理生理学 PP,PHYSIOPATHOL

与器官和疾病组配,表明疾病状态下的功能异常。

56. Poisoning 中毒 PO,POIS

与药品、化学物质和工业物质组配,表明因上述物质而致的人或动物急、慢性中毒,包括因意外、职业、自杀、误用、环境污染等原因所致的中毒。

57. Prevention & Control 预防和控制 PC,PREV

与疾病主题词组配,表明增加人和动物的抗病能力(如预防接种),对传播媒介的控制,对环境有害因素和致病的社会因素的预防和控制,包括对个体的预防措施。

58. Psychology 心理学 PX,PSYCHOL

与非精神性疾病、技术及人群名称组配,表明其心理学的、精神的、身心的、心理社会的、行为的和感情的等方面。也与精神性疾病组配,表明其心理方面。也与动物主题词组配,表明动物行为和心理学。

59. Radiation Effects 辐射作用 RE,RAD EFF

用于电离和非电离辐射对活的有机体、器官和组织及其组成部分、生理过程产生的作用。也用于辐射对药品和化学物质产生的效应。

60. Radiotherapy 放射疗法 RT,RADIOTHE

与疾病主题词组配,表明电离和非电离辐射的治疗应用,包括放射性同位素疗法。

61. Rehabilitation 康复 RH,REHABIL
与疾病和外科操作主题词组配,表明个体的功能恢复。

62. Secondary 继发性 SC,SECOND
与肿瘤主题词组配,表明肿瘤转移的继发部位。

63. Standards 标准 ST,STAND
与设施、人员和规划项目主题词组配,表明对其合适的或可行的标准的制定、测试或应用。也与化学物质和药品组配,表明其鉴定标准、质量标准和效率标准,包括工业或职业中的卫生和安全标准。

64. Statistics & Numerical Data 统计和数值数据 SN,STATIST
与非疾病主题词组配,表明对数值的表达,即对特定的数值集合或数值组进行描述。不包括物资设备的供应和提供,对此用副主题词"供应和分配"（Supply & Distribution）。

65. Supply & Distribution 供应和分配 SD,SUPPLY
用于可能获得物资、设备、卫生服务、人力和设施的数量和分布情况。但不包括工业和职业性的食品和水的供应。

66. Surgery 外科手术 SU,SURG
用于器官、部位、组织上实施手术以治疗疾病,包括用激光切除组织。但不包括移植术,对后者用副主题词"移植"（Transplantation）。

67. Therapeutic Use 治疗应用 TU,THER USE
与药品、生物制品和物理作用剂主题词组配,表明其在疾病的预防和治疗中的应用,包括兽医用药。

68. Therapy 治疗 TH,THER
与疾病主题词组配,用于除药物疗法、饮食疗法、放射疗法和外科手术以外的治疗手段,这些有专门的副主题词。包括文章和书中所指的综合治疗。

69. Toxicity 毒性 TO,TOX
与药品及化学物质主题词组配,表明对其有害作用进行人和动物的实验性研究,包括测定安全界限或测定按不同剂量给药产生的不同反应的研究。也用于对接触环境污染物的实验性研究。应该把接触环境污染物对生命的威胁也考虑进去。

70. Transmission 传播 TM,TRANSM
与疾病主题词组配,表明对疾病传播方式的研究。

71. Transplantation 移植 TR,TRANSPL
与器官、组织或细胞主题词组配,表明器官、组织或细胞在同一个体中由一个部位移植到另一个部位,或在同种或异种间进行不同个体间的移植。

72. Trends 发展趋势 TD,TRENDS
用于表明事物随时间的推移而发生质变和量变的方式,包括过去、现在和未来的情况。但不包括对具体患者的疾病过程的讨论。

73. Ultrastructure 超微结构 UL,ULTRASTRUCT
与组织和细胞（包括肿瘤）和微生物主题词组配,表明其通常用光学显微镜观察不到的细微解剖结构。

74. Urine 尿 UR, URINE

表明尿液中物质的存在和分析；表明疾病状态时，尿液中物质的变化及尿液检查。

75. Veterinary 兽医学 VE, VET

用于动物自然发生的疾病。也用于兽医学中使用的诊断、预防或治疗操作。

76. Virology 病毒学 VI, VIROL

与器官、动物、高等植物以及疾病主题词组配，表明其病毒学研究，细菌、立克次体属、真菌用"微生物学"（Microbiology），寄生虫方面的研究用"寄生虫学"（Parasitology）。

参 考 文 献

［1］ 郭继军. 医学文献检索与论文写作 [M]. 5 版. 北京: 人民卫生出版社, 2018.

［2］ 武兰芬, 姜军. 专利检索与分析精要 [M]. 北京: 知识产权出版社, 2018.

［3］ 李招娣. 专利信息检索与利用 [M]. 长春: 吉林科学技术出版社, 2019.

［4］ 刘晓红, 张晓丽, 牛继宏. 信息资源检索与综合利用 [M]. 沈阳: 东北大学出版社, 2017.

［5］ 毕玉侠. 药学信息检索与利用 [M]. 4 版. 北京: 中国医药科技出版社, 2019.

［6］ 王芳, 朱华云. 临床护理科研路径入门指导 [M]. 北京: 军事医学科学出版社, 2013.

［7］ 李海东, 许志强, 邱学军. 信息资源检索与利用 [M]. 北京: 中国铁道出版社有限公司, 2020.

［8］ 刘哲, 孙囡妮, 杨扬. 信息资源检索与毕业论文写作 [M]. 北京: 中国商业出版社, 2020.

［9］ 桂晓苗, 陈玉顺. 医学信息检索与利用 [M]. 武汉: 华中科技大学出版社, 2020.

［10］ 周宁. 信息组织 [M]. 4 版. 武汉: 武汉大学出版社, 2017.

［11］ 代涛. 医学信息学 [M]. 北京: 中国协和医科大学出版社, 2017.

［12］ 龚文静. 信息检索与毕业论文写作 [M]. 北京: 中国书籍出版社, 2019.

［13］ 钟云萍. 信息检索与利用 [M]. 北京: 北京理工大学出版社, 2019.

［14］ 孙玲. 医药信息检索 [M]. 北京: 中国中医药出版社, 2019.

［15］ 周文辉, 赵军. 专业学位论文写作指南 [M]. 北京: 中国科学技术出版社, 2019.

［16］ 陈有富. 网络信息资源的评价与检索 [M]. 郑州: 河南人民出版社, 2018.

［17］ 梁国杰. 文献信息资源检索与利用 [M]. 北京: 海洋出版社, 2011.

［18］ 余丽, 陈辉芳. 医学文献检索 [M]. 武汉: 华中科技大学出版社, 2020.

［19］ 曹玉强. 中文文献标引工作实用手册 [M]. 北京: 知识产权出版社, 2019.

［20］ 李红梅, 罗希莹. 医学信息检索与利用: 案例版 [M]. 2 版. 北京: 科学出版社, 2022.